中国医学临床百家·病例精解

中国医科大学附属第一医院

胸外科疾病病例精解

主　编　许　顺

副主编　沈啟明

科学技术文献出版社
SCIENTIFIC AND TECHNICAL DOCUMENTATION PRESS
·北京·

图书在版编目（CIP）数据

中国医科大学附属第一医院胸外科疾病病例精解/许顺主编．—北京：科学技术文献出版社，2019. 9（2019.12重印）
ISBN 978-7-5189-5904-4

Ⅰ. ①中… Ⅱ. ①许… Ⅲ. ①胸腔外科学—病案 Ⅳ. ①R655

中国版本图书馆 CIP 数据核字（2019）第 167982 号

中国医科大学附属第一医院胸外科疾病病例精解

策划编辑：王梦莹　责任编辑：李　丹　谢　雪　责任校对：张吲哚　责任出版：张志平

出 版 者	科学技术文献出版社
地　　址	北京市复兴路 15 号　邮编 100038
编 务 部	（010）58882938，58882087（传真）
发 行 部	（010）58882868，58882870（传真）
邮 购 部	（010）58882873
官方网址	www. stdp. com. cn
发 行 者	科学技术文献出版社发行　全国各地新华书店经销
印 刷 者	北京虎彩文化传播有限公司
版　　次	2019 年 9 月第 1 版　2019 年 12 月第 2 次印刷
开　　本	787×1092　1/16
字　　数	291 千
印　　张	25
书　　号	ISBN 978-7-5189-5904-4
定　　价	168. 00 元

《中国医科大学附属第一医院胸外科疾病病例精解》

编 委 会

主　　编 许　顺

副 主 编 沈啟明

参 编 者 （按姓氏拼音排序）

白云鹏　崔　肃　党　军　范晓溪　高雅竹
谷文升　关庆楠　韩立波　姜昌瑞　姜文君
黎　庶　李　放　李　光　李　玉　李厚文
李瑞娜　李学浩　李亚明　梁熠成　刘　澍
刘　洋　刘宏旭　鲁继斌　马　艺　邱雪杉
沈啟明　孙　楠　孙广浩　孙艳彬　孙长博
田大力　王嘉宁　王黎明　王嗣尧　吴　山
徐宝宁　许　顺　许　哲　杨春鹿　杨向红
于　潜　于东志　张　伟　张楚函　张申众
赵俊刚　赵明芳　赵文钺　邹卫东　邹子方

主编简介

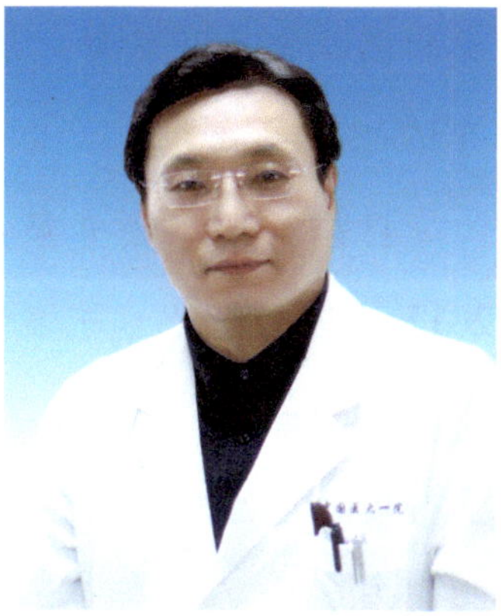

许顺，男。主任医师，教授，博士研究生导师。1987年毕业于中国医科大学，获临床医学学士学位；1990年毕业于中国医科大学，获胸外科学硕士学位；1995年毕业于中国医科大学，获胸外科学博士学位；1998—2000年于日本独协医科大学攻读胸外科学博士后。

现任中国医科大学附属第一医院胸外科主任。兼任中华医学会胸心血管外科学分会第九届委员会委员，中华医学会胸心血管外科学分会肺癌学组委员，中国医师协会胸外科医师分会常务委员，中国医师协会胸外科医师分会纵隔与胸壁外科专家委员会委员，中国医疗保健国际交流促进会胸部肿瘤分会常务委员，中国医疗保健国际交流促进会胸外科分会常务委员，全国医师定期考核胸外科专业编辑委员会委员，辽宁省医学会胸外科学分会第八届委员会主任委员，辽宁省医师协会外科医师分会第一届委员会副会长，辽宁省抗癌协会第三届肺癌专业委员会副主任委员，沈阳市医学会胸外科学分会主任委员，李厚文肺癌医学教育发展基金会秘书长，辽宁省肺癌防治协会法人兼副会长。

长期从事肺癌免疫、肺癌微创、胸外科各种疾病及胸部肿瘤诊断与综合治疗的研究，熟练掌握肺癌扩大切除，血管、气管成形，人工血管移植，气管隆突切除成形等疑难手术，是中国医科大学附属第一医院肺癌扩大切除及气管肿瘤治疗的领军人物。熟练掌握胸外科微创手术的应用，其中腔镜下肺叶切除术、NUSS手术、纵隔镜手术、达芬奇机器人操作系统肺叶切除术及无插管自主呼吸麻醉胸腔镜手术均为中国医科大学附属第一医院首例术式的倡导者及开展者，是中国医科大学附属第一医院微创手术的开拓者之一。

目前正在积极开展肺移植及心肺联合移植的临床工作。获2017年第二届“辽宁名医”荣誉称号。

参编著作：《肺癌早期诊断与多学科治疗示例》《肺癌——多学科诊断与治疗的探索》《胸腔镜手术技术精要》等。发表SCI论文在内多篇重要学术论文，承担省部级以上课题多项。

副主编简介

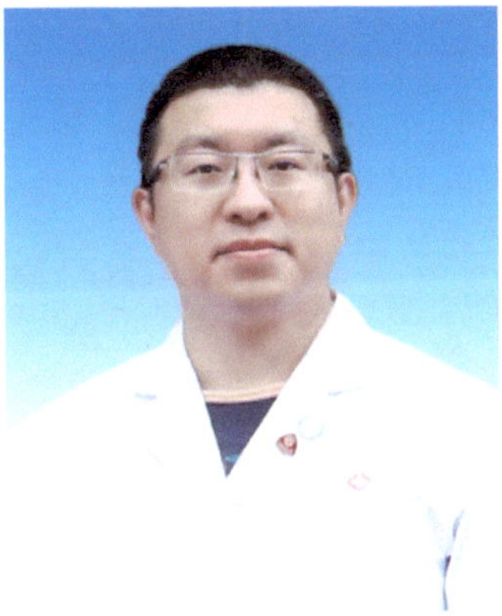

沈啟明，医学博士，副教授，中国医科大学附属第一医院胸外科副主任医师。2001年毕业于中国医科大学七年制临床医学专业。兼任辽宁省肺癌防治协会委员、沈阳胸外科医师协会青年委员、李厚文肺癌医学教育发展基金会秘书。

曾多次专赴北京、上海和广州等国内知名医院中心学习胸外科微创手术技术。目前开展保留自主呼吸无气管插管麻醉下胸外科手术，单孔/多孔胸腔镜微创手术及达芬奇机器人微创手术，达到国内先进水平。参与 *Textbook of Lung Cancer*、*CHEST*、《肺癌——多学科诊断与治疗的探索》和《肺癌早期诊断与多学科治疗示例》等图书的翻译、撰写工作。参加ICAN、AJUVANT等多项国内科研课题。在国内外核心期刊发表多篇论文。获得“白求恩奖”“优秀青年医生”“协作医院出诊优秀个人”等荣誉称号。

前言

进入21世纪以来，肺癌逐步成为癌症中发病率及死亡率最高的癌种。对其高发病率与高死亡率，患者群体闻之色变；在国家财政方面，肺癌也成为国家单病种住院支出费用最高的癌种。

肺癌涉及学科广泛，发病机制极其复杂，通过几代医务工作者的不懈努力，其部分发病机制与临床特征逐步被揭晓，肺癌的治疗进入“确切诊断、严格标准、规范治疗”的流程化、规范化诊疗时代，兼顾“个体化诊疗”的针对性诊疗。对于医务工作者而言，这是挑战与机遇并存的时代，为了更早、更好地适应肺癌诊疗技术发展的日新月异，中国医科大学附属第一医院胸外科组织有关专家、教授撰写了本书，以期望指导胸外科中青年医师对现阶段临床常见病例进行合理而规范化的诊疗，启发对少见、特殊病例进行有突破性、有逻辑性的思考。

本书涵盖了肺癌相关多个领域的最新进展，以国际最新标准进行严格认证（如第八版IASLC分期系统），以求在规范化的分期框架下，提升读者合理制定多学科联合治疗方案的能力。

本书针对不同级别医院，提供了针对性的阅读内容。为协助地方医院的一线临床工作开展，结合我科室多年的临床经验，提出“胸部CT三维成像”定位方案对临床工作中常用的楔形切除术中肿物定位具有重要意义，并指导医师们如何在三维重建影像下进行精准定位，实施以充分安全缘距离为目标的手术操作。对地方诊疗中心级别医院，本书对临床工作中遇到的双肺多发肺恶性肿瘤，肺结核合并肺恶性肿瘤，食管癌术后吻合口瘘，胸骨、肋骨骨折重建，胸廓畸形（漏斗胸矫形术），气管外伤与气管肿瘤等手术要点进行了指导与点评。为区域医疗中心级别医院，针对纵隔巨大肿瘤、胸壁巨大肿瘤（胸廓重建）、达芬奇机器人辅助胸外科手术、保留自主呼吸无气管插管麻醉胸外科手术等高难度、创新性手术，结合我科室近年来临床实践经验，进行细致而有启发性的阐述。

特此感谢为促进肺癌及其他胸外科领域疾病防治工作而日夜兼程、默默奉献的各界胸外科相关教授、专家、学者与中青年医师们，这一任务光荣而艰巨，是他们的不懈努力，推动胸外科健康事业奋勇向前，同时也希望本书能够为致力于胸外科诊疗领域的读者们提供帮助与指导。

开疆拓土，未来可期！

许　顺

目　录

001

保留自主呼吸无气管插管麻醉达芬奇机器人手术

病例介绍

患者女，64 岁，以“后背痛 2 个月”为主诉就诊。肺部增强 3D－CT 检查可见前纵隔大小约 2.7cm×1.5cm 的团块状稍高密度影（图 1－1）。患者否认肌无力相关症状。既往高血压病史 10 年，口服降压药控制良好。查体无阳性专科体征。血清肿瘤标志物及肌电图检查正常。体重指数为 24.75kg/m^2。患者符合纵隔肿瘤切除术的手术适应证。经向患者及家属充分交代可以选择的手术方案后，患者及家属同意行保留自主呼吸无气管插管麻醉达芬奇机器人手术的治疗方案。

麻醉采用保留自主呼吸无气管插管技术。术前给予患者 T5～6 节段 0.5% 的罗哌卡因椎旁神经阻滞。麻醉诱导采用丙泊酚、舒芬

笔记

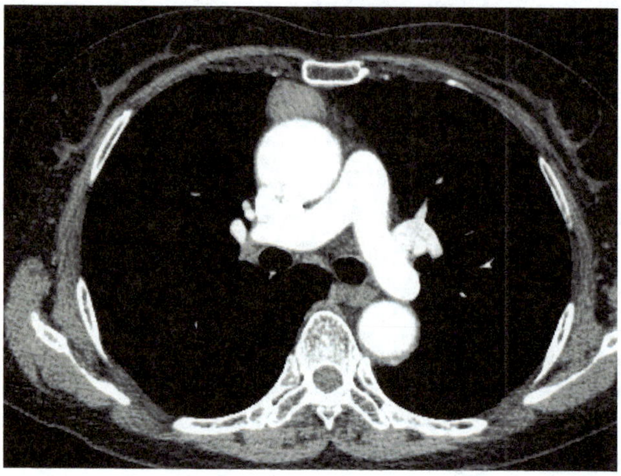

图 1－1　肺部增强 CT 可见纵隔肿物，边界较清，具有增强效应，平扫 CT 值 47HU，增强后 88HU

太尼和小剂量顺式阿曲库铵，顺利置入喉罩和支气管封堵器，纤维支气管镜定位，表面麻醉（图 1－2）。待患者体位摆好后，培养患者自主呼吸。术中维持丙泊酚靶控输注联合右美托咪定和瑞芬太尼持续输注。

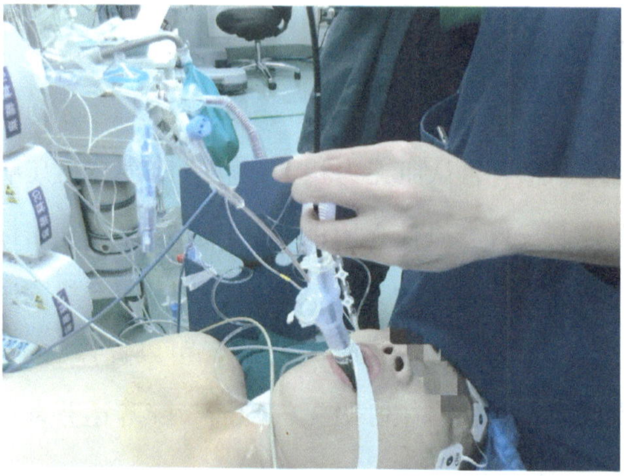

图 1－2　在保留自主呼吸无气管插管技术麻醉中，置入喉罩和支气管封堵器，纤维支气管镜定位，表面麻醉

笔记

手术采用达芬奇机器人手术操作系统（da Vinci Si，美国 Intuitive Surgical 公司）。2% 的利多卡因局部浸润麻醉下做胸壁切口后，经右胸腋后线第 6 肋间置入腔镜镜头，腋前线第 5 肋间和腋后线第 4 肋间分别安放 Trocar，用于置入机械臂 1 与机械臂 2，以便于针对病变进行操作（图 1－3）。腔镜指引下，行 2% 的利多卡因胸膜表面麻醉，1% 的利多卡因与 0.5% 的罗哌卡因封闭迷走神经与膈神经。探查见肿物位于前纵隔，使用单极电凝钩与双极电凝抓钳仔细游离肿物（图 1－4）。缝支持线牵引肿物，显露其基底部，最终将肿物连同周围胸腺及脂肪组织一并完整切除。使用腔镜用取物袋移除标本，送检术中冰冻病理，汇报为“考虑胸腺源性囊肿伴局部上皮重度异型增生”。手术顺利结束，留置右胸腔负压引流球 1 枚。患者恢复良好，术后第 1 天即正常离床活动，引流液体量 150ml，复查胸片示肺复张良好，予以拔除引流管并预约出院。术后病理免疫组化结果为“胸腺鳞癌”。

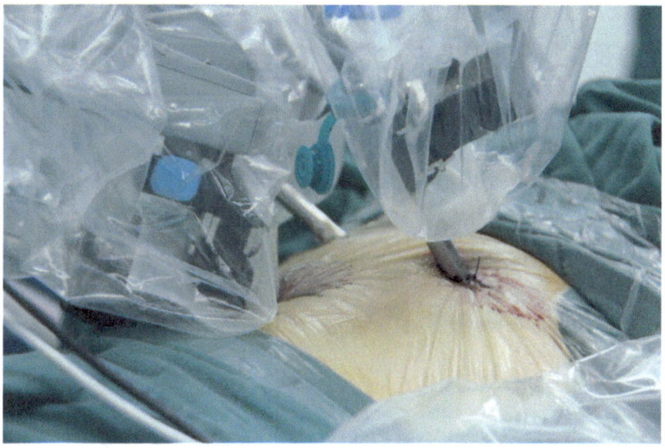

图 1－3　手术经右胸腋后线第 6 肋间置入腔镜镜头，腋前线第 5 肋间和腋后线第 4 肋间分别安放 Trocar，用于置入机械臂 1 与机械臂 2

笔记

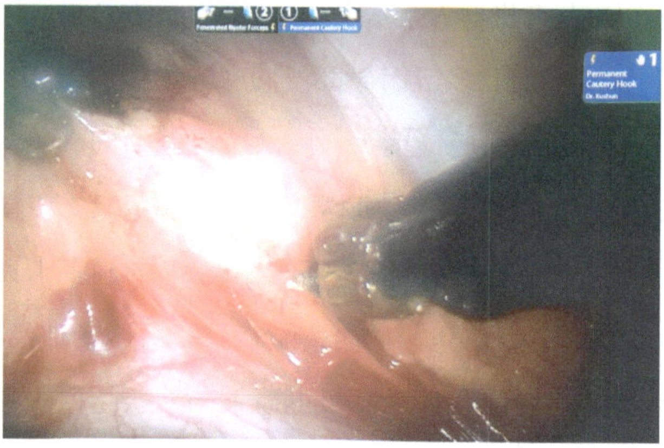

图1－4　术中使用单极电凝钩与双极电凝抓钳仔细游离肿物

临床讨论

近年来，胸腔镜手术由于具有切口小、疼痛轻和恢复快等优点，逐步得到了广大胸外科医师的认可，但包括麻醉在内的围手术期处理仍然延续了传统开胸手术的处理方法。临床上需要创建新的围手术期处理方案以适应微创手术。快速康复外科（enhanced recovery after surgery，ERAS）作为一种新的外科理念，正逐步为术者所接受。它是通过围手术期多学科技术的综合运用，进行一系列系统的、有针对性的优化措施，以减少或减轻手术时患者生理与心理创伤应激反应，加快患者术后恢复，降低术后并发症的发生率，缩短住院时间，达到快速康复的目的。具体包括加强手术前后的心理辅导，优化麻醉方法，注意术中保温，提高微创手术技术水平，实施术后镇痛、提前拔管和早期下床活动等促进康复的措施。而微创手术技术和麻醉技术理所应当是ERAS理念中的核心部分。如何使胸外科微创手术技术从切口的表观微创，发展到包含麻醉在内的整体微创，已经成为胸外科快速康复的主要研究课题之一。

在胸外科麻醉技术中，目前广泛使用的传统双腔气管插管可以提供良好的手术视野和术中控制。但是，双腔管的置入需要较深的麻醉，需要充足剂量的阿片类药物和肌松药，对快速康复不利。喉罩是一种微创的声门上通气装置。喉罩联合支气管封堵器的应用可以在减少阿片类药物和肌松药应用的基础上更好地进行肺隔离，既满足了快速康复的要求，又确保了术中安全。2004 年，国际上首次报道了在非气管内插管麻醉自主呼吸状态下，采用胸段硬膜外阻滞行电视胸腔镜（video assisted thoracoscopic surgery，VATS）肺肿物楔形切除术。非气管内插管麻醉技术有其独特的优势：手术患者保留自主呼吸，只需接受简单的静脉用药、局部浸润麻醉、肋间神经阻滞或硬膜外镇静镇痛，利用人工气胸达到单肺通气的效果，能满足胸腔镜手术的需要。该技术避免了气管插管的不足之处，避免了肌松药的残留作用，术后呼吸肌功能恢复更快，降低了各系统并发症的发生率。目前国内广州医科大学附属第一医院的何建行团队已率先开展有关自主呼吸麻醉胸腔镜的临床随机对照研究，揭示了自主呼吸麻醉下开展微创胸腔镜手术是安全、可行的，且在快速康复方面有显著的优势。本病例在保留自主呼吸麻醉中使用了喉罩 + 支气管封堵器，实践证明手术中气密性良好，单肺通气确实，并且成功实施了肺复张。

胸腔镜微创手术技术目前已经广泛应用于临床。但在临床实践中，腔镜的局限性逐渐暴露，如二维平面手术视野、反向器械操作、手术器械的活动自由度受限、手部震颤被放大等，这些都限制了胸外科微创化的进一步发展。达芬奇机器人手术操作系统是 21 世纪初研发的新一代微创手术系统，使微创技术达到了一个新的高峰。与传统外科及胸腔镜手术相比，达芬奇机器人手术具有如下优势：①三维高清立体成像技术，视野放大 20 倍，术者可以通过视频获得与人眼一致的立体空间感受；②Endo Wrist 仿真机械手腕的

笔记

应用，加上滤抖功能，使医师能够将自己的手“伸入”患者体内，在有限的空间里轻松完成更加精细与复杂的各类高难度操作；③利用机器人手术系统，术者可独自一人完成一个手术团队的工作，不仅降低了人力成本，同时也利于患者快速康复。

许顺教授点评

目前，机器人微创手术在国内尚处于起步阶段。在本例患者的诊治中，依据许顺外科团队与马虹麻醉团队的经验，契合快速康复理念，将达芬奇机器人手术操作系统与保留自主呼吸无气管插管麻醉技术进行了强强联合。此种方法在国内外文献中尚未见报道。双方的精湛配合为手术顺利进行与患者快速康复奠定了坚实的基础。

本例患者术后第 1 天可正常离床活动，并拔除引流管预约出院。胸外科微创手术不应再局限于切口的表观微创，而应该努力发展到包含麻醉在内的整个医疗诊治过程的全程微创与对患者生物学意义上的整体微创。这是一个系统化的建设工程，包括进行术前准备和宣教，使患者在身体和精神上都做好充分调动，术中外科医师与麻醉师精准微创操作，术后给予镇痛，及早实施功能锻炼等康复措施——“微创”已不再是外科医师一个人的工作，麻醉师、护士和护工等均需要积极参与，同时更需要患者和家属的积极配合。“严于术前，精于术中，善于术后”，在保障医疗安全的基础上努力将患者的创伤减低到最小，这是对精准医疗和快速康复的最佳诠释。

笔记

参考文献

1. Liu J, Cui F, He J. Non – intubated video – assisted thoracoscopic surgery anatomical resections: a new perspective for treatment of lung cancer. Ann Transl Med, 2015, 3 (8): 102.
2. Li J, Liu J, Hamblin L, et al. Simple to simplest: the tubeless technique. J Thorac Dis, 2017, 9 (2): 222 – 224.
3. Guo Z, Yin W, Pan H, et al. Video – assisted thoracoscopic surgery segmentectomy by non – intubated or intubated anesthesia: a comparative analysis of short – term outcome. J Thorac Dis, 2016, 8 (3): 359 – 368.
4. 罗清泉，黄佳，李函玥．非小细胞肺癌生物学意义微创治疗的研究：附 700 例 Da Vinci 机器人辅助肺部手术分析．中华腔镜外科杂志（电子版），2017，10 (5): 270 – 271.
5. Darr C, Cheufou D, Weinreich G, et al. Robotic thoracic surgery results in shorter hospital stay and lower postoperative pain compared to open thoracotomy: a matched pairs analysis. Surg Endosc, 2017, 31 (10): 4126 – 4130.

笔记

002 达芬奇机器人肺癌根治术

病例介绍

患者女，64 岁，以“干咳半个月”为主诉入院。患者半个月前无明显诱因出现干咳伴左侧后背痛，自服阿莫西林 10 天后无好转，于当地医院行胸部 CT 检查提示左肺上叶结节，大小约 1.67cm × 1.48cm，为求进一步治疗至中国医科大学附属第一医院胸外科。患者自起病以来无胸闷气短，饮食可，睡眠差，便秘，小便正常。1 个月体重下降 8kg。

个人史：无吸烟饮酒史，无粉尘及污染物接触史。

辅助检查：血生化检查、心肺功能未见明显异常。

胸部 CT：左肺上叶团块影（图 2 – 1）。

余全身各部检查均未见异常。

笔记

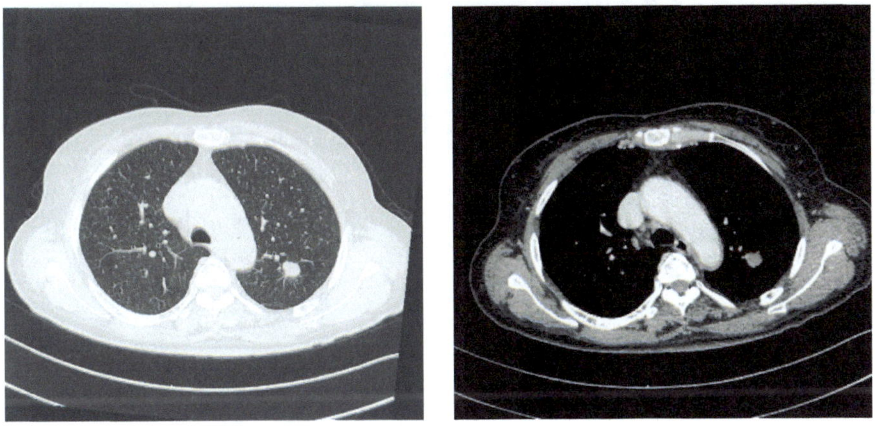

图 2－1　CT 检查示左肺上叶团块影

肿瘤系列：神经元特异性烯醇化酶测偏高：18.19ng/ml，余无异常。

术前诊断及分期：左肺上叶结节,恶性可能性大；cTNM：T1N0M0，ⅠA 期。

扫描显示胸廓对称，双肺散在索条影，左肺上叶可见软组织密度团块影，呈浅分叶状，周围可见小毛刺，大小约为 1.6cm × 1.4cm，平扫 CT 值约 13HU，增强扫描可见明显强化，CT 值约 38HU。双肺下叶透过度减低，呈磨玻璃密度改变。

手术情况：患者术前拒绝行穿刺检查明确组织病理，术前诊断不明，于 2018 年 12 月 18 日行达芬奇手术操作系统下左肺上叶切除、淋巴结廓清术。

术后诊断及分期：左肺上叶腺癌；T1N2M0，ⅢA。

常规病理：腺癌，异型细胞呈不规则腺状、筛状排列，胞核深染，未见脉管神经及胸膜侵犯（图 2－2）。

光镜所见：异型细胞成不规则腺状、筛状排列，胞核深染，未见脉管神经及胸膜侵犯。L5(1/1)、L6(0/1)、L7(0/1)、L8(0/1)、L9(0/1)、L10(0/2)、L11(0/3)、L12(0/5)、L13(0/1)、L14(0/1)

笔记

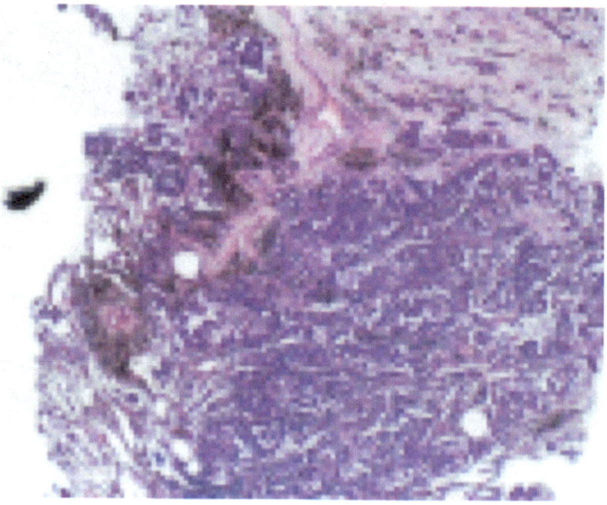

图 2-2 常规病理结果

淋巴结组织结构破坏，可见异型细胞巢。

病理诊断：左肺上叶腺癌（腺泡型），未见脉管神经及胸膜侵犯，建议做 *EGFR*、*ALK*、*ROS1* 基因突变检测，指导治疗。淋巴结转移癌：L5(1/1)、L6(0/1)、L7(0/1)、L8(0/1)、L9(0/1)、L10(0/2)、L11(0/3)、L12(0/5)、L13(0/1)、L14(0/1)。

基因检测：*ROS1* 基因融合突变，其他基因（*ALK*、*RET*、*MET*、*EGFR*、*KRAS*、*BRAF*、*NRAS*、*HER2*、*PIK3CA*）检测均为阴性。

患者于术后第 6 天拔管，第 7 天出院。恢复顺利，准备药物辅助治疗。

临床讨论

肺癌根治术（包括切除病变肺组织、清扫肿瘤邻近部位淋巴结）和化学药物治疗是目前治疗早期肺癌（肿瘤分期为 Ⅰ 期和 Ⅱ

笔记

期）的主要手段，其中尤其以手术治疗最为关键。近年来，随着胸腔镜技术的发展和逐步改进，VATS 治疗肺癌比传统开胸手术有更明显的优势，逐渐发展成为治疗早期肺癌的常规术式。然而，胸腔镜手术器械的灵活度不足、术中视野不清晰等劣势也限制了胸腔镜技术的进一步发展。

近年来，随着机器人手术系统的出现，研究者们开始对微创手术进行了新的探索和定义，机器人手术也带来了微创外科手术史上的又一次意义重大的变革。机器人手术系统不仅弥补了传统胸腔镜手术器械灵活度不够的缺陷，同时，机器人手术系统还有着更加稳定清晰的 3D 视野，独有的抗震颤系统及远程手术等优势。2002 年，Melfi 等首次报道了机器人辅助胸腔镜下的胸外科手术（robot assisted thoracic surgery，RATS）。此后，机器人手术系统迅速引起了世界上诸多外科医师的兴趣，而对机器人手术系统的相关研究也证明机器人手术系统安全可行。美国食品药品监督管理局（FDA）已经批准将达芬奇机器人手术系统应用于包括胸外科在内的多种外科手术操作中。

有研究表明，RATS 组患者术后住院时间明显较 VATS 组短，RATS 组手术时间较 VATS 组长、手术费用比 VATS 组高，两组术中出血量、术后引流时间差异无统计学意义。RATS 组患者术后住院时间比 VATS 组短，与其他研究结果类似。相比较于胸腔镜器械，机器人手术器械有着灵活的具有 7 个自由度的内腕，成像系统更加稳定清晰，有着更高清的 3D 视野，放大倍数更高，以及机器人独有的过滤震颤等功能，这些优势使机器人比胸腔镜操作更精确，副损伤更小，患者术后并发症少，因此 RATS 组患者术后恢复速度更快，缩短了住院时间。以往的研究表明，机器人手术患者的淋巴结清扫数量多于胸腔镜手术。在该项研究中，RATS 组平均淋巴结清

笔记

扫数量较 VATS 组多，但两组差异无统计学意义，这可能与该项研究纳入患者的样本量较小相关，统计结果难以体现出两组之间的差异。纵隔和肺门部淋巴结位置较深，邻近解剖关系复杂，血管密度大，术中易出血，因此，其清扫一直以来是对术者技术和手术器械灵活性的重大考验。而机器人手术系统具有更灵活的器械，使其在复杂解剖结构的解剖、深部组织的分离和淋巴结切除上比胸腔镜更加精确，副损伤更小，也在一定程度上缩短了患者术后住院时间。

早期临床研究已经表明行 RATS 患者术后住院时间较 VATS 明显缩短，行 RATS 患者术后结局与 VATS 患者相似。在传统胸腔镜手术中，扶胸腔镜的通常是医学生或住院医师，由于对手术过程的不熟悉、与术者之间的配合不够默契，经常引起视野不清或操作视野不稳定，术者可能因此会被误导，导致整个手术过程耗时长，术中副损伤增加。在机器人手术中，腔镜镜头是由术者自己通过操控台调整的，对术野的暴露更加精准，与胸腔镜相比，机器人手术系统视野更稳定准确，操作更精准，减小了术中不必要的时间损耗。然而，以上研究也反映了目前机器人手术系统面临的诸多挑战：机器人手术系统术中无力反馈，术者难以更直观地感受病变部位的触感，这使术者在术中一些操作中不能做到准确判断，进而影响手术效果；同样的问题还表现在术中打结时难以精准把握松紧程度等方面。此外，与胸腔镜手术相比，机器人手术在手术前需要更多的准备时间，机器人器械臂的安装、对接和设备的定位放置至少需要 30 分钟。而外科医师的经验不足是影响手术时间的另一个重要原因，有研究表明，机器人手术时间会随着术者手术经验的增加而缩短，目前机器人的学习曲线仍未确定，估计为 15 ~ 20 例。机器人手术的花费明显高于胸腔镜，这也是影响了机器人手术推广的重要因素。机器人手术花费更高可能主要是因为机器人系统的购买成本

笔记

高、维护成本高、机器人器械等耗材价格昂贵，随着时间的推移，机器人手术系统的使用花费将逐渐降低。尽管 RATS 有着诸多优势，但其推广使用仍然十分缓慢。2007 进行的一项调查显示，机器人的使用率低于 5%，这可能与机器人使用过程中更昂贵的费用有关。另一方面，机器人手术作为一项新的外科术辅助器械，尽管有研究表明其较 VATS 略有优势，但并无更确切的证据证明其优势比 VATS 更明显，因此，大多数外科医师对其效果不确定也是影响机器人手术系统广泛传播使用的重要因素。行肺癌根治手术的早期肺癌患者中，机器人组术后住院时间明显比胸腔镜组短，手术时间较胸腔镜组长，其余近期手术指标与胸腔镜类似，机器人手术早期手术效果优势并不明显；但机器人在淋巴结清扫难度较大、周围组织粘连严重、解剖关系异常复杂的患者的治疗上有较大的优势。

许顺教授点评

患者肿瘤直径为 1.5cm，考虑局部早期肺癌（T1b）。术后病理回报第 5 组淋巴结为转移癌。近年来，关于早期肺癌采用肺叶切除术或局部切除术的争论日益增多。在楔形切除术中，医师由于技术的局限，难以保证适当的边缘距离，或无法完整清除肺叶间和肺门的淋巴结，导致复发率较高。楔形切除术的高复发率与剩余肺组织中重要的叶间淋巴结引流相关。因此，解剖性肺叶切除仍是治疗 I 期非小细胞肺癌的标准术式。患者术式为达芬奇手术系统下左肺上叶切除，开放式胸外科手术需要开胸，游离肋骨，手术创伤大，手术风险高，术后恢复时间长。胸腔镜已用于肺叶切除等胸外科手术，这种微创的手术方法不用开胸，仅需在肋间作几个小切

笔记

口，就能完成手术操作，患者痛苦小，术后恢复快，能够在不破坏胸廓完整性的前提下精准地完成手术操作，而且适应证范围广泛，几乎涵盖所有的胸外科手术，胸外科的肺叶切除术、食管癌切除、胸腺切除术和食管失弛缓症的治疗等。临床应用表明手术机器人的手术安全性高，疗效明显好于开放式手术。

笔记

003

ⅡB 期肺鳞状细胞癌

病例介绍

患者男，65 岁，以“咳嗽、咳痰 2 月余”为主诉入院。2 月余前无明确诱因出现咳嗽咳痰，痰为白色，量少，自觉发热，未就医，自服抗感染药 3 天，具体不详，上述症状无明显改善，于当地诊所输液，行抗感染治疗 1 周余，仍未见明显疗效，近 1 周来因上述症状加重且痰中偶带血丝于当地医院就诊，行胸部 CT 检查示左肺占位性病变来诊。起病以来患者偶低热，无胸痛、气促，体重变化不明显。

个人史：无肿瘤病史，吸烟史：20 支/日 ×15 年，无饮酒史，无粉尘及污染物接触史。

辅助检查：血生化检查、心肺功能未见明显异常。

笔记

胸部 CT 平扫 + 增强：左肺上叶近肺门处见一不规则团块影，大小约 6.15cm × 5.30cm，边缘毛燥，与胸膜分界不清，病变密度不均，周边密度较高，平扫 CT 值为 36 ~ 44HU，中心可见略低密度改变，增强后病灶强化不均匀，周边可见强化，CT 值为 55 ~ 70HU，中心低密度灶未见明显强化，左肺上叶支气管截断（图 3 – 1）。

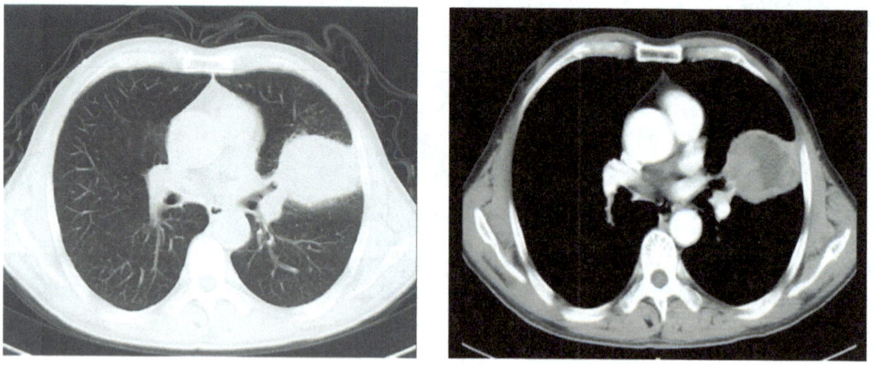

图 3 – 1　胸部 CT 平扫 + 增强检查结果

纤维支气管镜：左肺上叶舌段支气管口见菜花样肿物将管口堵塞，肿物活动度好；余两侧各段管口以上支气管黏膜正常，未见新生物（图 3 – 2）。

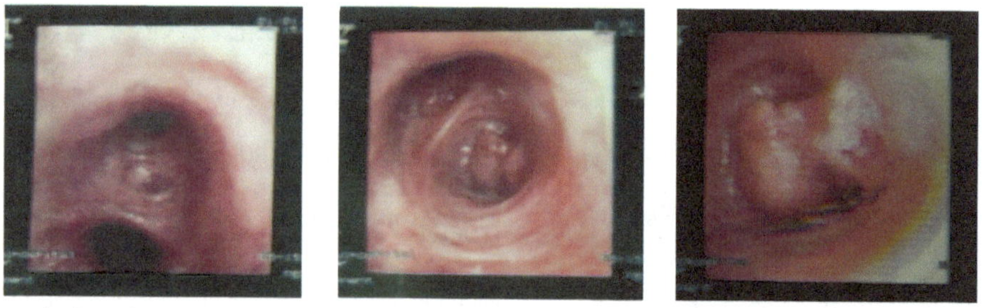

左肺上叶支气管远端　　左肺上叶管口　　左肺上叶舌段管口

图 3 – 2　纤维支气管镜检查结果

活检病理：肺鳞状细胞癌。

脑骨肝及肾上腺检查：无远处转移证据。

术前诊断及分期：左肺上叶鳞癌；cTNM：T2bN0M0，ⅡA 期

笔记

（第七版）；T3N0M0，ⅡB 期（第八版）。

手术情况：2012 年 11 月 8 日全麻下行左肺上叶切除，淋巴结廓清术。

术后病理：癌细胞呈巢状排列，核大深染，核浆比例失调，可见核分裂象（图 3－3）。

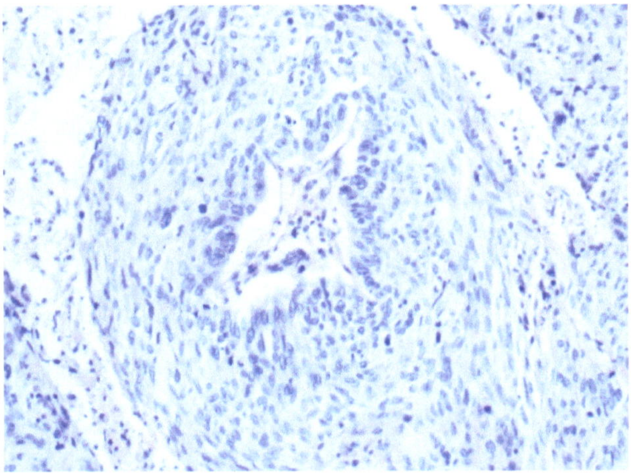

图 3－3　病理检查结果：镜下所见（肿瘤组织）：
癌细胞呈巢状排列，核大深染，
核浆比例失调，可见核分裂象

术后诊断及分期：左肺上叶鳞癌，T2bN0M0，ⅡA 期（第七版）；T3N0M0，ⅡB 期（第八版）。

免疫组化：CK5/6（＋）、CK7（－）、p63（－）、TTF－1（－）、CD34（血管＋）、Syn（－）、Ki－67（＞40%＋）。

诊断意见：肺鳞状细胞癌（中分化）；L4（0/2）、L5（0/1）、L6（0/2）、L7（0/6）、L8（0/6）、L9（0/2）、L10（0/3）、L11（0/7）、L12（0/4）、L13（0/1）、L14（0/1）：淋巴结淋巴组织增生。

术后治疗：“多西他赛 75mg/m^2，d1＋顺铂 30mg/m^2，d1～3”1 周期后，患者因恶心、周身不适等不良反应坚决拒绝继续化疗。

随访：现患者术后 10 个月，至今未见局部复发及远处转移。

笔记

临床讨论

肺鳞状细胞癌（squamous cell carcinoma，SQCC）又称肺鳞状上皮细胞癌，包括梭形细胞癌，是常见肺癌的类型。肺鳞状细胞癌多见于老年男性，与吸烟有密切关系。肺鳞状细胞癌以中央型肺癌多见，并有胸管腔内生长的倾向，肺鳞状细胞癌早期常引发支气管狭窄或阻塞性肺炎。肺鳞状细胞癌生长缓慢，转移晚，手术切除机会较多，5 年生存率较高，肺鳞状细胞癌对放疗、化疗不如小细胞未分化癌敏感。鳞癌由支气管上皮化生而来，可以发生在支气管树的任何部位，但是临床上更多见于肺叶支气管和肺段支气管，因而在肺癌的临床分类上属于中心型肺癌。早期肺鳞状细胞癌为原位癌或早期浸润癌，到了晚期，则呈现为支气管腔内肿瘤。肺鳞状细胞癌虽然起源于支气管黏膜上皮，但是常常侵犯支气管黏膜下组织及支气管周围的结缔组织，同时沿支气管黏膜向支气管腔内扩散，造成不同程度支气管腔堵塞，临床上出现肺膨胀不全或阻塞性肺炎。长期支气管腔内的梗阻可继发肺实变、产生肺脓肿，患者有持续高热，抗生素治疗无效。除非脓肿获得引流，否则感染中毒症状无缓解。鳞癌向周围组织浸润，故在胸部 X 线片上出现浸润性肿块。肺鳞状细胞癌的发病与吸烟有明显的关系，这是众所周知的，这是因为长期烟尘不断刺激支气管黏膜，使其发生支气管黏膜上皮化生，继之发生不典型增生，当出现重度不典型增生时，则距离癌变就不远了。当然不吸烟者也可发生肺鳞状细胞癌，但是仅占 1% 。肺鳞状细胞癌的恶性程度变异较大，与其他几种肺癌相比，鳞癌一般生长较为缓慢，往往肿瘤生长很大，患者却全然无任何症状。鳞癌发生转移亦较晚。中心型肺鳞状细胞癌可以经淋巴系统转移，

笔记

最常转移的部位是肺门、纵隔、锁骨上淋巴结。周边型肺鳞状细胞癌多直接侵犯局部组织。鳞癌到了晚期阶段也可发生血行转移，但是与肺腺癌相比，鳞癌发生脑、骨转移的概率要少。总之，在常见的几种肺恶性肿瘤中，鳞癌相比之下恶性程度比较温和。

外科治疗是肺鳞状细胞癌首选和最主要的治疗方法，对于早期的肺鳞状细胞癌患者可以达到治愈的目的。肺鳞状细胞癌第一个周期化疗较敏感，治疗作用可达25%，第二个周期化疗治疗作用可达10%，第三个周期以后作用基本为零。含铂两药方案是标准的一线化疗方案，化疗会抑制骨髓造血系统，主要是白细胞和血小板的下降，可以应用粒细胞集落刺激因子和血小板刺激因子治疗。多西他赛又名多西紫杉醇，是新型紫杉醇类化合物抗肿瘤药物，具有高活性、广谱的特点，通过加强微管蛋白聚合、抑制微管解聚，形成牢固的微管，从而抑制细胞的有丝分裂。多西他赛的作用机制与紫杉醇类似，但稳定微管作用比其大了2倍，而且具有不完全交叉耐药的特点。有研究表明，采用多西他赛联合铂类（DP）方案可产生更高的剂量强度和更少的骨髓抑制，客观有效率为31.6%~45.0%，主要不良反应为骨髓抑制和消化道反应，予以对症处理后可缓解，并提出DP作为一线化疗方案是一个独立的预后因素。化疗分为治疗性化疗和辅助性化疗。放疗对小细胞肺癌疗效最佳，鳞状细胞癌次之，腺癌最差。鳞状细胞癌对射线有中等度的敏感性，病变以局部侵犯为主，转移相对较慢，故多用根治治疗。放疗与化疗的联合可以视患者的情况不同，采取同步放化疗或交替化放疗的方法。

笔记

许顺教授点评

此例大结节型鳞状上皮癌未见局部淋巴结转移，但应嘱患者随访脑 CT 或 MRI，施行纤维支气管镜检查时应注意两侧支气管黏膜状态！因为鳞癌常常是在气管、支气管多点占位！不能忽视，尤其是一位重度吸烟者！

笔记

004

ⅢA 期大型肺鳞状细胞癌

病例介绍

患者男，58 岁，以“干咳2 个月，发现右肺肿物2 天”为主诉入院。患者2 个月前无明显诱因出现干咳，无明显咳痰，无痰中带血，未行相关治疗，症状持续无缓解，2 天前于当地医院行胸部 CT 检查发现右肺肿物来诊。起病以来，患者无发热，无胸痛、气促，体重变化不明显。

个人史：无肿瘤病史，吸烟史：3 支/天 ×8 年，已戒 5 年，无饮酒史，无粉尘及污染物接触史。

辅助检查：血常规：红细胞计数（RBC）：3.78×10^{12}/L，血红蛋白浓度：111g/L，予积极纠正贫血，血红蛋白升高至 120g/L；其他常规检验及心肺功能未见明显异常。

笔记

胸部 3D－CT：右肺上叶近肺门处可见软组织团块影，大小约为 8.9cm×6.7cm，呈分叶状，边界毛刺样牵拉周围胸膜，其内密度不均匀，呈结节状融合，CT 值为 16～40HU，增强后可见不均匀强化 CT 值为 16～80HU，可见支气管截断。双侧肺门不大，纵隔居中，其内未见肿大淋巴结（图 4－1）。

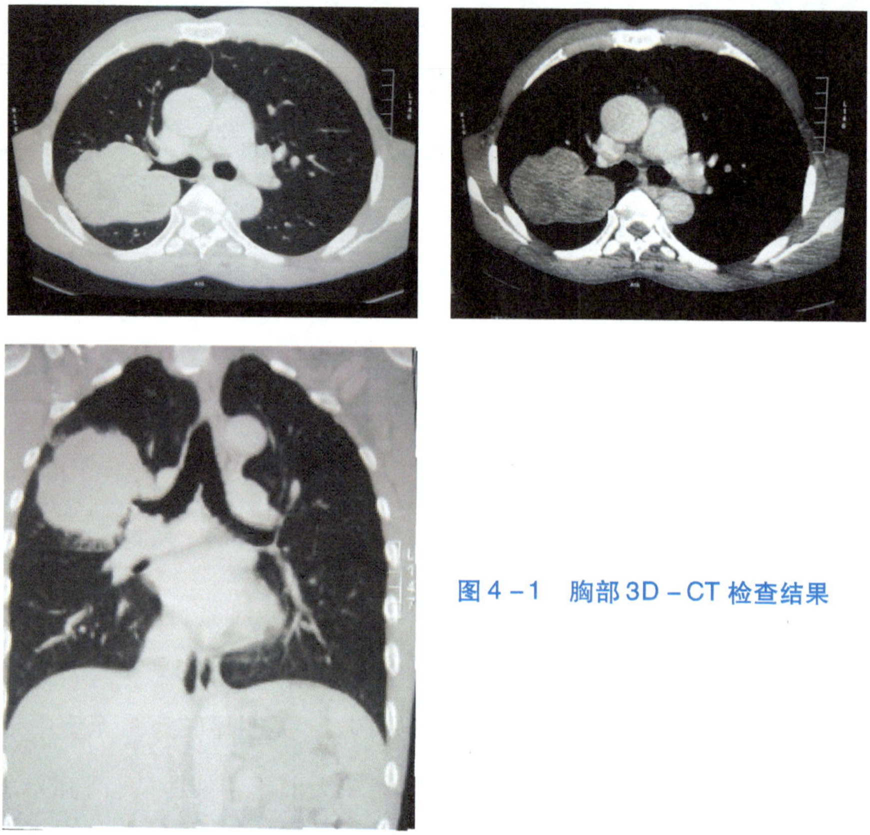

图 4－1 胸部 3D－CT 检查结果

纤维支气管镜：右肺上叶后段支气管内可见肿物堵塞管腔，肿物血运丰富（图 4－2）。

活检病理：鳞癌（图 4－3），镜下所见：一团增生上皮，核大深染，可见核分裂象。

脑骨肝及肾上腺检查示无远处转移证据。

肿瘤系列：神经元特异性烯醇化酶（neuron－specific enolase，

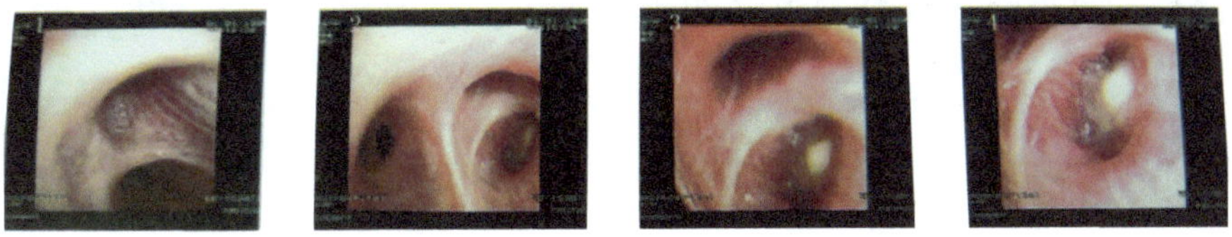

右肺上下叶间嵴　　右肺上叶支气管　　右肺上叶尖后段　　右肺上叶后段

图 4－2　纤维支气管镜检查结果

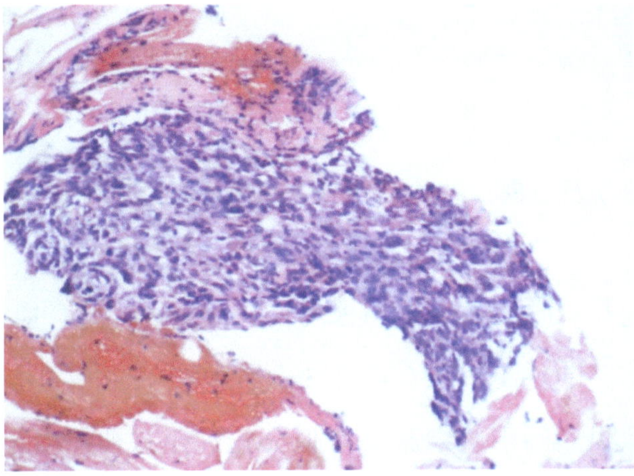

图 4－3　活检病理结果

NSE)：20.03ng/ml(0～15.2ng/ml)，细胞角蛋白 19 片段（Cytokeratin－19－fragment，CYFRA21－1)：7.01ng/ml(0～3.3ng/ml)，癌胚抗原(carcinoembryonic antigen，CEA)：无异常。

术前诊断及分期：右肺上叶鳞癌；cTNM：T3N0M0，ⅡB（第七版)；T4N0M0，ⅢA（第八版)。

免疫组化：CK7(－)、CK5/6(＋)、TTF－1(－)、p63(＋)、CD56(－)、Syn(－)，Ki－67(约 20%＋)。

诊断意见：倾向肺鳞状细胞癌。

手术情况：2012 年 12 月 4 日行全麻下右上叶切除及右下叶背段部分切除，淋巴结廓清术。

术后病理：癌细胞呈巢状排列，浸润性生长，细胞核大，核仁清楚，可见病理性分裂象（图4－4）。

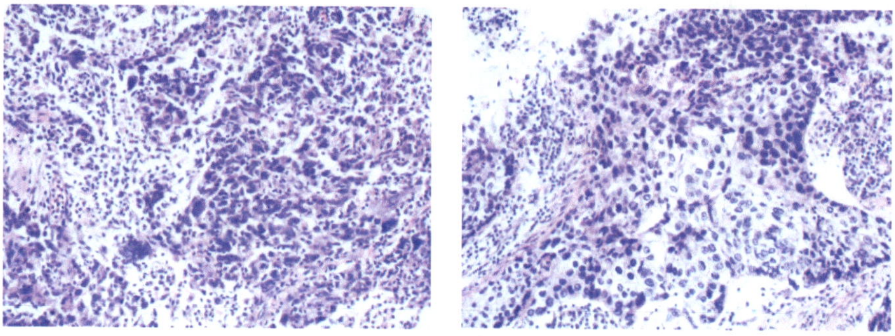

图4－4　术后病理检查结果

术后诊断及分期：右肺上叶巨大肺癌累及右下叶背段，T4N0M0，ⅢA。

免疫组化：CK5/6(＋)、CK7(－)、CD56(－)、Ki－67(＋>75%)、TTF－1(－)、p63(＋)、Syn(－)。

诊断意见：肺鳞状细胞癌（低分化，伴有神经内分泌分化）；L2(0/4)、L3a(0/3)、L3p(0/1)、L4(0/1)、L7(0/4)、L7L(0/3)、L9(0/1)、L10(0/1)、L11(0/1)、L12(0/1)、L13(0/1)、L14(0/1)：淋巴组织增生。

术后治疗：化疗药物靶标检测（表4－1）。

表4－1　化疗药物靶标检测

检测项目	数据	结果	临床意义
TS mRNA 表达水平	≤5%	低	*TS* 表达水平与培美曲塞药物敏感性相关
RRMl mRNA 表达水平	≤5%	低	*RRMl* 表达水平与吉西他滨药物敏感性相关
TUBB3 mRNA 表达水平	8%	低	*TUBB3* 表达水平与紫杉醇、多西紫杉醇、长春瑞滨药物敏感性相关
STMN1 mRNA 表达水平	30%	中	*STMN1* 表达水平与紫杉醇、多西紫杉醇、长春瑞滨药物敏感性相关

（续）

检测项目	数据	结果	临床意义
ERCC1 mRNA 表达水平	≤5%	低	*ERCC1* 表达水平与铂类药物敏感性相关
BRCA1 mRNA 表达水平	≤5%	低	*BRCA1* 表达水平与铂类药物敏感性相关

注："多西他赛 75mg/m^2，d1 + 洛铂 50mg/m^2，d1，q21d" 方案化疗四周期。

随访：现患者术后 9 个月，至今未见局部复发及远处转移。

临床讨论

肺癌是全球范围内危害人类健康的最主要的恶性肿瘤之一，是世界上发病率、死亡率最高的恶性肿瘤之一。根据病理类型，肺癌包括非小细胞肺癌（nonsmall cell lung cancer，NSCLC）和小细胞肺癌（small cell lung cancer，SCLC），其中 NSCLC 约占肺癌的 85%。肺鳞状细胞癌是 NSCLC 的第二大亚型，占 NSCLC 的 20%～30%。全球每年死于肺鳞状细胞癌的患者约有 40 万。支气管黏膜柱状上皮细胞受慢性刺激和损伤、纤毛丧失、基底细胞鳞状化生、不典型增生和发育不全，最易突变成癌。目前肺鳞状细胞癌的治疗方法主要有手术、化疗、放疗、靶向治疗、免疫治疗、中医治疗等，因很多肺癌诊断时已伴有远处转移，其 5 年生存率仅为 15% 左右。

因为可以被靶向药攻击的分子标志物在肺鳞状细胞癌中是十分罕见的，如肺腺癌中常见的 *EGFR* 基因突变、*ALK* 基因融合在鳞癌中的发生率不足 5%，即使检测阳性，对靶向药的治疗效果也不像腺癌那样好。所以，对于进展期鳞癌来说，化疗和免疫治疗是主要的治疗手段。对于进展期肺鳞状细胞癌的化学治疗方案，一般选择顺铂或卡铂，再联合吉西他滨、紫杉醇、白蛋白结合型紫杉醇、多西他赛、长

笔记

春瑞滨其中一种药物合并用药，即含铂的双药联合化疗。ⅢA 期肺鳞状细胞癌治疗常选用手术 + 辅助化疗或新辅助化疗 + 手术 + 辅助化疗方案。免疫治疗药物通过激活机体免疫系统的方式杀灭肿瘤，针对 PD－1 或 PD－L1 的抗体药，目前被证实有较好的疗效，与化疗相比，免疫治疗的不良反应发生概率低，症状轻微，免疫治疗常见的不良反应包括虚弱乏力、食欲减退、恶心、腹泻等。在大约 10% 的患者中，免疫治疗会过度激发机体的免疫系统，对正常器官造成损耗，产生免疫系统的相关不良反应，如皮疹、肺炎、肠炎，或损害腺体产生内分泌异常。

许顺教授点评

此病例肿瘤较大，但未见淋巴结转移，这也是鳞状上皮癌的特征之一，说明力争局部根治是外科医师不能忽视的机会！另外，神经内分泌分化成分也常在鳞状上皮癌中出现，因此，术后的辅助化疗中选用“长春瑞滨 + 铂类”二药联合，视为可行选择。

笔记

005

ⅢA N1 肺鳞状细胞癌

病例介绍

患者男，61 岁，以“咳嗽 20 余天，咯血 1 周”为主诉入院。20 余天前无明显诱因出现刺激性咳嗽，予抗感染治疗 1 周后症状未见明显缓解。1 周前无明显诱因出现咯血，量不大，色鲜红，于当地医院行胸部 CT 检查示右肺门肿物来诊。患者吸烟史 40 年，30 支/天，无肿瘤病史，无饮酒史，无粉尘及污染物接触史。入院后行胸片检查提示右肺上叶高密度团块影、索条影（图 5－1）。胸部增强 CT 提示右肺上叶团块影，大小约 3.6cm×4.3cm（图 5－2）。纤维支气管镜回报右肺上叶管口可见浸润样肿物阻塞管腔，肿物距隆突小于 2cm，病理取材示鳞癌（图 5－3）。血生化检查、心肺功能未见明显异常。脑、骨、肝及肾上腺检查示无远处转移证据。患者完

笔记

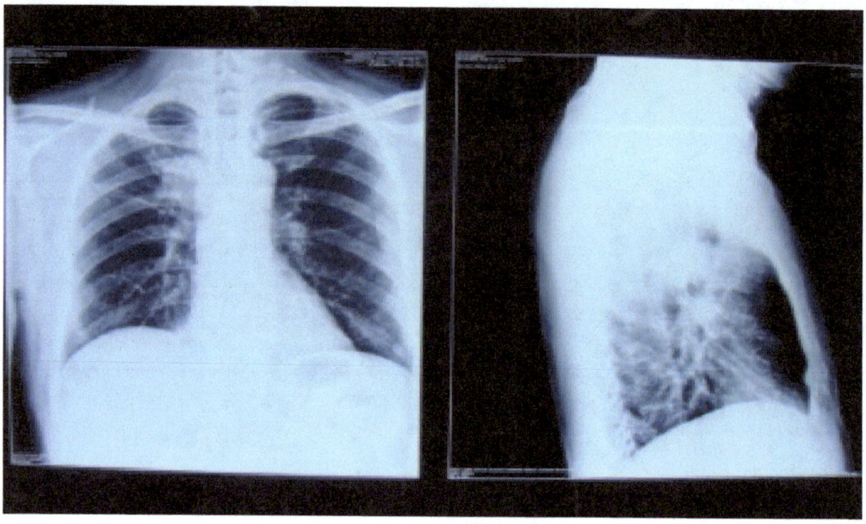

图 5-1　胸片检查结果：右肺上叶高密度团块影、索条影

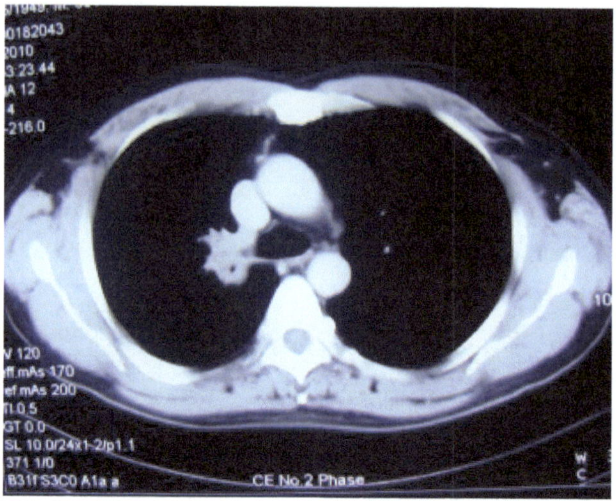

图 5-2　胸部增强 CT 检查结果：右肺上叶团块影，大小约 3.6cm×4.3cm，平扫 CT 值 45HU，增强后 CT 值 64HU，边缘不规则并可见细小毛刺，周围肺纹理增粗模糊

善相关检查后行右肺上叶切除，上腔静脉侧壁切除成形、肺动脉侧壁切除成形、右主支气管、中间支气管“V”字成形，纵隔淋巴结廓清术。术后病理：中分化鳞癌，L12、13、14：淋巴结转移癌（图 5-4）。术后诊断为右肺中心型鳞癌，T2bN1M0，ⅡB 期。予

"多西他赛 75mg/m^2，d1 + 顺铂 30mg/m^2，d1 ~ 3，q21d"方案规律化疗 4 周期。2 年 6 个月后复查 PET – CT 发现纵隔转移，行同步化放疗："多西他赛 75mg/m^2，d1 + 顺铂 30mg/m^2，d1 – 3，q21d"方案化疗 4 周期；化疗期间放疗 60Gy/30 次。后定期 CT 随访。

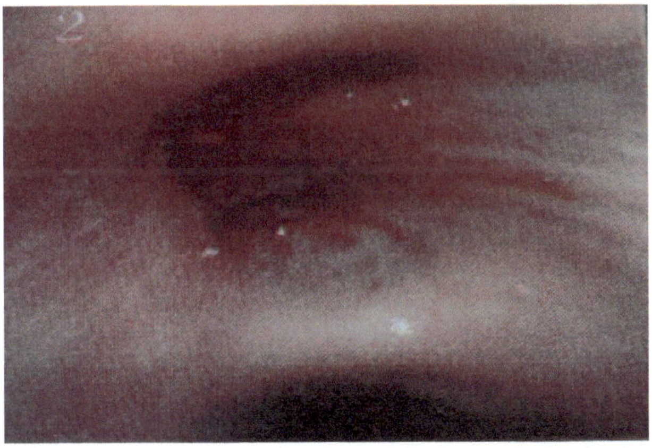

右肺上叶管

图 5 – 3　纤维支气管镜检查结果：右肺上叶管口可见浸润样肿物阻塞管腔，肿物距隆突小于 2cm，病理取材示鳞癌

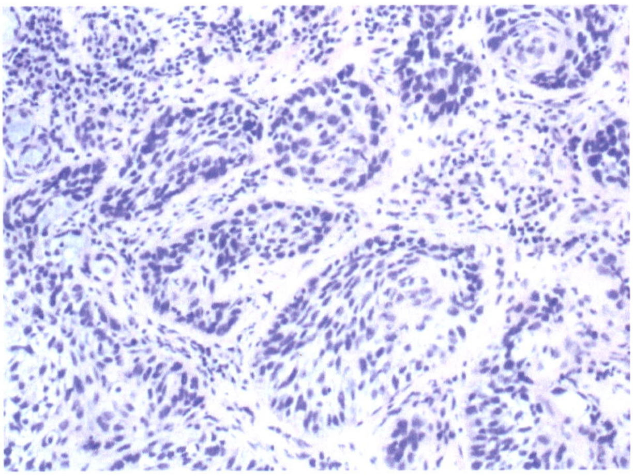

图 5 – 4　病理检查镜下所见（肿瘤组织）：癌组织呈巢状排列，浸润于增生的纤维组织中生长，细胞核大、不规则，病理性核分裂象多见

笔记

诊断意见：中分化鳞癌；L2(0/1)、L10(0/1)、L11(0/4)：淋巴组织增生；L3、L4：脂肪、血管组织；L12、13、14：淋巴结转移癌。

临床讨论

肺癌主要分两大类：NSCLC 和 SCLC。NSCLC 又分为 3 种主要组织学类型，即鳞癌、腺癌和大细胞癌。近几年，肺鳞状细胞癌的发病率呈下降趋势，占肺癌的 30%～40%，其中 2/3 表现为中央型，1/3 表现为周边型，可伴空洞形成，位于中心时可呈息肉状突向支气管腔。此种类型的癌一般认为起源于吸烟刺激后的支气管上皮鳞状化生，根据癌巢角化细胞分化程度，将其分为高、中、低分化。鳞癌多见淋巴道和血行转移，也可直接侵犯纵隔淋巴结及支气管旁和纵隔软组织。术后局部复发比其他类型肺癌常见。肿瘤在较大的支气管内长大后，常出现刺激性咳嗽，极易误认为上呼吸道感染，另一个常见症状是血痰，通常为痰中带血点、血丝或持续地少量咯血，大量咯血则少见。本例患者存在咳嗽及少量咯血症状。对于肺癌患者来说，早期诊断具有重要意义，只有在病变早期得到诊断和治疗，才能获得较好的疗效。现阶段，我国 80% 的肺癌病例在明确诊断时已失去外科手术诊疗的机会，如何提高早期诊断率是十分迫切的问题。在肺癌高危人群中开展筛查有助于发现早期肺癌，提高治愈率。肺癌筛查风险评估因素包括吸烟史（含既往）、职业暴露史、氡气暴露史、恶性肿瘤病史、一级亲属肺癌家族史、慢性阻塞性肺疾病或肺纤维化病史及被动吸烟史。对于年龄 55～74 岁，吸烟史 >30 包/年，戒烟史 <15 年；或年龄 >50 岁，吸烟史 >20 包/年，具有被动吸烟之外危险因素的人群应被定义为高危组。对高危人群

笔记

应进行低剂量CT的筛查，有研究表明，低剂量CT筛查可降低高危人群20%的肺癌死亡率，是目前最有效的肺癌筛查工具。对于肺癌的治疗，目前主要采取以外科手术为主的综合治疗，外科手术是唯一有机会根治肺癌的方法，有时单纯的手术治疗并不能完全解决问题，还需与放疗和化疗、分子靶向治疗、免疫治疗及其他治疗方法联合应用。本例患者行右肺上叶切除，上腔静脉侧壁切除成形、肺动脉侧壁切除成形、右主支气管、中间支气管"V"字成形，纵隔淋巴结廓清术。美国国立综合癌症网络（national comprehensive cancer network NCCN）指南对于肺癌的完全性切除做了定义：所有切缘包括支气管、动脉、静脉、支气管周围组织和肿瘤附近的组织为阴性；行系统性淋巴结清扫，包括6组淋巴结，其中3组来自肺内和肺门，3组来自包括隆突下淋巴结在内的纵隔淋巴结；分别切除的纵隔淋巴结或切除肺叶的边缘淋巴结不能有结外侵犯；最高淋巴结必须切除且是镜下阴性。只有同时满足这4条才能列为完全性切除。本例患者术后诊断为右肺中心型鳞癌，T2bN1M0，ⅡB，予进一步化疗辅助治疗，对完全切除的Ⅱ～Ⅲ期NSCLC患者，推荐含铂双药方案术后辅助化疗4个周期，一般在术后4～6周开始，最晚建议不超过手术后3个月。近期研究表明，在鳞癌患者中，与顺铂/培美曲塞化疗方案相比，顺铂/吉西他滨方案有更为优越的疗效。患者术后2年6个月复查PET－CT发现纵隔转移，进一步行同步化疗、放疗。建议同步放化疗方案为EP（足叶乙苷＋顺铂）方案或TP（多西他赛＋顺铂）方案。如果患者不能耐受，可以行序贯化疗、放疗。

笔记

许顺教授点评

重度吸烟病例、局部晚期（T2bN1M0，ⅡB）：右主支气管距隆突 <2.0cm，术中右肺动脉、上腔静脉部分受侵，切除后成形。但纵隔淋巴结转移阴性，局部淋巴结 L12、13、14 转移阳性，此例行根治性局部扩大切除，如果无其他不宜手术因素，手术选择是可行的。尤其手术 2 年 6 个月后又依据 PET－CT 监测纵隔淋巴结复发，用放疗 60Gy＋化疗 DC×4 周期同步后，达局部缓解，现已术后 3 年 6 个月，继续随访观察中。

建议：换药维持以吉西他滨为宜。

笔记

006

局部晚期肺鳞状细胞癌新辅助化疗

病例介绍

患者男，43 岁，以“咯血 1 个月”为主诉入院。1 个月前无明显诱因出现咯血，量不大，色鲜红，当时自行口服药物治疗未见明显缓解。1 周前自觉上述症状加重，就诊于当地医院行胸部 CT 检查示肺内肿物，为求进一步治疗入院。患者吸烟史 30 年，30 支/天，无肿瘤病史，无饮酒史，无粉尘及污染物接触史。胸部 CT 平扫 + 增强提示右肺上叶近肺门处可见软组织密度影，边缘不光整，可见长毛刺，其内密度不均，平扫 CT 值为 43HU，增强后明显强化，CT 值为 75HU，边缘强化明显，肺上叶部分支气管截断（图 6 – 1）。纤维支气管镜提示右肺上叶支气管开口处可见结节样肿物，管腔完全闭塞；活检病理回报为鳞状上皮重度非典型增生，局部恶变（图

笔记

6－2）。血生化检查、心肺功能未见明显异常。脑骨肝及肾上腺检查示无远处转移证据。术前行诱导化疗，予“多西他赛 75mg/m^2，d1＋顺铂 30mg，d1－3，q21d”方案化疗 2 周期。复查胸部 CT 平扫＋增强提示病灶较前明显缩小（图 6－3）。行右肺上叶切除，纵隔淋巴结廓清术。术后病理：中分化鳞癌；L1－4、L7－12；淋巴结未见癌；L13(1/1)：淋巴结转移癌（图 6－4）。术后诊断：右肺上叶中心型鳞癌。予“多西他赛 75mg/m^2，d1＋顺铂 30mg/m^2，d1－3，q21d”方案规律化疗 4 周期。随访患者 3 年 5 个月，未见局部复发及远处转移。

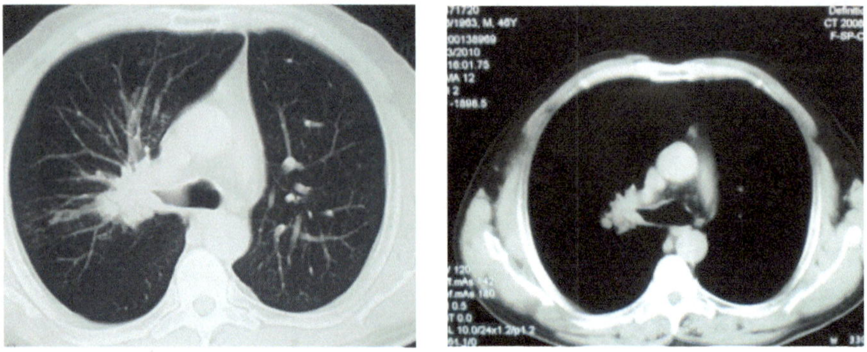

图 6－1　胸部 CT 平扫＋增强检查结果

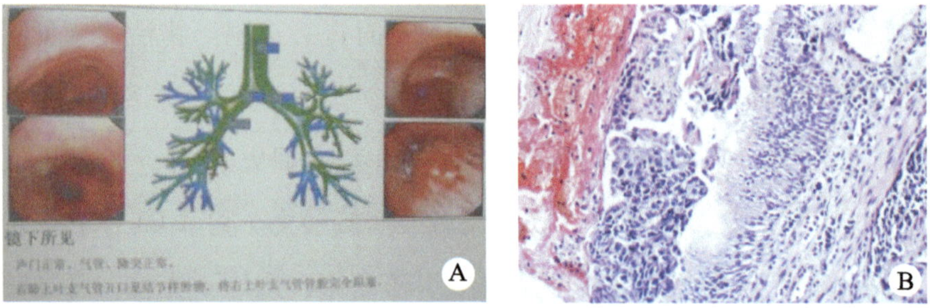

图 6－2　纤维支气管镜检查结果（A）与活检病理检查结果（B）

免疫组化（肿瘤组织）：CK(H)(＋)、CK(L)(＋)、p63(＋)、TTF－1(－)、Syn(＋)、Ki－67(约 50%＋)。

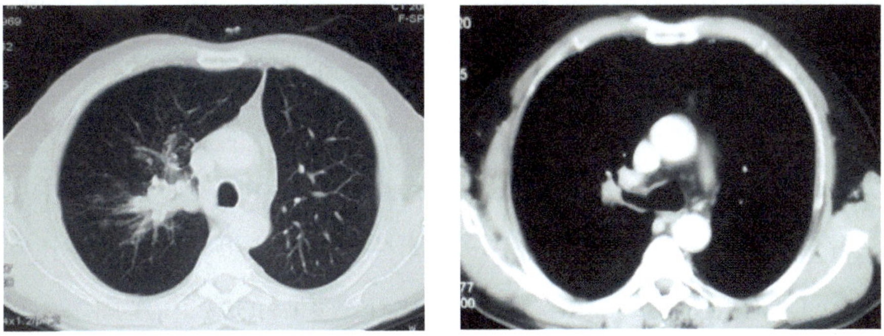

图 6－3　复查胸部 CT 平扫＋增强检查结果：
术前诱导化疗后病灶较前明显缩小

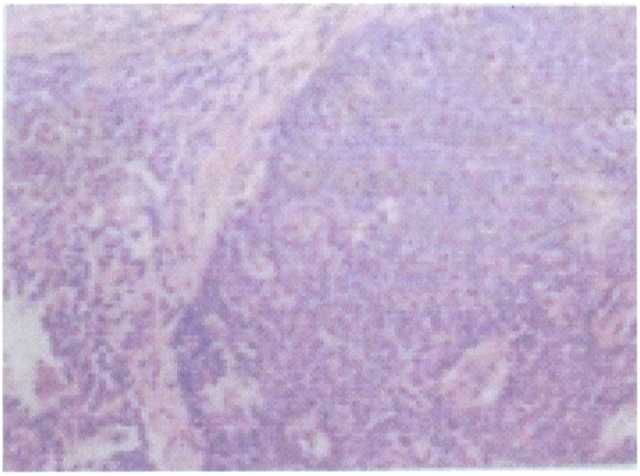

图 6－4　病理检查：镜下所见（肿瘤组织）：癌细胞呈巢状排列，
浸润性生长，细胞多角形，核大，可见较多病理性核分裂象

病理诊断：中分化鳞癌；L1－4、L7－12；淋巴结未见癌；L13（1/1）：淋巴结转移癌。

临床讨论

新辅助化疗是指手术前进行的全身化疗，主要目的为缩小肿块、杀灭转移细胞，以保证后续手术顺利开展。局部晚期 NSCLC 患者由于肿瘤负荷较重，单纯手术治疗难度较大，经过新辅助化疗

笔记

后可缩小瘤体，使更多不能手术切除的肿瘤变为可切除。对可切除的Ⅲ期 NSCLC 可选择含铂双药，2～3 个周期的术前新辅助化疗，并及时评估疗效，监测并处理不良反应。对接受新辅助化疗的患者，需要重新进行影像学的一系列检查，重新评估能不能进行手术治疗，如果外科医师认为有手术可能性，需要待患者血象恢复正常后接受手术治疗，通常是在新辅助化疗结束后的第 3～4 周。如果采用贝伐珠单抗治疗，通常需要在停止治疗后至少 6 周才能进行手术治疗；如果采用索拉非尼或舒尼替尼治疗，一般停药 1～2 周就可以考虑手术治疗，其目的是减少手术中出血，避免术后伤口不愈合。NSCLC 新辅助治疗的对象主要是局部进展期病变，特别是临床ⅢA/N2 期患者，对临床Ⅰ期和Ⅱ期患者的治疗作用，新辅助治疗尚需积累更多的数据供临床决策。

相关研究表明，新辅助化疗治疗 NSCLC 具有以下优点：降低 NSCLC 的分期；增加手术完全切除病灶的机会，减少术中肿瘤细胞播散的机会；杀灭机体可能存在的微转移灶；便于准确评价肿瘤对化疗药物的敏感性，有助于化疗药物的选择；降低 NSCLC 患者的耐药率、复发率及转移率。

针对新辅助化疗后手术风险的问题，有多项回顾性分析认为其并没有增加患者的术中风险及术后并发症。对于术后化疗方案的选择，应当根据术前分期及新辅助化疗疗效，有效者延续原方案或根据患者的耐受性酌情调整，无效者则应当调整治疗方案。本例患者经术前新辅助化疗后病灶明显缩小，为手术创造机会。

支气管镜检查对于肿瘤的定位诊断和获取组织学诊断具有重要价值。对于中央型肺癌，支气管镜检查可以直接窥及病变，95% 以上可以通过细胞学刷检和组织学活检获得明确病理诊断。支气管镜检查联合支气管内超声（EBUS）还可以对邻近支气管的肺门和纵

笔记

隔淋巴结进行穿刺活检，用于肺癌的定性诊断和纵隔淋巴结分期诊断，对于影像学检查提示存在纵隔淋巴结肿大的患者，EBUS 可以快速引导活检，缩短确定治疗方案的时间。目前单纯的支气管镜检更推荐在外科手术中进行，而不是作为一个单独操作。

许顺教授点评

(1) 此病例为重吸烟者、男性。病变范围已侵及右上叶支气管干，呈楔形，右肺门血管密集呈簇状；纤维支气管镜检查：右肺上叶支气管黏膜红肿、膜部隆起、糜乱、上叶管口呈窄裂隙状，取材病理：鳞状上皮重度非典型增生、局部恶变。

(2) 经多学科会诊：由于纤维支气管镜取材不确切，实属中心性鳞癌；脑、骨、肝、肾上腺未见转移征象，纵隔淋巴结增大不明显。考虑属局部晚期病例，应行局部根治手术，考虑为肺鳞状细胞癌，局部侵及范围大，术后治疗策略受限，故会诊意见应行术前新辅助化疗：①便于选择第三代新药的敏感性；②局部降低 TNN 分期，便于手术操作；③减少术中播散机会。

(3) 选用 DC 化疗方案 2 个周期后与用药前对比瘤体缩小，肺门血管影改善。如有条件，化疗前后依 18F – FDG PET – CT 作为化疗敏感性检测更为理想。

笔记

007

ⅢB N2 肺鳞状细胞癌

病例介绍

患者男，60 岁，以“痰中带血 2 个月”为主诉入院。2 个月前劳累后出现痰中带血丝，伴有前胸部隐痛及发热，最高达 38.4℃，自行抗感染治疗（具体药物不详）后体温降至正常，因痰中带血未见好转就诊当地医院行肺部 CT 检查示右肺上叶占位性病变，为求手术治疗来诊。起病以来患者偶有咳嗽、咳痰，痰为黄白色，无胸闷、气短，无乏力、盗汗等不适症状。饮食及睡眠可，二便正常，体重无明显变化。

个人史：无肿瘤病史，吸烟史：20 支/日 ×40 年，无饮酒史，无粉尘及放射线物质接触史。

家族史：母亲因膀胱癌去世。

辅助检查：血生化检查、心肺功能未见明显异常。

笔记

胸部平扫3D－CT：右肺上叶不张（图7－1）。

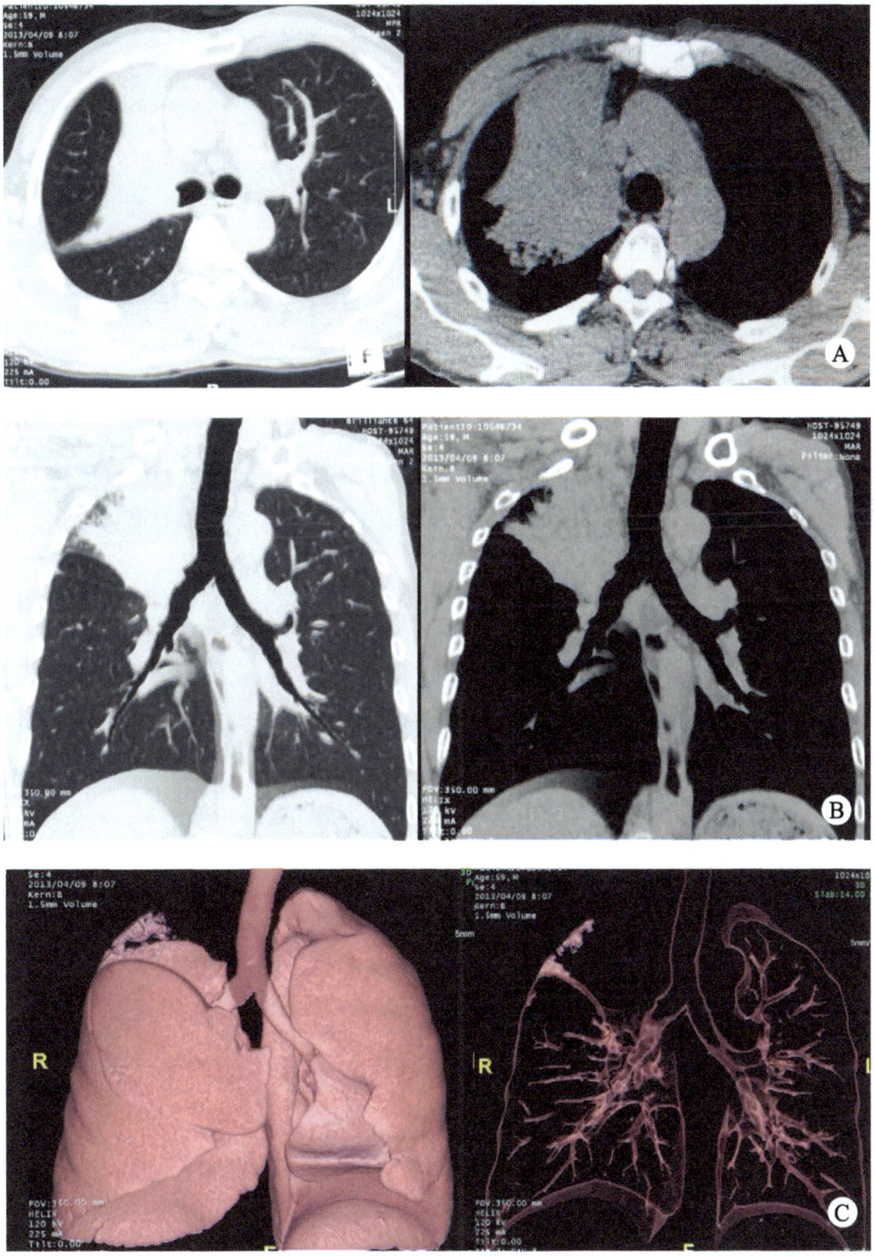

A. 纵隔轻度右移，右肺门密度增大块状影，并与右上肺叶实变影融合。右主支气管外侧壁一小结节突入管腔；B. 冠状位气管成像，右上叶支气管截断，所属肺野大片实变影。第七组淋巴结肿大；C. 右肺上叶支气管管腔内见软组织密度影，相应肺叶不张。

图7－1　胸部平扫3D－CT示右肺上叶不张

笔记

纤维支气管镜检查及活检病理：鳞状上皮重度非典型增生，癌变倾向（图7－2，图7－3）。

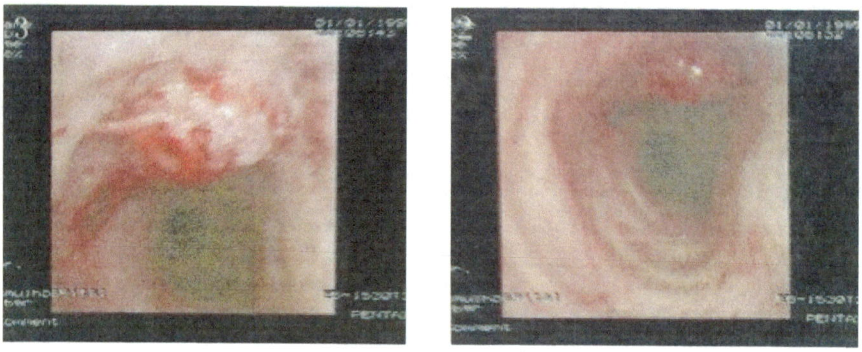

右上叶开口　　　　右主支气管远端

图7－2　纤维支气管镜检查结果：右肺上叶管口上方见菜花样新生物，表面充血、不整，累及二级隆突，距隆突大于2cm，触及易出血

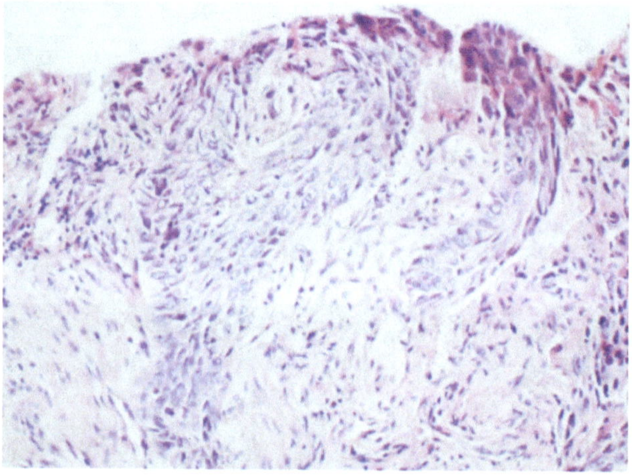

图7－3　病理检查结果：鳞状上皮重度非典型增生，癌变倾向

脑骨肝及肾上腺检查示无远处转移证据。

肿瘤系列：CEA：4.71ng/ml（0～4.3ng/ml），NSE：25.52ng/ml（0～15.2ng/ml）。

术前诊断与分期：cTNM：T2aN2M0，ⅢA期。

手术情况：2013年4月15日行全麻下行心包内右上叶切除，上腔静脉侧壁切除成型，肺动脉干侧壁切除成型，右主支气管－中间支气管V字成型，纵隔淋巴结廓清术。

术后病理：（右肺上叶）鳞癌（中低分化）。L4(1/1)，L10(1/1)：淋巴结转移癌；L2(0/2)、L3(0/2)，L7(0/4)、L8(0/1)、L11(0/3)、L12(0/3)、L13(0/4)：淋巴组织增生；10(0/3)、L14(0/1) 淋巴结内见大量纤维化玻璃样变性结节，未见癌（图7-4）。

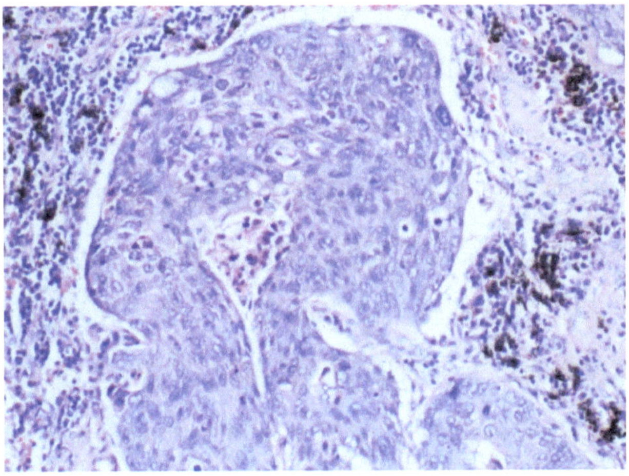

图7-4 术后病理：鳞癌

术后诊断：右肺上叶鳞癌，累及上腔静脉、肺动脉干、右主支气管及膈神经，T4N2M0，ⅢB期。

基因突变检测结果：无*EGFR*基因突变。

术后治疗及随访：“多西他赛75mg/m^2，d1+卡铂400mg/m^2，d1，q21d”化疗3周期，术后6个月复查胸部CT发现纵隔淋巴结转移，建议予纵隔放射及调整化疗方案。

临床讨论

肺癌又称原发性支气管肺癌，指的是源于支气管上皮的恶性肿瘤。根据2004年世界卫生组织（WHO）修订的病例分型标准，将

笔记

肺癌按细胞类型分为 9 种，肺鳞状细胞癌就是其中的一种。

肺鳞状上皮细胞癌是较为常见的类型，与吸烟关系密切，常见于老年男性，近年来其发病率第一的地位已逐渐被肺腺癌所取代。肺鳞状细胞癌中央型肺癌多见，其常起源于较大支气管，并可逐渐向管腔内生长，生长速度较慢，病程较长。早期肺鳞状细胞癌尚无特征性临床症状。临床常见症状包括咳嗽、发热、胸痛、痰中带血或咯血等，当进行 2 周以上的治疗后，上述症状不缓解的老年患者应该警惕患该病的可能。肺鳞状细胞癌的早期诊断常常有重要的意义，诊断方法通常包括病史、体格检查、实验室检查、影像学检查，其中胸部 HRCT 及支气管镜占据主要地位。临床上较多的肺鳞状细胞癌患者肿物已经较大，当肿块较大时，肿块的中心常有坏死，形成厚壁空洞，并伴有同侧的肺不张，支气管镜可以直接观察支气管内膜及管腔内的病变情况，也可直接进行病理取材，明确诊断。

外科手术治疗是肺鳞状细胞癌首选和最主要的治疗方法，对于早期肺鳞状细胞癌的患者可以达到治愈的目的，但临床上的患者往往已经错过早期治疗的机会，除此之外还有化疗、放疗等治疗方式。肺鳞状细胞癌第一个周期化疗较敏感，治疗作用可达 25%，第二个周期化疗可达 10%，3 个周期以后作用基本为零。鳞状细胞癌对射线有中等度的敏感性，病变以局部侵犯为主，转移相对较慢，故多用根治治疗。有研究表示，手术治疗可以使晚期的肺鳞状细胞癌患者生存受益，并延长无进展生存时间，同时术后的化疗、放疗对延长患者的生存时间有着重要的意义。故对肺鳞状细胞癌的治疗应采取以手术治疗为主，化疗、放疗为辅的综合治疗方案。

本例患者为男性，有长期大量吸烟史，症状表现为痰中带血伴胸痛及发热。CT 示右肺上叶不张，提示肿物位为中央型，并阻塞

笔记

右肺上叶支气管管口，同时病理取材提示鳞状上皮重度非典型增生，癌变倾向及肿瘤标志物的升高，均提示患者右肺上叶中央型鳞癌可能性大。患者术前胸部CT提示第七组淋巴结肿大，提示恶性肿瘤第七组淋巴结转移可能性大。手术方案为全麻下右肺上叶切除+纵隔淋巴结廓清术，经手术治疗后，术后病理证实为右肺上叶鳞癌，同时伴有纵隔淋巴结的转移，病理分期为T4N2M0，ⅢB期，术后需辅助放疗、化疗来提高患者受益。由于患者是病理类型是鳞癌，无法行基因检测使用靶向药物，只能用传统的化疗方法。本病例患者使用“多西他赛75mg/m^2，d1+卡铂400mg/m^2，d1，q21d”，3周期，6个月后复查胸部CT发现纵隔淋巴结转移，提示患者可能对上述化疗药物敏感性差，或已产生耐药，应该给予患者纵隔放疗并应调整化疗方案，使患者获得最大受益。

许顺教授点评

pT4N2M0（ⅢB期）鳞状细胞癌，不仅是局部晚期，而且广泛淋巴结转移（N2）；目前对鳞癌的分子靶向治疗，仍无可选的酪氨酸激酶抑制剂（TKI）。传统的化疗方案如“GC（吉西他滨+卡铂）”方案，有某些效果，但难以维持。此例如能在术前应用PET-CT检查定位被侵范围，以序贯化疗→放疗（或化疗增敏+放疗同步），也可能得到更好的效果！

笔记

008

ⅡB 期肺鳞状细胞癌

病例介绍

患者男，61 岁，以“咳嗽、咳痰 10 天”为主诉入院。患者入院 10 天前无明显诱因出现咳嗽，咳少量白痰，无咯血，未予特殊治疗，就诊于胸外科门诊。患者起病以来无发热，无咯血及胸闷、胸痛，饮食及二便正常，体重变化不明显。无烟酒嗜好，无粉尘及污染物接触史。血生化检查、心肺功能未见明显异常。胸部 CT：左肺上叶尖后段见不规则高密度肿块影，大小约 6.1cm × 4.6cm，周围见多发毛刺影，与邻近胸膜相粘连，中央可见片状低密度区及小斑点钙化。右肺上叶尖段及后段可见结节影及斑条影。双侧肺内及胸膜下可见散在多发肺泡性肺气肿，部分融合，以双肺上叶为

笔记

著。增强扫描后左肺上叶肿块明显强化，中央低密度区未见确切强化。纵隔内未见确切肿大淋巴结影（图8－1）。入院后行“左肺上叶切除，淋巴结廓清术”，术后病理回报为（左）肺鳞状细胞癌（中分化），支气管断端未见癌，支气管旁、3组、5组、7组、9组、10组、11组、12组淋巴结反应性增生（0/5，0/1，0/1，0/1，0/1，0/1，0/1，0/1）(图8－2)。确定诊断左肺上叶鳞状细胞癌，T3N0M0，ⅡB期。建议术后系统辅助化疗（4～6周期），定期体检复查。

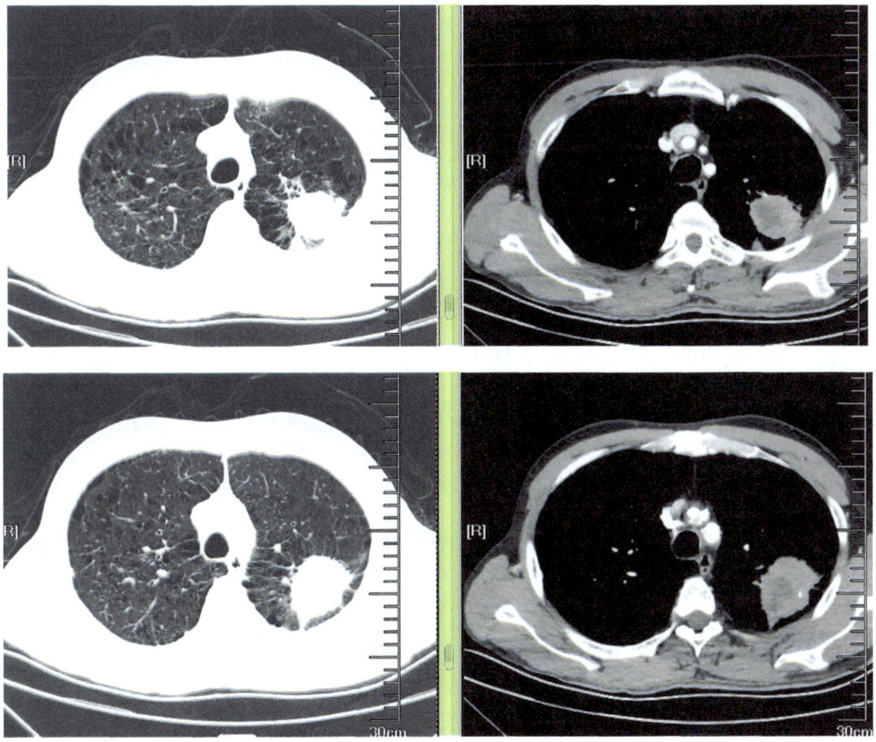

图8－1 胸部CT增强扫描结果

笔记

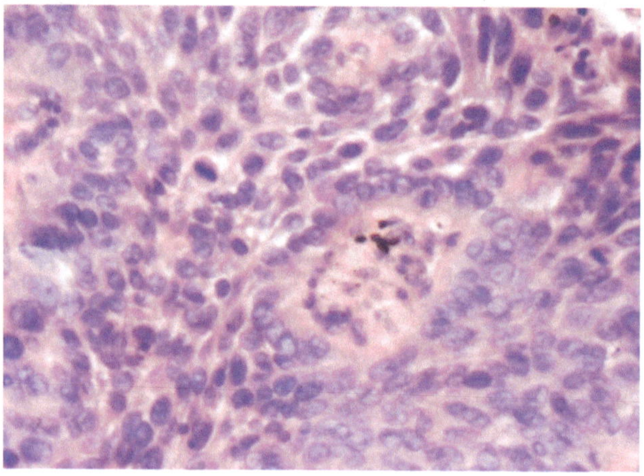

图 8-2 术后病理检查结果

临床讨论

NSCLC 约占全部肺癌的 85%，其中大多数组织学类型为腺癌（adenocarcinoma，ADC）(40%～50%）和鳞状细胞癌（20%～30%）。随着肺腺癌和鳞状细胞癌个体化治疗方案的日趋不同，临床工作强烈要求对不同组织学类型的 NSCLC 进行明确诊断，有效的免疫标志物在辅助诊断和鉴别诊断中尤显重要。同时明确特征性的分子学改变（如 *EGFR*、*EML4-ALK*），对 NSCLC 个体化治疗和预后判断也同样重要。选择有效的抗体（组合）对 NSCLC 的诊断和鉴别诊断非常重要，但对于免疫组化结果的准确判读同样重要，病理医师在运用这些免疫标志物时，应熟悉每一种抗体的表达谱系、特异性、敏感性及不同的亚细胞定位。除此之外，还应该牢记光镜下的组织学特征是选择有效抗体（组合）最重要的前提基础。通常认为，肺鳞状细胞癌不表达腺癌标志物（TTF-1、Napsin-A），在肺鳞状细胞癌中，TTF-1、Napsin-A 被错误判读为阳性结果可能有

笔记

如下原因：将陷入癌巢内的反应性Ⅱ型肺泡上皮细胞误认为肿瘤细胞；将丧失 TTF－1 和 Napsin－A 表达的差分化实体性腺癌诊断为差分化肺鳞状细胞癌；部分肺鳞状细胞癌可能含有少量的腺癌成分致使局灶腺癌分化的区域表达 TTF－1；肺泡内的巨噬细胞常表达 Napsin－A 及抗体的特异性、效价等。综上所述，肺鳞状细胞癌通常不表达 TTF－1 和 Napsin－A，但腺癌可不同程度的表达鳞癌标志物（CK5/6、p63），特别是部分差分化实体性腺癌，TTF－1 和 Napsin－A 常不表达或呈低表达，对于这部分肿瘤在判断 CK5/6 和 p63 表达时应提高警惕，只有当肿瘤细胞呈 CK5/6 和 p63 弥漫性强烈（＞50%）表达时才能认为是阳性结果。对于 TTF－1、Napsin－A、CK5/6 和 p63 均不表达的差分化 NSCLC，仍不能轻易排除肺腺癌的诊断，可以酌情考虑选择一些特异性稍差的抗体，如 CK7 呈弥漫一致性强表达，仍应谨慎考虑肺腺癌的诊断。

肺鳞状细胞癌常用的免疫标志物包括 p63、p40、CK5/6 和 CK34βE12。高于 90% 的肺鳞状细胞癌 p63 呈强烈核表达，诊断肺鳞状细胞癌的敏感性高达 97.4%，但特异性较低，仅有 72.8%。p40 的敏感性与 p63 相似，但特异性优于 p63，高达 96.8% 的肺鳞状细胞癌均强表达 p40，仅在 3%～5% 的腺癌中表达，且常呈局灶阳性（＜5%）表达。75%～100% 的肺鳞状细胞癌表达 CK5/6，其表达与鳞癌的分化、分级无关，但也有研究显示，20% 的低分化鳞癌不表达或仅低表达。CK5/6 与 DSG3 组合可以诊断 92.6% 的鳞癌。在 p63 不表达的情况下，单一的 CK5/6 表达并不足以支持鳞癌的诊断。几乎 100% 的肺鳞状细胞癌均表达 CK34βE12，但高达 89% 的肺腺癌同样表达 CK34βE12，与 p63、

笔记

p40 比较，CK34βE12 特异性低且敏感性并无优势，因此不作为一线抗体使用。DSG3 新近被广泛应用于肺腺癌和鳞癌的鉴别诊断，85%～90% 的肺鳞状细胞癌表达 DSG3，其几乎不表达于肺腺癌（<2%）。其他上皮性标志物如 MOC－31、CEA、COX－2 等在肺鳞状细胞癌和腺癌鉴别诊断中的作用价值非常有限且意义不大。

肺的神经内分泌肿瘤是一种独特的亚型，它拥有某些形态学、超微结构和分子学特征。一部分 NSCLC 也具有神经内分泌分化的特征。因为具有同一特性的肿瘤可能对于治疗有相同的反应，而不同亚型的肿瘤对治疗的反应性和预后差异很大。WHO 在“肺与胸膜肿瘤组织病理学分型”新增了 NSCLC－ND 的定义，应用免疫组化和电镜技术发现部分 NSCIC 伴有神经内分泌分化阳性率在 35% 左右。确定肺癌伴有 NE 分化，应联合应用几种 NE 抗体，判定结果时，若出现 2 种和 2 种以上 NE 抗体阳性而认为具有 NE 分化，较为确定肺癌伴有 NE 分化时，应联合应用几种 NE 抗体；判定结果时，若出现 2 种和 2 种以上 NE 抗体阳性而认为具有 NE 分化较为确切些，最好再结合电镜观察瘤细胞胞质内有无神经内分泌颗粒。NE 分化可能参与了肺鳞状细胞癌的转移过程并在其中发挥重要作用。Sundaresan 等研究显示 NSCIC 的肿瘤瘤体的 T_3 和 NE 高表达率存在显著相关性一致，有学者认为 NSCLC 的 NE 分化具有较高的复发率，已有不同的文献报道 NSCLC 伴 NE 分化的患者转移早、预后差，但对化疗反应好。但也有学者认为 NSCLC 患者的 NE 分化与预后无关。

笔记

许顺教授点评

(1) 该病例胸部CT示双肺明显肺泡性肺气肿，但无明显临床症状，尤其左肺上叶肿块直径为5~7cm，属ⅡB期，纵隔及支气管各组淋巴结均未见转移。

(2) 此例患者无吸烟史、无粉尘及污染物接触史。

(3) 应进一步行免疫组化检查了解有无腺癌分化及神经内分泌分化。术后应系统化疗，定期复查体检。

笔记

009

ⅢA 期大型肺鳞状细胞癌

病例介绍

患者男，以“咳嗽、咳痰、低热 1 个月，左胸痛 1 周”为主诉入院。患者 1 个月前无明显诱因出现咳嗽、咳痰，为白色痰液，伴低热、胸痛，行胸部 CT 提示左肺下叶几乎完全实变伴肺叶体积明显缩小。于呼吸内科抗感染治疗两周无好转后转入胸外科。无痰中带血、无胸闷气短，体重变化不明显。吸烟 20 支/天 ×30 年，无粉尘及污染物接触史。入院后查胸部 CT 示左肺下叶内见不规则肿块影，大小约 7.4cm ×7.0cm，明显不均匀强化，纵隔间隙多组增大淋巴结，左侧少量胸腔积液（图 9 -1）。纤维支气管镜示左肺下叶背段支气管开口处黏膜稍水肿，其一分支开口闭塞。余左右肺支气管段以上开口正常，未见新生物（图 9 -2）。病理回报：（支气管）

笔记

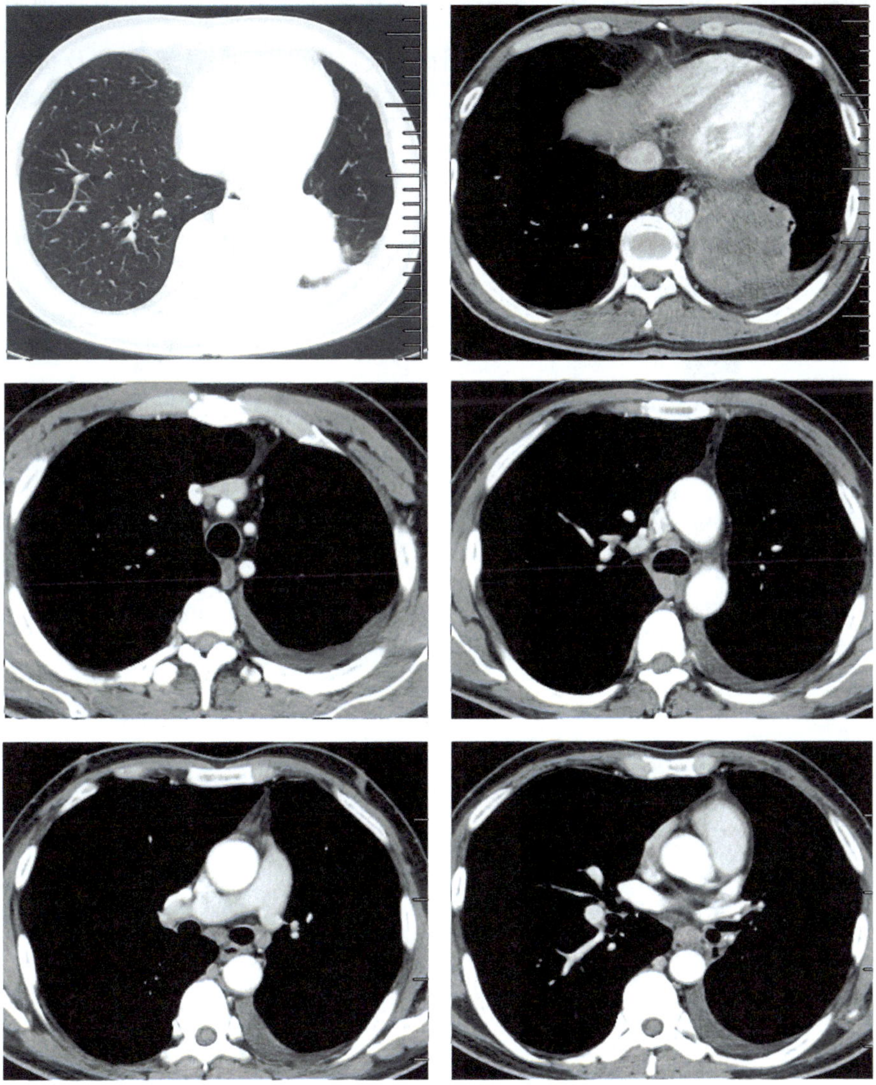

图 9－1 胸部 CT 检查结果

炎症改变（图 9－3）。入院后行“左肺下叶切除，淋巴结廓清术”，术后病理提示左肺下叶鳞状细胞癌（高－中分化）。左肺下叶见 9cm×7cm×7cm 肿物，切面部分黄白，部分灰黑，质软，界欠清，余组织暗红，质软，肿物紧邻支气管。支气管旁、4 组、5 组、7 组、8 组、10 组、11 组、左肺门淋巴结反应性增生（0/2、0/3、0/3、0/5、0/1、0/4、0/6、0/2）（图 9－4）。确定诊断左肺下叶

笔记

鳞癌，T4N0M0，ⅢA期。术后行GP方案（吉西他滨+顺铂）规范化疗2周期，现定期体检复查见肺复张良好，未见局部复发及远处转移。

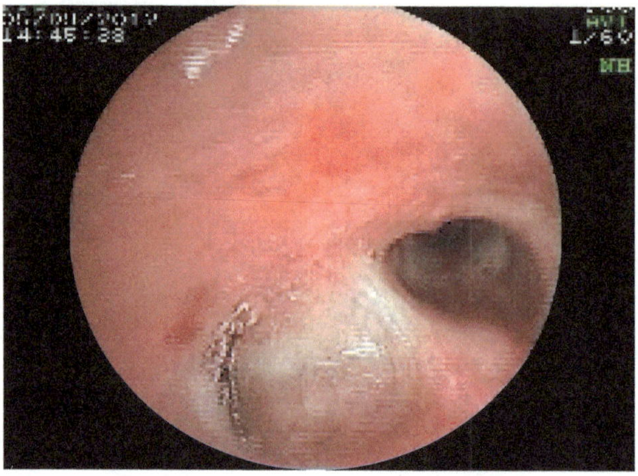

图9-2　纤维支气管镜检查结果

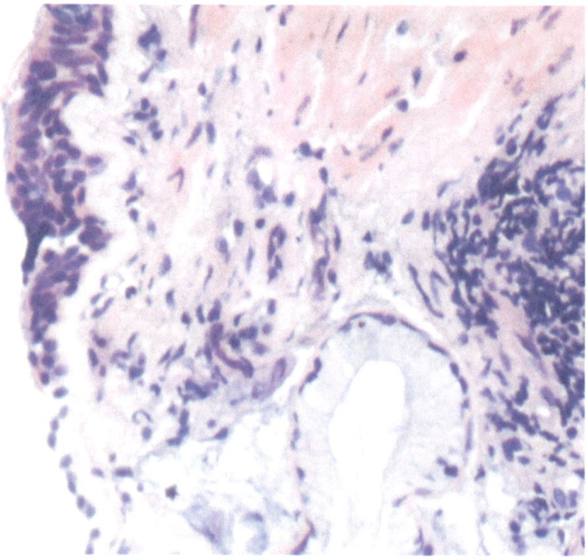

图9-3　术前病理检查结果

笔记

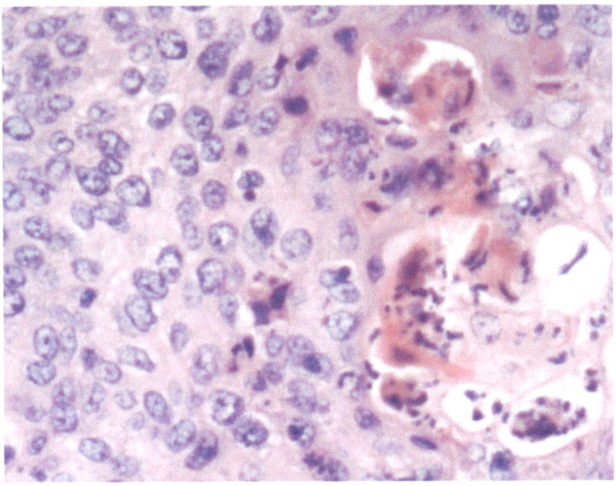

图 9－4 术后病理检查结果

临床讨论

70% 的肺癌死亡可归因于吸烟。烟草烟雾中含有多种致癌物，其中多环芳香烃类、N－亚硝胺类等均可诱发呼吸道癌症的发生。香烟烟雾中约有 60 种是已知的致癌物。致癌物进入人体后，可能通过以下途径导致肺癌的发生：①自由基氧化应激；②吸烟直接导致原癌基因或抑癌基因的突变；③烟雾活化致癌代谢酶，使致癌物损伤 DNA 致细胞恶变；④长期暴露在香烟烟雾中导致肺部损伤及炎症细胞因子表达失衡。国内外研究显示，吸烟与肺鳞状细胞癌关系尤为密切，随着吸烟量的上升而增强，在非吸烟者中肺腺癌占有主要地位。中国男性吸烟率仍居高不下，但研究显示，近年来中国人群的肺癌组织学亚型呈现肺鳞状细胞癌、肺小细胞癌所占比例逐渐下降，肺腺癌则逐渐上升趋势，与世界其他国家相似。肺癌吸烟患者中，大细胞癌在 2009 年以前显著上升，2009 年后下降；肺癌不吸烟患者中 2010 年后呈下降趋势，可能与组织学诊断技术的提

笔记

升有关，如腺状或鳞状分化免疫标志物在组织学诊断中的应用使腺癌、鳞癌的诊断更为明确，2015 版 WHO 肺癌组织学分类中明确指出，如果 TTF－1 或 p40 阳性，显示实性生长方式的肿瘤应分别被重新归类为实性型腺癌或非角化型鳞状细胞癌，而非大细胞癌。其他组织学类型在吸烟和不吸烟肺癌患者中均显著下降，这可能由于组织学诊断技术的提高使一些不能诊断或不明诊断类型比例下降。

目前对于肺癌的手术仍然以肺叶切除术联合淋巴结清扫为主，术中快速病理提示为原发性肺癌后，需进行淋巴结清扫术。随着 CT 影像学的发展及人们健康意识的不断加强，越来越多的早期肺癌患者，甚至相当一部分癌前病变患者被检出。由于这些患者很少出现淋巴结转移，我国原发性肺癌诊疗规范指南推荐术式以淋巴结采样为主，而采样时究竟该采样哪几组淋巴结，哪些需要术中送检病理，还未有明确的建议。由于目前 CT 技术水平不断提升，术前淋巴结转移的定位也越来越规范，有部分学者认为，术前 CT 测量的淋巴结短径 >1cm 即可认为是转移性淋巴结。鳞癌的转移与其周围新生的淋巴管有关，肺鳞状细胞癌细胞主要经过原发灶周边部增生的淋巴管转移至纵隔淋巴结，但是目前淋巴管的具体情况还不能通过常规病理得到体现。

肺鳞状细胞癌的病因主要是支气管黏膜柱状上皮细胞受慢性刺激和损伤、纤毛丧失、基底细胞鳞状化生，不典型增生和发育不全，突变成癌。影响学检查方面，中央型肺鳞状细胞癌常表现为肺门区域块影，部分伴有肺不张、阻塞性肺炎。周围型肺鳞状细胞癌常表现为肺段以下支气管团块影及结节影，常见分叶征、毛刺征、胸膜凹陷征、棘状突起、血管集束征、胸腔积液、支气管黏液嵌塞征、纵隔淋巴结肿大等。CT 检查可以准确反映出病灶的分布、形

笔记

态、大小、密度及强化方式和特点。另外，CT 还可以对疾病做出 TNM 分期，指导手术治疗。

肺鳞状细胞癌分三类：角化型鳞状细胞癌、非角化型鳞状细胞癌、基底细胞样鳞状细胞癌。角化型鳞状细胞癌其诊断根据为镜下找到角化、角化珠、细胞间桥等鳞癌分化特征，形态学易于诊断，其诊断难点为基底细胞样鳞癌和小细胞癌的鉴别诊断，需行免疫组织化学进行判断，前者 CK5/6、p40、p63 阳性，而后者 Syn、CgA、CD56、TTF－1 等阳性。p63、p40 和 CK5/6 通常认为是鳞状细胞癌的标志物。作为鳞癌的标志物，p63 敏感性极高，而且阳性定位于细胞核，在小活检标本中易于辨认，但此标记在部分腺癌中也表达。p40 是 p63 蛋白的亚型之一，在肺鳞状细胞癌中高表达，阳性定位于细胞核，而且此抗体在肺腺癌中几乎不表达，特异性高于 p63，本研究 p40 只表达于鳞癌，在腺癌未见表达。CK5/6 在肺鳞状细胞癌中高表达，肺腺癌几乎不表达。

许顺教授点评

（1）此病例术前根据胸部 CT 对左肺下叶 9.0cm × 7.0cm ×7.0cm 肿瘤定为 T4，隆突下及纵隔淋巴结增大。临床分期为 N2，属 cTNM：T4N2M0，ⅢB 期。但术后病理显示各组淋巴结均为反应性增生，而非转移，从而 pTNM 分期：T4N0M0，ⅢA 期。

（2）目前对肺鳞状细胞癌细胞学异质性除了经免疫组化从中区分出腺癌分化、神经内分泌分化、大细胞癌、类癌等外，仍未能准确的揭示出分子学特征，尤其此例又是重吸烟者病例。

笔记

(3) 最新研究显示，某些肺鳞状细胞癌发生了 HLA－A1 型主要组织相容性基因功能缺失性突变，在基因通路中的 44% 发生了突变。

(4) 此例术前行 PET－CT 以了解肿瘤侵及范围，为了减轻肿瘤负荷，作为探查性手术也是可以的。

笔记

010

肺癌——肺鳞状细胞癌伴神经内分泌分化

病例介绍

患者男，80 岁，以“刺激性咳嗽半年”为主诉于 2010 年 6 月 8 日入我院就诊。患者入院半年前无明显诱因出现刺激性咳嗽，无痰，起病以来患者无发热，无胸痛、气促，体重无明显变化。存在吸烟史 20 支/天 ×50 年。胸部 CT 检查发现左肺下叶支气管周可见软组织密度肿块包绕，周围可见血管辐辏，下叶支气管变窄。纵隔内未见明显肿大淋巴结（图 10－1）。纤维支气管镜检查结果显示左肺下叶基底段支气管管口可见肿物阻塞，取病理提示（左肺）非小细胞癌，考虑为鳞状细胞癌（图 10－2）。cTNM 分期为 T1bN0M0，ⅠA 期。

2010 年 6 月 12 日全麻下行胸腔镜辅助微创左肺下叶切除，淋

笔记

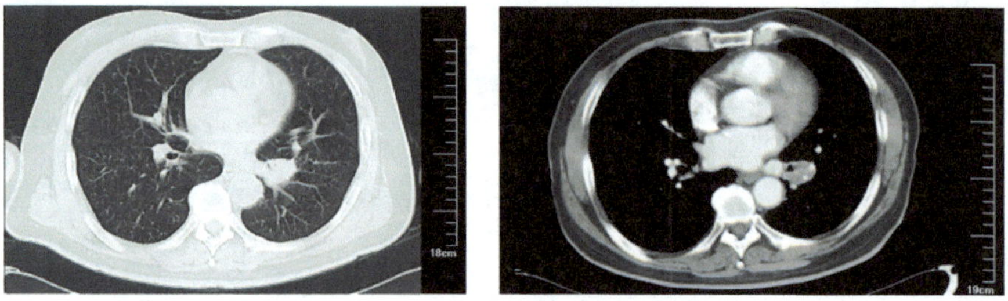

图 10－1　胸部 CT（2010 年 6 月 5 日）检查结果：左肺下叶支气管周可见软组织密度肿块包绕，周围可见血管辐辏，下叶支气管变窄。纵隔内未见明显肿大淋巴结

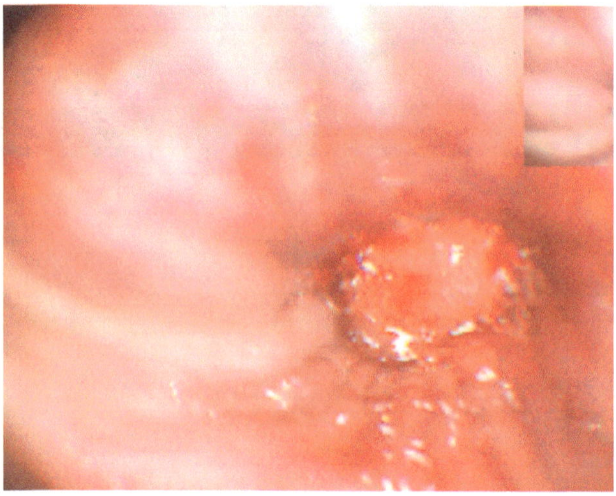

图 10－2　纤维支气管镜检查结果：左肺下叶基底段支气管管口可见肿物阻塞，取病理提示：（左肺）非小细胞癌，考虑为鳞状细胞癌

巴结廓清术。术后病理及免疫组化结果显示左肺下叶鳞状细胞癌伴灶状神经内分泌分化，支气管断端切缘内未见瘤细胞；淋巴结转移癌情况：5 组：0/1；9 组 0/1；10 组 0/1；11 组 1/2；12 组 1/1。免疫组化结果：CKH（+）、CKL（+）、Syn（－）、CgA（+）、Ki－67（－）、VEGFR－1（+50%）、EGFR（+）<1%、VEGF（+）<10%（图 10－3）。术后确定诊断为左肺下叶鳞癌，pTNM 分期为 T1bN1M0，ⅡB 期。术后行吉西他滨 1000mg/m^2，d1，8；卡铂

笔记

$300mg/m^2$，d1，规范化疗4周期。

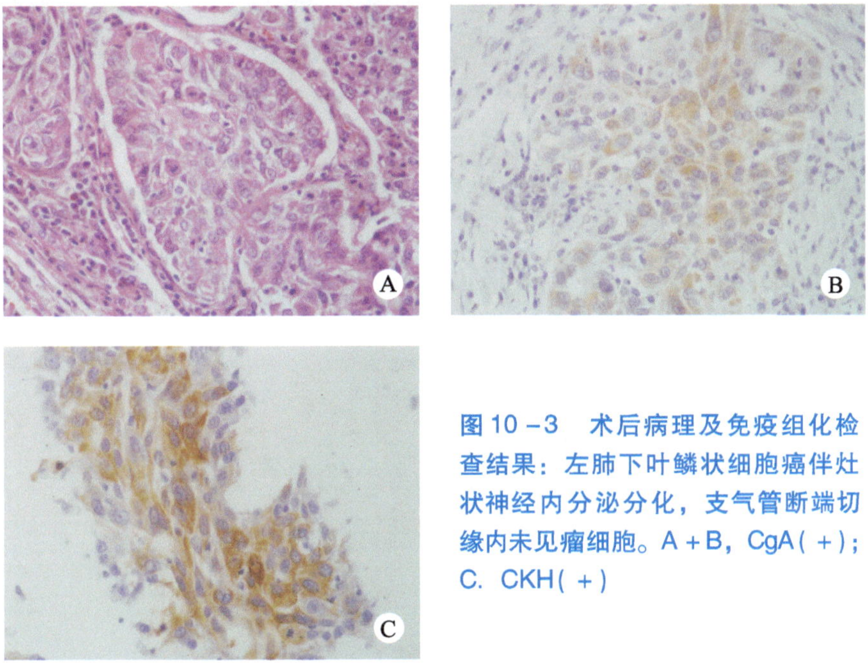

图10-3 术后病理及免疫组化检查结果：左肺下叶鳞状细胞癌伴灶状神经内分泌分化，支气管断端切缘内未见瘤细胞。A+B，CgA(+)；C. CKH(+)

2011年9月11日患者因咳嗽复查胸部CT示左肺门软组织影（图10-4），行纤维支气管镜检查见支气管残端肿物（图10-5），取病理为鳞癌，考虑支气管残端复发。拟再次手术治疗，术式为左侧全肺切除术，向患者及家属交待病情后，患者拒绝手术。遂应用DC方案（多西他赛$75mg/m^2$，d1，卡铂$300mg/m^2$，d1）规范化疗2周期后复查CT提示病灶无变化。后更改方案为长春瑞滨$30mg/m^2$，d1，8，规范化疗2周期后，复查病灶无明显变化。2012年4月10日患者开始行复发灶局部放疗，剂量为DT 66Gy/33f，放疗后咳嗽症状明显好转，复查胸部CT（图10-6）提示支气管残端病灶明显减小，出院诊断为左肺下叶鳞癌术后，支气管残端复发。

笔记

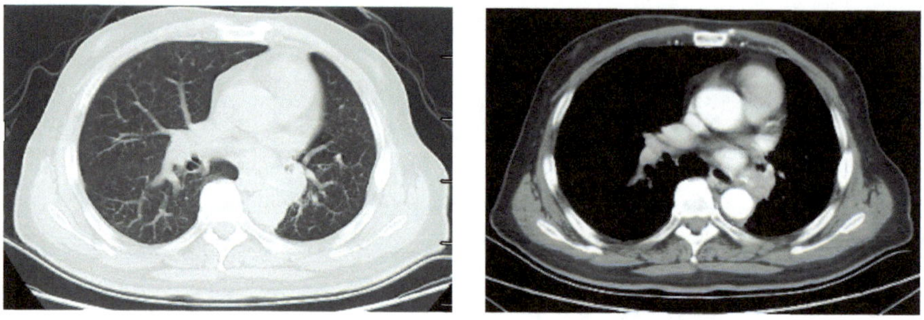

图 10－4　胸部 CT（2011 年 9 月 11 日）检查结果：
术后 15 个月，左肺门可见软组织密度肿块影

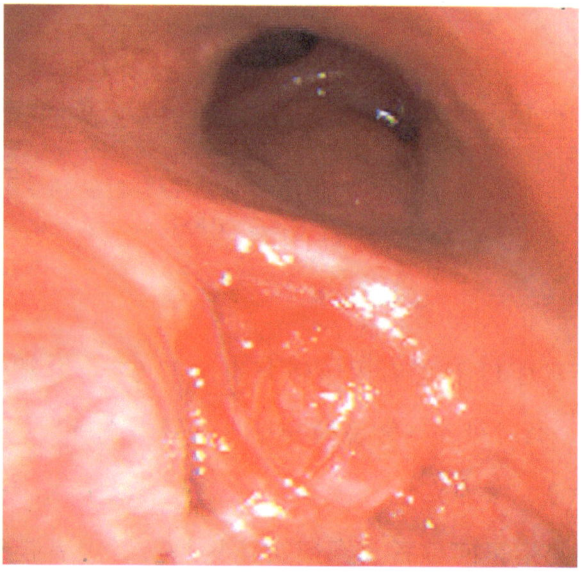

图 10－5　纤维支气管镜检查结果：左肺下叶
支气管残端肿物，病理提示为鳞癌

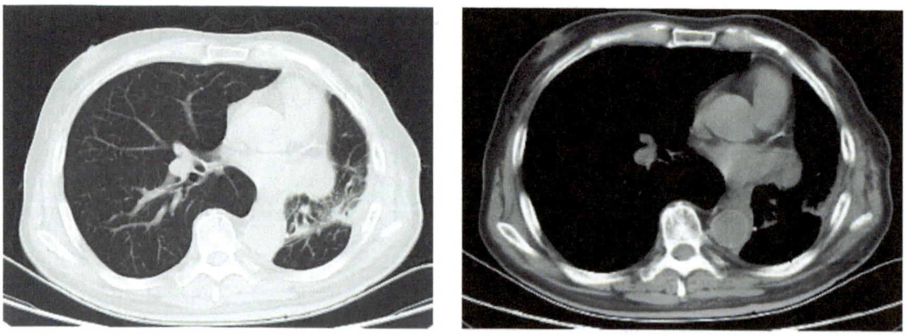

图 10－6　胸部 CT（2012 年 6 月 11 日）检查结果：
全量放疗后提示支气管残端病灶较前明显减小

临床讨论

目前肺癌是全世界范围内肿瘤死亡的首要原因，在我国肺癌是发病率和死亡率上升最快的肿瘤。吸烟是公认的肺癌高危因素，与多数肺癌相关死亡有关，由于烟草的流行、医疗水平的提高和人口老龄化，肺癌的发病率与死亡率持续上升，因此老年肺癌患者数目不断增加。NSCLC 约占肺癌的 85%，其中鳞状细胞癌约占 NSCLC 的 20%~30%，预后较差；而超过 2/3 的患者年龄大于 65 岁。肺鳞状细胞癌多见于老年男性，与吸烟有密切关系，以中央型肺癌多见，并有胸管腔内生长的倾向，肺鳞状细胞癌早期常引发支气管狭窄，或阻塞性肺炎。肺鳞状细胞癌生长缓慢，转移晚，手术切除机会较多，5 年生存率较高，但对放疗、化疗不如小细胞未分化癌敏感。高龄患者（≥80 岁）生存预期较短、治疗风险较大、治疗收益有限，因此这类患者在晚期往往倾向于安全性较好的姑息治疗，而放弃全身治疗。

神经内分泌肿瘤来源于胺前体提取和脱羧细胞（APUD）。APUD 是一种区别于传统内分泌腺的内分泌细胞，这类细胞均含有神经内分泌颗粒，能摄取胺和胺前体并在细胞内脱羧产生胺和（或）肽类激素。神经内分泌细胞具有相对一致的核，胞质丰富，颗粒状，呈实性或小管状排列，或分散在其他细胞之间，后者在 HE 染色切片中不易辨认。近年来，多数学者认为肺神经内分泌癌的组织学起源与一般腺癌相似，均起源于支气管黏膜上皮的多能干细胞，但在内外因素的影响下可呈单向性或多向性分化形成同质性或异质性肺癌。

神经内分泌细胞分化现象已在多种非神经内分泌器官中得到证

笔记

实。由于分化的神经内分泌细胞在癌组织成分中不足 50%，且以单个细胞或细胞巢的形式分散存在，为癌组织的一种伴随成分，被称为癌伴神经内分泌分化，与神经内分泌肿瘤区别。

目前国际上对于老年肺鳞状细胞癌患者的治疗并没有提出标准的治疗方案，早期老年 NSCLC 患者是否进行手术仍存在争议。放疗因安全性较高，可作为手术之外的一个局部治疗选择，同时可以达到和手术类似的效果。NCCN 指南推荐：放疗是 1 ~ 2 期老年 NSCLC 患者的首选治疗。目前，高效低毒的第三代化疗药物已成为老年晚期 NSCLC 患者的标准治疗方式，而其与铂类的化疗方案也是一个安全有效的治疗选择。

许顺教授点评

此例临床症状以刺激性干咳为主，且为重吸烟者，胸部 CT 显示：左肺门下方近肺下静脉区结节状肿物。纤维支气管镜检查：左肺下叶基底段支气管管口被肿物阻塞，取材回报为肺鳞状细胞癌。说明怀疑近肺门区占位病变时，气管镜检查为首选，多数病变可被直视下取材！左下叶切除术后，病理诊断：肺鳞状细胞癌，伴灶状神经内分泌分化，免疫组化：CKH(+)、CKL(+)、Syn(-)、CgA(+)。肿瘤中癌结节周围细胞明显呈栅栏状排列，核相对优势。此类肺鳞状细胞癌除应用手术根治外，一旦复发，化疗药选择非常困难。此例一线应用 GP 方案，二线应用 DC 方案均不甚敏感，而改用放疗明显收效。

笔记

参考文献

1. 陈洁，郝学志，程芳，等. 高龄肺鳞癌患者的临床病理特征. 中华肺癌杂志，2016，19（10）：675－678.

2. 梁雪锋. 肺腺癌伴神经内分泌分化的临床病理特征分析. 中国乡村医药，2016，23（6）：57－58.

笔记

011
多中心型肺鳞状细胞癌

病例介绍

患者男，47 岁，以“咳嗽、咳痰半月余”于 2009 年 6 月 3 日入我院呼吸内科，行胸部 CT 检查发现“左肺下叶中心型占位”，转入胸外科治疗。起病以来患者无发热，无胸痛、气促，饮食及二便正常，体重无明显变化。

个人史：患者既往体健，吸烟史：20 支/天 ×30 年，无粉尘及污染物接触史。

辅助检查：血生化检查、心肺功能检查未见明显异常。

胸部 CT：左下肺门增大，支气管周围可见软组织密度影包绕，密度较均匀，平均 CT 值为 53HU 左右，肺门下方病灶高密度影与下叶基底段形成不张影像。纵隔内未见确切肿大淋巴结（图 11 -1）。

笔记

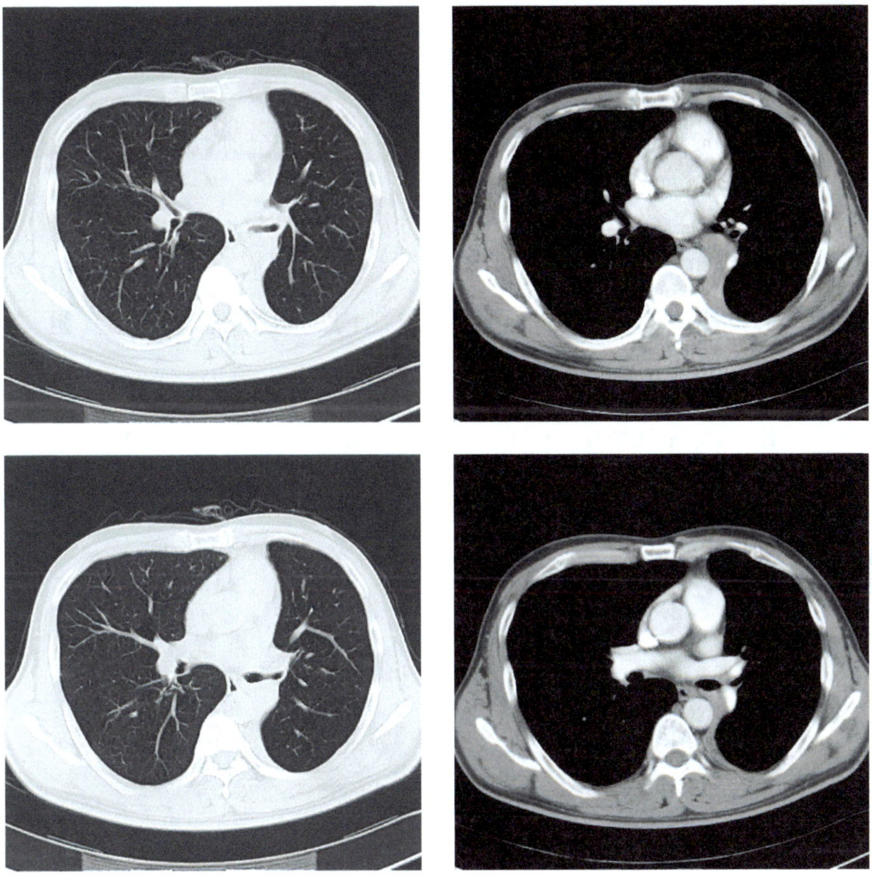

图 11－1　胸部 CT（2009 年 6 月 5 日）检查结果

纤维支气管镜检查：见图 11－2。

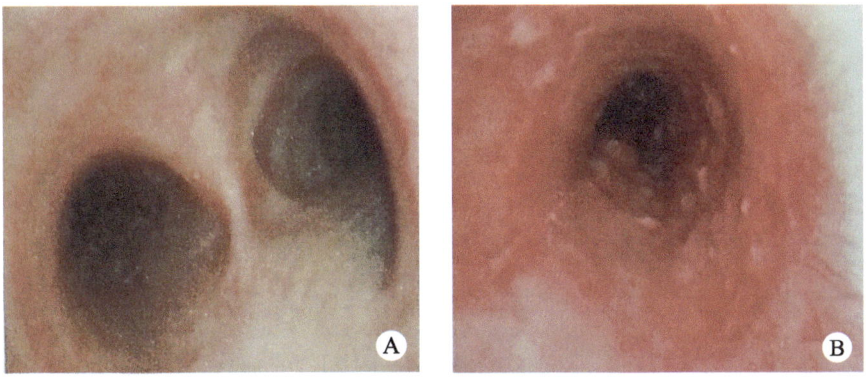

图 11－2　纤维支气管镜检查结果：隆突锐利，气管黏膜与软骨环清晰无异常（A）。左主支气管距隆突 3cm 可见黏膜广泛小结节样改变，左上叶、下叶支气管及二级隆突均受侵（B）

笔记

余全身各部检查均未见异常。

cTNM：T3N0M0，ⅡB期。

手术情况：2009年6月12日全麻下行左全肺切除，淋巴结廓清术。

术后病理及免疫组化：诊断：肺鳞状细胞癌（中高分化），各组淋巴结转移情况（7组、11组淋巴结内见瘤组织，5组、6组、9组、10组淋巴结内未见瘤组织）。免疫组化：CKH（++），PCNA（+），EGFR（+10%），p53（-），VEGF（+）5%，EMA（+）（图11-3）。

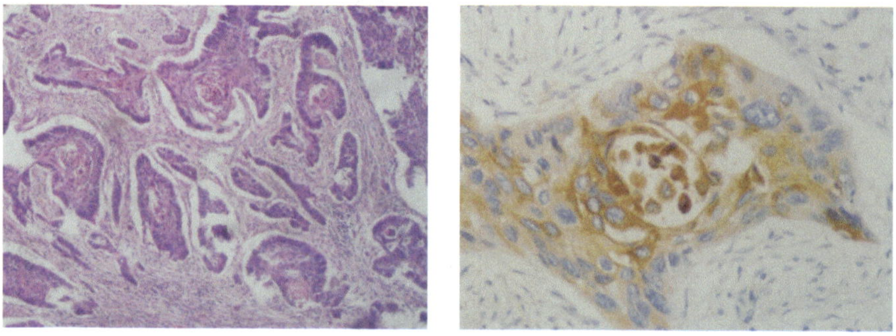

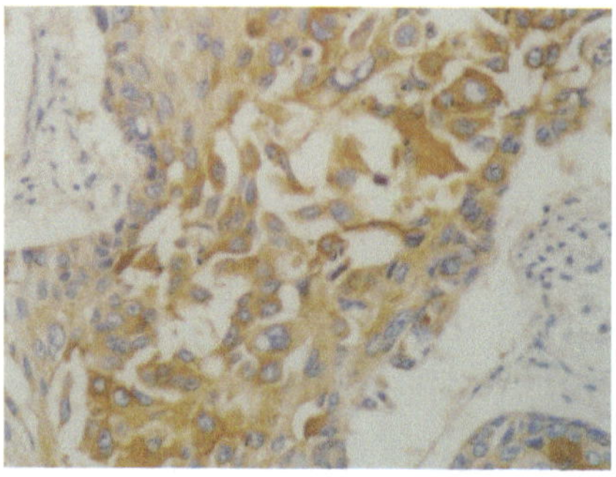

图11-3 术后病理及免疫组化

确定诊断：左肺中心型鳞癌，pTNM：T1aN2M0，ⅢA期。

术后治疗：术后出现支气管胸膜瘘，抗感染对症等保守治疗后好转。术后2个月开始行辅助化疗4周期（吉西他滨1000mg/m^2，d1，8+卡铂300mg/m^2，d1），之后定期体检复查。

随访：至2013年4月复查肿瘤无复发及转移。

临床讨论

肺鳞状细胞癌多发于50岁以上的老年男性，并且与吸烟有密切关系。其中2/3表现为中央型，1/3表现为周围型，可伴空洞形成，位于中心时可成息肉状突入管腔或压迫支气管管腔。肺鳞状细胞癌生长缓慢、转移较晚，早期侵犯支气管黏膜，导致支气管管壁逐渐增厚、管腔狭窄，进而堵塞出现阻塞性肺癌、肺不张、肺实变等。多见淋巴转移。咳嗽是肺鳞状细胞癌最常见的症状，以咳嗽为首发症状者占24%~68%，管径较大、对外来刺激敏感的段以上支气管黏膜，可产生类似异物样刺激引起的咳嗽，典型表现为阵发性刺激性干咳，一般止咳药常不易控制。肿瘤生长在段以下较细小支气管黏膜时，咳嗽多不明显，甚至无咳嗽。纤维支气管镜检查可以获取病理学诊断，对确定病变范围、明确手术指征与方式有帮助，尤其是中心型肺癌，是不可或缺的检查方法。

肺部手术后发生支气管胸膜瘘（BPF）的危险因素是多样化的，可以大致总结为如下几个危险因素：①全肺切除。相比于肺叶切除的患者，全肺切除术后残端缺乏周围组织的保护、残端承受的压力大、气管分泌物更易在残端聚集等因素增加了BPF发生的风险；②支气管残端癌残留。有学者通过meta分析指出：肉眼或镜下支气管残端癌残留增加了肺叶切除及全肺切除后发生BPF的风险；③术前放疗和化疗。很多学者报道术前放疗和化疗是导致术后BPF的危险因素。放疗和化疗一方面会导致支气管动脉的闭塞、狭窄、纤维化，使残端的血供欠佳，另一方面会导致支气管黏膜的瘢痕狭窄，影响黏膜的愈合能力。有学者通过meta分析指出新辅助治疗与肺部手术后BPF的发生率有显著相关性，新辅助放疗及新辅

笔记

助放疗、化疗显著增加术后 BPF 的发生，但新辅助化疗并没有显著性差异。降低 BPF 的发生率重在预防，大致有以下主要预防措施：①残端的包埋，尤其是全肺切除患者，许多学者推荐全肺术后支气管残端应常规包埋，特别是有发生 BPF 危险因素的患者（如术前新辅助治疗、慢性阻塞性肺疾病、糖尿病等）；②术中避免支气管残端癌残留，术中对可疑阳性的残端行常规快速冰冻病理切片检查以指导手术方式，必要时行支气管袖式或全肺切除；③术后尽早拔除气管插管以减少持续的机械通气对支气管残端造成的气压伤；④术前痰培养抗酸杆菌阳性或活动性肺结核患者应至少规律抗结核治疗 3 个月，积极纠正术前低蛋白血症、控制血糖、戒烟等。BPF 应着重于个体化治疗，总体的治疗原则是闭合瘘口，消灭脓腔，一旦确诊为 BPF，应立即行胸腔闭式引流，选择敏感抗生素抗感染，必要时还需抗真菌治疗。对于瘘口较小的患者，可首选在纤维支气管镜下生物胶封堵，其优点是简单、安全，尤其适用于全身情况差，无法再次耐受手术的患者。

尽管近年来晚期 NSCLC 治疗取得较大进步，然而对于晚期肺鳞状细胞癌治疗的临床疗效仍不理想，目前其标准治疗仍然是铂二联细胞毒药物化疗。多西他赛是新型紫杉醇类化合物抗肿瘤药物，具有高活性、广谱的特点，通过加强微管蛋白聚合、抑制微管解聚，形成牢固的微管，从而抑制细胞的有丝分裂。多西他赛的作用机制与紫杉醇类似，但稳定微管作用比紫杉醇大 2 倍，而且具有不完全交叉耐药。吉西他滨是一种破坏细胞复制的二氟核苷类抗代谢物抗癌药，是去氧胞苷的水溶性类似物，主要干扰肿瘤细胞 DNA 的形成，RRM1 是其作用靶点。RRM1 是 RNA 合成的前体，参与核糖核苷酸还原成脱氧核糖核酸的过程，是 DNA 损伤修复过程中的限速酶和同工酶。

笔记

许顺教授点评

此例在行纤维支气管镜检查时取得了重要的的参考信息，可以指导手术方式选择。在左主支气管面膜部呈广泛充血及颗粒形成，这是肺鳞状细胞癌在重吸烟者气管内的典型表现，甚至很难划定切离界限。此例行左全肺切除，证明术者远离此处不确定区的正确决策，得以为患者赢得了4年生存期！

笔记

012

ⅢA N2 肺鳞状细胞癌

病例介绍

患者男，51岁，以“咳嗽、咳痰带血1个月”为主诉入院。1个月前患者无明确诱因出现咳嗽、咳痰带血，未治疗，就诊于当地医院行胸部CT检查提示左肺下叶空洞性占位病变。起病以来患者无发热，无胸痛，体重变化不明显。

个人史：患者既往体健，吸烟20支/天×30年，啤酒每天500ml。无粉尘及污染物接触史。

辅助检查：血生化检查、心肺功能未见明显异常。

胸部CT：左侧胸腔积液（图12－1）。

纤维支气管镜：气管环清晰，黏膜正常，隆突锐利，血管纹理清晰，右肺支气管段以上开口正常，未见新生物。左肺二级隆

笔记

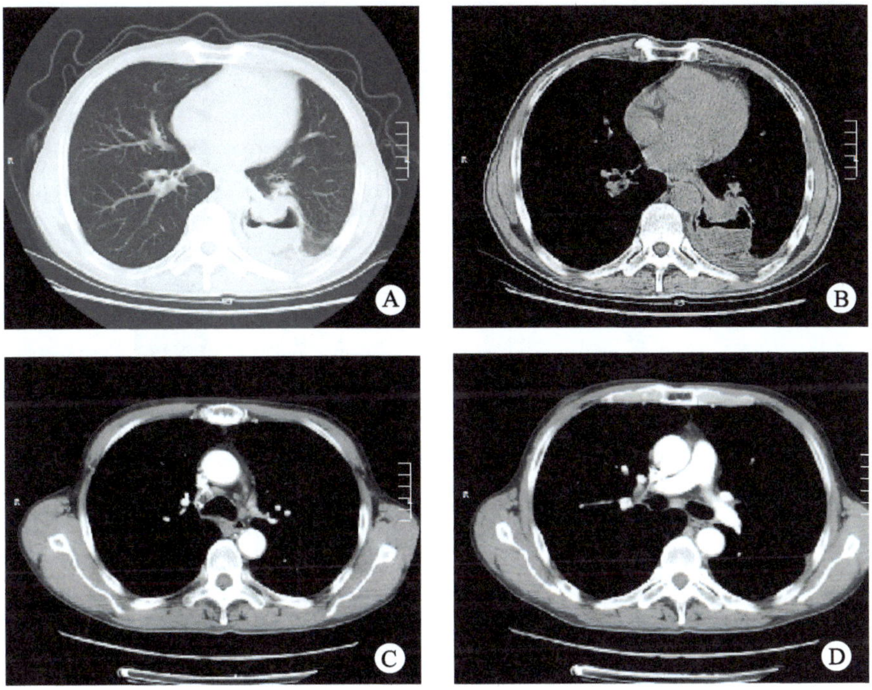

图 12－1　胸部 CT（2012 年 12 月 13 日）检查结果：A＋B，左肺下叶后基底段可见空洞性占位病变，洞壁厚薄不均，最大层面大小约 50mm×57mm，其内可见液平面，增强扫描空洞壁不均匀强化，左侧胸腔积液；C＋D，纵隔居中，内见多个稍大淋巴结

突黏膜光滑，左下叶 B10 管口可见新生物阻塞管口，取病理，余左下叶段以上管口未见新生物，左上叶管口内侧壁略呈外压性改变，表面黏膜光滑完整，左固有上叶及左舌叶管口未见新生物（图 12－2）。

术前病理回报：肺鳞状细胞癌。

余全身各部检查均未见异常。

cTNM：T2bN2M0，ⅢA 期。

手术情况：2012 年 12 月 24 日全麻下行左肺下叶切除，淋巴结廓清术。

笔记

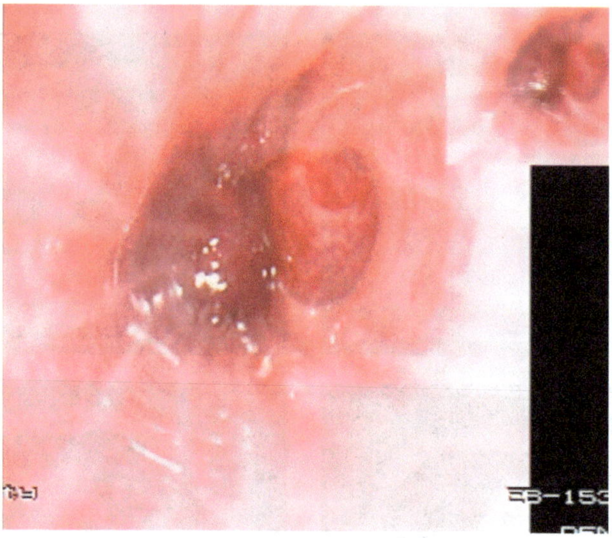

图 12-2 纤维支气管镜检查结果

术后病理及免疫组化： 中分化鳞癌，气管切缘净。L8、10、11、12 组见淋巴结转移，L5、6、7、9 组未见转移。免疫组化结果：p53(-)，VEGF(-)，Ki-67(+60%)(图 12-3)。

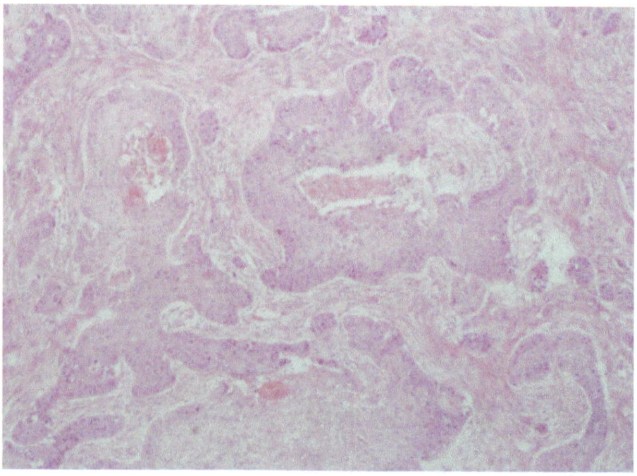

图 12-3 术后病理结果：中分化鳞癌，气管切缘净

确定诊断： 左肺下叶鳞癌，T2bN2M0，ⅢA 期。

术后治疗： 术后行 *EGFR* 基因检测，无基因突变，未用靶向相关治疗（表 12-1）。

表 12-1 肿瘤相关基因检测结果：无基因突变

检测项目	外显子/密码子	突变类型	检测结果 ARMS 法
EGFR 基因 29 种突变检测	Exon-19	19del	—
	Exon-21	L858R	—
	Exon-20	T790M	—
	Exon-20	20-Ins	—
	Exon-18	G719X	—
	Exon-20	S768I	—
	Exon-21	L868Q	—

注：应用 DC 方案（多西他赛+卡铂）规范化疗 4 周期后定期体检复查。

随访：现患者术后 8 个月，至今未见局部复发及远处转移。

临床讨论

胸部影像学检查（尤其是胸部 X 线检查）是肺癌最基本的临床诊断方法。正侧位胸片辅以体层摄影或 CT 扫描所见，基本上可以反映肺癌的大体病理形态；而肺癌的大体形态与组织类型密切相关，根据 X 线征象判断肺癌的组织类型具有肯定作用。陈咏梅等根据 X 线征象对中央型肺鳞状细胞癌等 5 种肺癌作出组织类型的判断符合率达 80.2% 以上。但由于肺癌细胞具有多能分化和异质性的特点，肺癌的组织类型与大体形态密切相关但又不完全对应，造成肺癌的大体形态及组织学表现复杂多样，即使同一组织类型的肺癌也具有异质性，表现出不同的生物学特性，致使其影像学表现也出现明显的差异。

近年来，癌基因与肺癌的发生、发展关系引起人们的关注，研究人员发现癌基因 *c-erbB-2* 及 *bcl-2* 的表达水平与肺癌的分化程

笔记

度密切相关，提示从癌基因尤其是多癌基因的表达来揭示肺癌影像学表现的本质具有一定的理论性和客观性。*c*－*erbB*－2 原癌基因的编码与表皮生长因子受体结构相同，而 *bcl*－2 的编码蛋白能对抗细胞进入程序性死亡（细胞凋亡），被称为凋亡基因。研究发现，肺鳞状细胞癌影像学中表现的肿块大小、肿块边缘清楚率及肺门纵隔淋巴结肿大率与癌基因 *c*－*erbB*－2 表达水平成正相关，与 *bcl*－2 表达水平呈负相关，显示癌基因 *c*－*erbB2* 及 *bcl*－2 对肺鳞状细胞癌生物学特性的影响呈现相互抑制的特点，这种相互抑制的特点恰好与肺鳞状细胞癌分化程度的影响相对应。

肺门、纵隔淋巴结转移是肺癌一个重要的恶性生物学表现，也是公认的预后不良的一个重要指标。研究显示，肺鳞状细胞癌的肺门纵隔淋巴结肿大与 *c*－*erbB*－2 的表达水平成正相关，与 *bcl*－2 呈负相关，而肺腺癌肺门纵隔淋巴结肿大也与 *c*－*erbB*－2 基因成正相关。说明对 *c*－*erbB*－2 及 *bcl*－2 表达水平的双重测定不仅有利于进一步明确肺癌的组织学类型及分化程度，而且为临床预测肺癌有无淋巴结提供了新的参考指标。

综上所述，肺鳞状细胞癌、腺癌的影像学表现特点与其癌组织中 *c*－*erbB*－2 及 *bcl*－2 的表达密切相关，而肺鳞状细胞癌、腺癌中 *c*－*erbB*－2 及 *bcl*－2 的阳性表达率及表达水平均有显著差异，这种差异的存在可能是导致这两种类型肺癌组织分化程度及其他生物学特性出现差异，从而导致肺鳞状细胞癌及腺癌表现出不同影像学特点的重要因素。

肺鳞状细胞癌可分为中央型和外周型，其中超过 2/3 为中央型病灶，细胞易脱落，痰找到癌细胞可明确诊断。鳞癌生长缓慢，转移较晚，早期侵犯支气管黏膜导致管壁逐渐增厚、管腔狭窄，进而堵塞出现阻塞性肺癌、肺不张、肺实变等表现。咳嗽是肺鳞状细胞

笔记

癌最常见的症状，以咳嗽为首发症状者占 24% ~ 68%，由于管径较大、对外来刺激敏感的段以上支气管黏膜，可产生类似异物样刺激引起的咳嗽，典型表现为阵发性刺激性干咳，一般止咳药常不易控制。肿瘤生长在段以下较细小支气管黏膜时，咳嗽多不明显，甚至无咳嗽。过去的十几年中，晚期肺鳞状细胞癌标准的一线治疗方案仍旧是含铂双药的化学治疗。尽管分子靶向治疗在晚期肺腺癌的治疗中取得了里程碑式的作用，如 EGFR 抑制剂吉非替尼、厄洛替尼和埃克替尼及间变性淋巴瘤激酶（anaplastic lymphoma kinase，ALK）抑制剂克唑替尼、色瑞替尼等，临床研究证实该类药物在 *EGFR* 突变的患者中，客观缓解率（objective response rate，ORR）约为 50%，中位生存时间可延长 10 ~ 11 个月。但遗憾的是，分子靶向药物在晚期肺鳞状细胞癌患者中疗效并不明确，因此，晚期肺鳞状细胞癌的治疗效果远远不如肺腺癌。尽管接受了含铂两药的一线化疗后，肿瘤不可避免的都会出现进展。对于一线治疗失败后，NCCN 指南推荐多西他赛、培美曲塞和厄洛替尼为 NSCLC 的标准二线治疗方案。而对于肺鳞状细胞癌患者，多西他赛优于培美曲塞和厄洛替尼。但是由于多西他赛显著的毒性反应，临床应用大多受到限制。近期一项关于晚期肺鳞状细胞癌二线治疗的研究表明，针对既往化疗失败的老年肺鳞状细胞癌患者，白蛋白紫杉醇安全有效。

许顺教授点评

（1）左肺下叶空洞性圆形肿物，伴厚壁及液平面。

（2）纤维支气管镜取材证实为肺鳞状细胞癌，肿瘤常见空洞形成，是由于肿瘤部分坏死造成，这也是肺鳞状细胞癌的特征之一。纤维支气管镜检查是肺鳞状细胞癌术前必检项

笔记

目，不仅是为了取得病理标本，更是对气管及二级支气管是否受侵进行术前判断，尤其患者为重吸烟者！

（3）术前胸部 CT 已见纵隔淋巴结多组增大，属ⅢA 期，病肺一个叶的切除是为了减少术后并发症。适度的淋巴结取样，而不行全肺切除，不苛求扩大根治术是合理选择！

（4）术后一线应用 DC 方案化疗，如有复发，可应用 GC 方案二线治疗。

笔记

013

ⅢA N2 肺鳞状细胞癌

病例介绍

患者男，64 岁，以“咳嗽 2 个月”为主诉入院。2 个月前患者无明确诱因出现咳嗽，偶有咳痰，无痰中带血，未予特殊治疗，症状未见明显好转。遂就诊于当地医院行胸部 CT 检查提示右肺上叶肿物。起病以来患者无发热，无胸痛及胸闷、气短，体重无明显变化。

个人史：患者既往体健，吸烟 20 支/天 ×30 年，无粉尘及污染物接触史。

辅助检查：血生化检查、心肺功能未见明显异常。

胸部 CT：右肺上叶近气管旁见软组织密度结节影，大小约 28mm ×23mm，增强扫描不均匀强化，该结节影向肺野内有散在模

笔记

糊斑片及索条影。纵隔内可见明显肿大淋巴结影（图 13－1）。

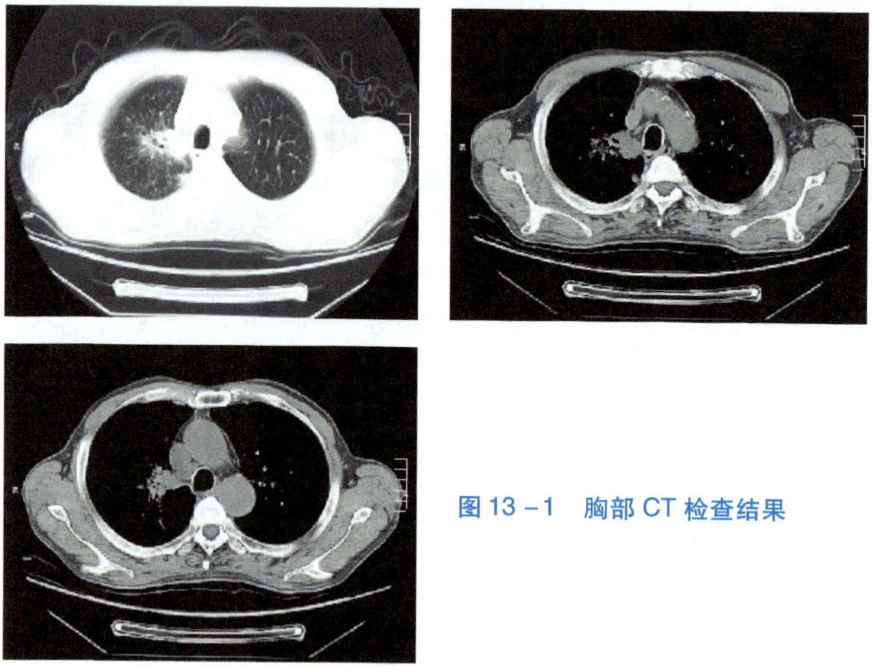

图 13－1　胸部 CT 检查结果

纤维支气管镜：气管环清晰，黏膜正常，隆突锐利，血管纹理清晰，左肺支气管段以上开口正常，未见新生物。右肺二级隆突黏膜光滑，右上叶 B1 管口可见一新生肿物，取病理，管口完全阻塞，右上叶 B2 管口受累，部分阻塞。右下叶管口开口正常，未见新生物。病理回报：考虑鳞癌（图 13－2）。

余全身各部检查未见异常。

cTNM：T1cN2M0，ⅢA 期。

手术情况：2012 年 11 月 1 日全麻下行右肺上叶切除，淋巴结廓清术。

术后病理及免疫组化：中分化鳞癌，气管切缘净。L3、4 组见淋巴结转移，L2、7、8、9、10、11 组淋巴结未见转移。免疫组化结果：p53（＋），CK14（－），CK5/6（＋），p63（＋），TTF－1（－），Ki－67（＋50%）（图 13－3）。

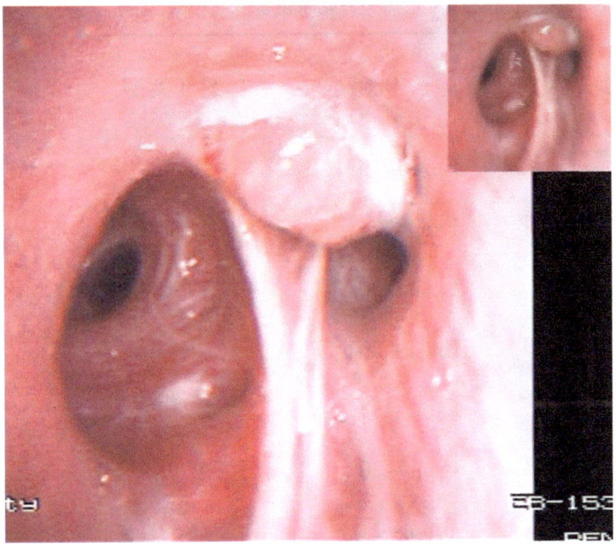

图 13－2　纤维支气管镜检查结果

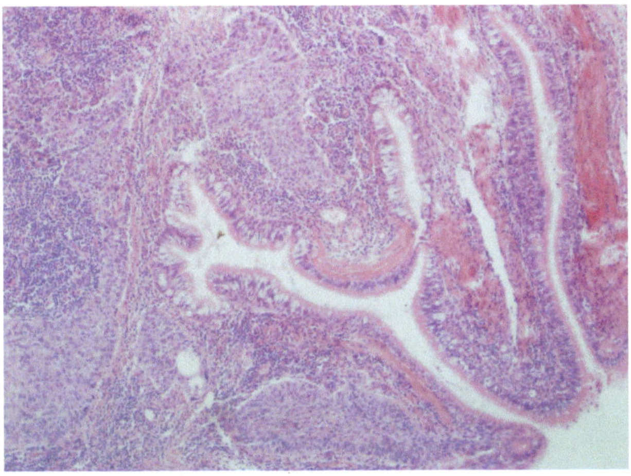

图 13－3　术后病理检查结果

确定诊断： 右肺上叶鳞癌，T1cN2M0，ⅢA 期。

术后治疗： 术后行 *EGFR* 基因检测无突变，未用靶向相关治疗（表 13－1）。

表 13－1　基因检测结果：无基因突变

检测项目	外显子/密码子	突变类型	检测结果 ARMS 法
EGFR 基因 29 种突变检测	Exon－19	19del	—
	Exon－21	L858R	—
	Exon－20	T790M	—
	Exon－20	20－Ins	—
	Exon－18	G719X	—
	Exon－20	S768I	—
	Exon－21	L868Q	—

术后治疗：应用 GP 方案（吉西他滨＋顺铂）规范化疗 4 周期后定期体检复查。

随访：现患者术后 9 个月，至今未见局部复发及远处转移。

临床讨论

肺鳞状细胞癌多见于老年男性，发病率近年来呈下降趋势，占肺癌的 30%～40%，其中 2/3 表现为中央型，1/3 为周边型，可伴空洞形成，位于中心时可呈息肉状突向支气管腔。此种类型的癌一般认为起源于吸烟刺激后的支气管上皮鳞状化生，根据癌巢角化细胞分化程度，将其分为高分化、中分化、低分化。肺鳞状细胞癌多见淋巴结和血行转移，也可直接侵犯纵隔淋巴结及支气管旁和纵隔软组织。术后局部复发比其他类型肺癌常见。吸烟者和肺癌患者的支气管和肺呼吸性上皮中存在广泛、多灶性的分子病理异常，区域致癌效应可造成由吸烟导致的肺内多中心肿瘤。肺鳞状细胞癌生长

笔记

缓慢，转移晚，手术切除机会较多，肺鳞状细胞癌对放疗、化疗不如小细胞未分化癌敏感。肺鳞状细胞癌早期常引发支气管狭窄或阻塞性肺炎。肺鳞状细胞癌所致的咳嗽可能与支气管黏液分泌的改变、阻塞性肺炎、胸膜侵犯、肺不张及其他胸内并发症有关。对于吸烟或患慢性支气管炎的患者，如咳嗽程度加重、次数变频、咳嗽性质改变（如呈高音调金属音时），尤其在老年人，要高度警惕癌变的可能性。N2 – ⅢA 期 NSCLC 是一组异质性非常明显的疾病，既有术后镜下才发现的隐匿性 N2，也有影像学上既已肿大的单站 N2 或多站 N2，还包含了多站淋巴结融合成团的 N2。Detterbeck 等认为可把 N2 – ⅢA 期患者分成预后不同的亚组，N2 状态不同，预后迥异。根据 2003 年美国胸科医师学院的分类标准，将 N2 – ⅢA 期分为 4 类，ⅢA 1 期指最后的病理检查偶然发现的 N2；ⅢA 2 期指术中发现的单站 N2；ⅢA 3 期指术前分期（纵隔镜、其他的淋巴结活检或 PET – CT 发现的单站或多站 N2；ⅢA 4 期指巨块或固定的多站 N2（CT 上短径 > 2cm）。比较普遍的观点认为，多站 N2 及融合成团的巨块型 N2 病变（短径 > 2cm）预后差，5 年生存率仅 5% ~ 25% 。

一些研究表明，纵隔淋巴结的区域分布与肿瘤的位置密切相关，这种情况称为“肺叶特异性转移”，发生肺叶特异性转移的患者的预后比发生非肺叶特异性转移的 N2 患者预后要好得多。N2 期单组纵隔淋巴结肿大并且直径 < 3cm 或两组纵隔淋巴结肿大但没有融合，并且预期能完全切除的病例，推荐开展多学科（MDT）讨论，推荐新辅助化疗 +/ – 放疗 + 手术或者手术 + 化疗 +/ – 放疗的治疗方案。对于 *EGFR* 突变阳性的患者，采用手术 + 辅助性表皮生长因子受体 – 酪氨酸激酶抑制剂（EGFR – TKI）治疗 +/ – 术后放疗。推荐行术

笔记

前纵隔镜、超声内镜引导下的经支气管针吸活检术（endobronchial ultrasound - guided transbronchial needle aspiration，EBUS - TBNA）或超声内镜引导下细针穿刺活检术（endoscopic ultransound - guided fine needle aspiration，EUS - FNA）检查，明确 N2 分期后行术前新辅助化疗或新辅助放疗、化疗，然后行手术治疗。而对于 N2 多站淋巴结转移、同时预期可能完全切除的患者，由于复发风险较单站 N2 明显升高，因此首先推荐根治性同步放化疗；同时也可以考虑采用新辅助化疗 +/ - 放疗 + 手术 +/ - 辅助化疗 +/ - 术后放疗的综合治疗方案。而对于 *EGFR* 突变阳性的患者，同样推荐可以接受手术 + 联合辅助性 EGFR - TKI 治疗 +/ - 术后放疗。对于晚期 NSCLC 患者，应在诊断的同时常规进行肿瘤组织的 *EGFR* 基因突变、*ALK* 和 *ROS1* 融合基因检测。晚期 NSCLC 驱动基因阴性的患者，应优先考虑化疗。含铂两药方案是标准的一线化疗方案。辅助化疗始于患者术后体力状况基本恢复正常，一般在术后 4 ~6 周开始，最晚建议不超过手术后 3 个月。在鳞癌患者中，GP 方案（吉西他滨 + 顺铂）相对其他方案具有更好的疗效，具体为：吉西他滨 1000 ~1250mg/m^2，d1，8；顺铂（75mg/m^2）或卡铂（AUC =5 ~6），d1；以 21 天为 1 个周期，行 4 ~6 周期治疗。对于接受手术治疗的 NSCLC 患者，如果术后病理手术切缘阴性而纵隔淋巴结阳性（pN2 期），除了常规接受术后辅助化疗外，可加用术后放疗，建议采用先化疗后序贯放疗的顺序。对于切缘阳性的 pN2 期肿瘤，如果患者身体许可，建议采用术后同步放化疗。对切缘阳性的患者，放疗应当尽早开始。

笔记

许顺教授点评

（1）右肺上叶尖段近气管旁结节影，伴局部点片状影，与纵隔淋巴结相邻，故成为“无痰、刺激性干咳”的原因。此患者为重度吸烟者。纤维支气管镜检查可见二级以内支气管全貌，并将肿瘤结节定位在右肺上叶尖段。取病理证实为肺鳞状细胞癌。

（2）此例肺鳞状细胞癌结节≤3cm，病变与纵隔淋巴结相邻，术后见L3、4组转移，符合肺叶特异性转移的。*EGFR*基因检测无突变，术后除选用合理化疗方案GP外，择期行纵隔区放射治疗，也是值得讨论的问题！

笔记

014 空洞性肺鳞状细胞癌双侧原发

病例介绍

患者女，50 岁，以“咳嗽伴痰中带血 1 个月”为主诉入院。患者于2011 年4 月始无明显诱因出现阵发性咳嗽，咳黄白色黏痰，量为 20～30ml/d，痰中带少量鲜血。就诊于当地医院，予抗感染治疗（具体药物不详），症状无明显好转。行胸部 CT 检查示右肺上叶及左肺上叶占位伴厚壁空洞形成。为求进一步诊治来我院。起病以来患者无发热，无胸痛，无盗汗及乏力，无胸闷、气短，饮食及二便正常，体重无明显变化。

个人史：右眼因天花失明，听力下降 5～6 年。

吸烟史：30 支/天 ×40 年，至今未戒。

无粉尘及污染物接触史。

笔记

辅助检查：血生化检查：结核抗体阴性，PPD 阴性，痰查结核菌涂片阴性。CEA：4.83ng/ml。CYFRA21－1：6.50ng/ml。NSE：18.00ng/ml。血沉：101mm/h。心肺功能未见明显异常。胸部 CT：左肺上叶占位病变，伴厚壁空洞形成（图 14－1）。CT 引导下左肺病灶穿刺活检，病理回报为肺鳞状细胞癌（图 14－2）。患者确定诊断为双肺鳞状细胞癌，T2BN0M1A，Ⅳ期。行 *EGFR* 基因检测提示无突变，遂行 NP 方案支气管动脉灌注化疗 2 周期后复查胸部 CT（图 14－3）。自行停药 3 个月后，复查胸部 CT 左肺病灶较前增大。而后改用 GP 方案支气管动脉灌注化疗 4 周期，患者再次自行中断治疗。2013 年 1 月起应用培美曲塞联合顺铂化疗 4 周期，末次化疗结束于 2013 年 3 月，期间行射频消融治疗 2 次。

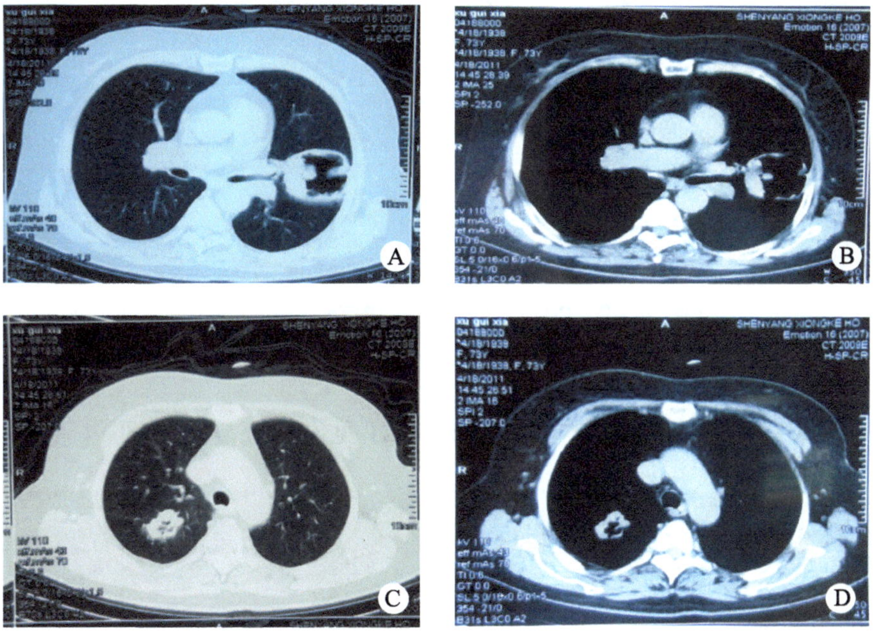

图 14－1　胸部 CT（2011 年 4 月 18 日）检查结果：A＋B，左肺上叶占位病变，伴厚壁空洞形成；C＋D，右肺上叶不规则软组织肿块影，内见空洞形成，周围见短细毛刺，纵隔内未见明显肿大淋巴结

笔记

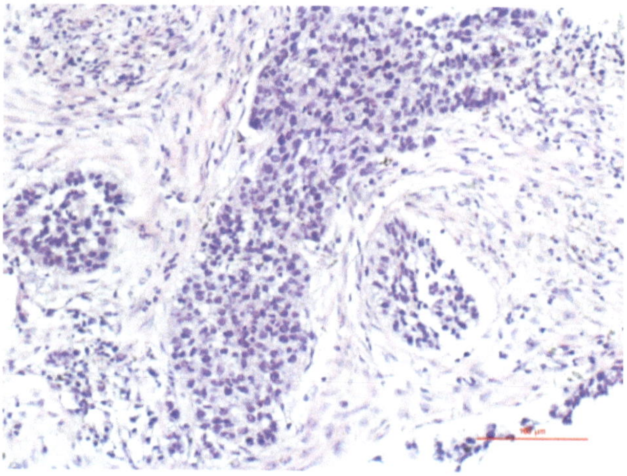

图 14-2　左肺病灶穿刺活检，病理回报：
肺鳞状细胞癌（基底细胞样型）

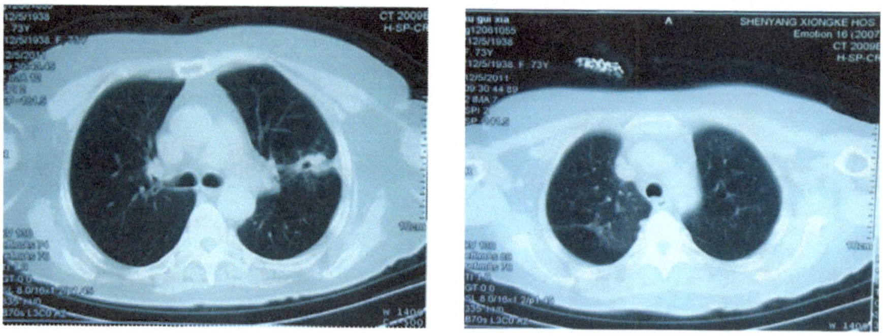

图 14-3　2011 年 12 月治疗后复查胸部 CT，
左肺病灶明显缩小，右肺病灶几乎消失

2013 年 4 月 25 日再次复查胸部 CT 见左肺癌复发（图 14-4）。

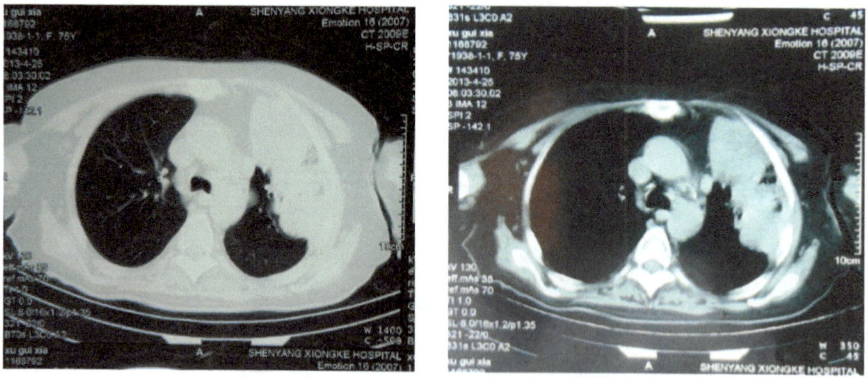

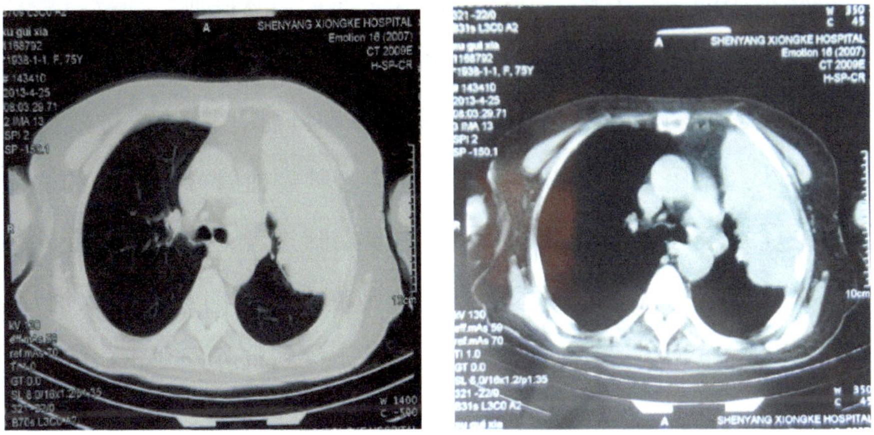

图 14－4　胸部 CT（2013 年 4 月 25 日）检查结果：左肺上叶癌复发，侵及胸膜，其内密度不均。纵隔内见多组肿大淋巴结

临床讨论

随着肺癌驱动基因研究的逐步深入，肺癌靶向治疗已取得较大进展。与肺腺癌相比，肺鳞状细胞癌的靶向治疗进展明显滞后。对肺腺癌临床疗效确切的靶向药物，如 EGFR－TKI、EML4－ALK 等，均对肺鳞状细胞癌疗效欠佳，目前肺鳞状细胞癌缺少有效的靶向治疗药物。因此，对于晚期肺鳞状细胞癌的标准治疗仍是含铂双药方案。而大多数患者经历了一线、二线治疗失败后都面临无药可用的状态。经支气管动脉灌注化疗－栓塞术介入治疗，因其确切的疗效和较低的不良反应，临床广泛应用。经导管支气管动脉化疗灌注－栓塞术，属于微创手术。简单讲就是在不开刀的情况下，在皮肤上作直径 2mm 左右的微小通道，在血管造影机的引导下，找到肿瘤供血血管后，经导管灌注化疗药物，然后用栓塞剂进行肿瘤血管的栓塞以达到阻断肿瘤供血的作用。对于肿瘤行“杀死（高浓度的抗癌药物）”+“饿死（堵塞肿瘤血管）”双重治疗，是对病灶局部进

行创伤最小的治疗方法。肺癌主要由支气管动脉供血，药物可经动脉直接作用于病变部位，肿瘤内的化疗药物浓度可以达到静脉化疗的数十倍，使药物不经过全身血液稀释和肝脏代谢（首过效应），大大减少药物用量和药物全身不良反应。肺癌血管介入治疗的适应证为：①已经失去外科手术治疗的中晚期肺癌者；②无法耐受外科手术的肺癌者；③外科手术有难度的肺癌者，术前进行介入治疗；④肺癌合并咯血者，可行灌注－栓塞术，达到抗肿瘤和止血的双重疗效；⑤不能耐受全身静脉化疗的患者，特别是老年肺癌患者；⑥中央型肺癌、动脉血供丰富和巨大的周围型肺癌者，疗效更佳。

实行肺癌介入治疗的注意事项：

（1）穿刺部位出血或血肿：股动脉穿刺技术较为安全。

预防及护理：①术前宣教，训练床上排尿；②术后用手指压迫穿刺点上方 1cm 处止血 20 分钟；③加压包扎，并以 1.0kg 沙袋压迫止血 6 小时；④术后必须卧床 24 小时，术侧肢体制动，向患者解释伸直的重要性。

（2）动脉栓塞：操作时可能损伤血管内皮细胞，激活内源性凝血系统，引起动脉血栓形成血栓塞，穿刺口包扎过紧，血液淤滞，促进动脉血栓形成。

预防及护理：①术中动作要轻柔，避免损伤内皮；②术后 1 小时，每隔 0.5 小时拿起沙袋 5 分钟；③密切观察下肢血运，每隔 15～30 分钟双手同时触摸双侧足背动脉，观察搏动情况；④观察下肢皮肤的颜色、温度、感觉；⑤经常询问患者有无下肢麻木、疼痛。

（3）脊髓损伤支气管动脉与脊髓动脉有吻合，化疗药物损伤脊髓或脊髓根动脉水肿造成脊髓缺血所致，表现为术后数小时，开始出现横断性脊髓损伤症状。

笔记

预防及护理：①抗癌药物充分稀释后缓慢注入；②嘱患者 15～

30 分钟主动运动健侧下肢或针刺皮肤上下平面有无感觉异常；③观察患者有无尿潴留；④备好血管扩张剂，低分子右旋糖酐、丹参、地塞米松等。

（4）褥疮：术后平卧 24 小时，受压部位毛细血管微循环受阻，产生局部缺血，若持续时间较长易发生褥疮。

预防及护理：①术前给予患者高蛋白、丰富维生素饮食，以增加机体抵抗力；②将手平伸于受压部位，用手掌环形按摩皮肤 1 次/小时；③保持床单平整无皱折，睡海绵垫；④保持皮肤清洁、干燥，及时擦拭汗液。

（5）术后感染：由于抗肿瘤药物对骨髓的抑制，患者常有白细胞下降、血小板减少，且多数抗肿瘤药物对机体免疫机能有影响，化疗后易发生感染。

预防及护理：①每日紫外线空气消毒一次，做好空气细菌培养，细菌数少于每立方米 500 个；②一切治疗护理严格按照程序进行，加强无菌观念；③做好口腔护理，饭后漱口，鼓励患者多饮水，以促进毒素排泄；④鼓励患者进食高蛋白、高热量、高维生素饮食，以增加机体抵抗力，促进康复。

（6）发热及胃肠道反应：发热时由于癌细胞坏死后的吸收热，一般体温波动为 37.5 ~ 39.5℃，持续 1 周左右。胃肠道症状主要是化疗药物所致，并向患者解释这现象是正常反应。

预防及护理：①体温不超过 39℃者不必处理，超过 39℃可行物理或药物降温；②恶心、呕吐严重时，可给予甲氧氯普胺 10mg 肌内注射或恩丹西酮 8mg 静脉注射。呕吐时将患者头偏向一侧，以免误吸引起呛咳或窒息，观察呕吐物的性质、颜色、量，并记录，同时安慰患者使其放松。

笔记

许顺教授点评

该病例患者为年龄 >70 岁的重吸烟者，2011 年 4 月 18 日胸部 CT 表现，双侧肺分别有一个病灶，均为空洞性、厚壁不整，纵隔淋巴结增大不明显。左肺病灶穿刺活检病理所见：癌巢周边细胞略呈栅栏状排列，核深染，间质增生明显，符合肺鳞状细胞癌——基底细胞样型。肺鳞状细胞癌也有多中心生长之例，但按新版 TNM 分期划入 T2bN0M1a，Ⅳ期。故列为非手术适应病例，应选用化疗。此例已进入老年之列，采用经支气管动脉化疗（NP 方案）2 个周期，反应明显达到 PR，尤其是右侧病灶经过治疗收效明显，此种给药途径治疗肺癌值得参考及探索。由于未能进行维持化疗（个人原因），从 2011 年 12 月至 2013 年间虽然换药应用维持到三线化疗，但肿瘤在局部复发，未能得到良好控制而增大扩延，终至失访！

笔记

015

同侧非同叶多中心肺腺癌

病例介绍

患者女，61 岁，以“咳痰带血 1 周”为主诉入院。1 周前无明确诱因出现咳痰带血伴前胸疼痛及周身乏力，于当地医院行 CT 检查发现右肺肿物来诊。起病以来患者无发热，无胸痛、气促，体重变化不明显。

个人史： 无肿瘤病史，无吸烟饮酒史，无粉尘及污染物接触史。

辅助检查： 血生化检查、心肺功能未见明显异常。

胸部 CT 平扫＋增强： 见图 15－1。

纤维支气管镜： 见图 15－2。

脑骨肝及肾上腺检查示无远处转移证据。

笔记

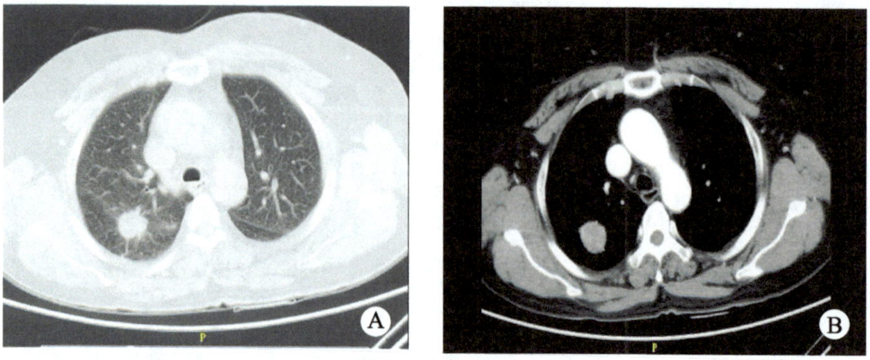
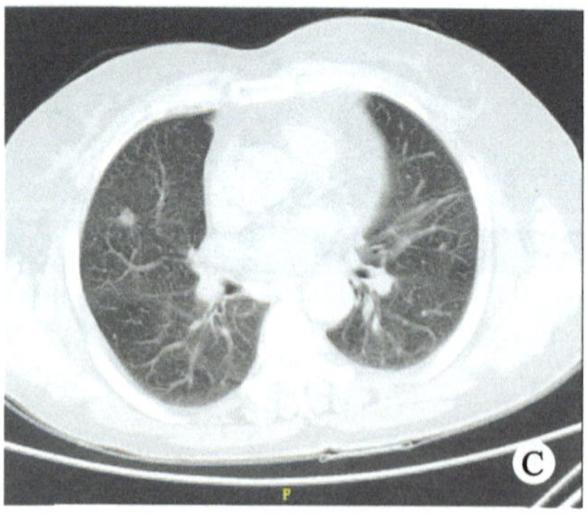

图 15－1　胸部 CT 平扫＋增强检查结果：A＋B，右肺上叶见团块影，边缘可见毛刺，邻近胸膜可见增厚，病变大小约 3.2cm×2.5cm，平扫 CT 值约 41HU，增强后可见强化，CT 值约 65HU，延迟期 CT 值约 73HU。双侧肺门不大，纵隔居中，其内未见肿大淋巴结；C. 右肺中叶见结节影，边缘可见小毛刺

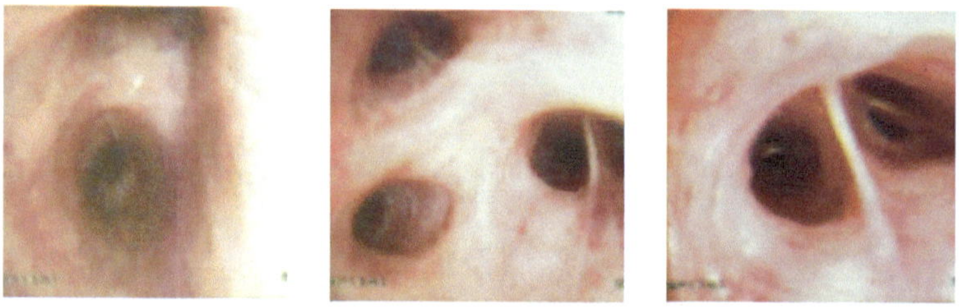

右肺二级隆突　　右肺上叶支气管远端　　右肺上叶后段支气管

图 15－2　纤维支气管镜检查结果：气管环清晰，黏膜正常，隆突锐利，血管纹理清晰，左右肺支气管段以上开口正常，未见新生物

肿瘤系列：癌胚抗原测定：9.25ng/ml(High)。

术前诊断及分期：右肺上叶占位性病变，右肺中叶结节。若右肺中叶结节为良性：cTNM：T2aN0M0，IB 期；若右肺中叶结节为恶性：cTNM：T4N0M0，ⅢA 期。

笔记

手术情况：2012 年 12 月 18 日在全麻下行右肺上叶、中叶切除、淋巴结廓清术。

术后病理：镜下所见（右肺上叶肿瘤组织）：癌细胞呈腺腔样排列，部分沿肺泡壁生长，细胞核大深染，可见病理性分裂象（图 15－3）。

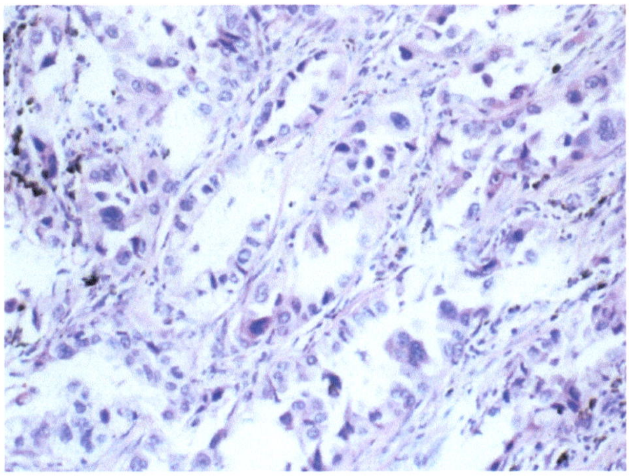

图 15－3 术后病理结果：右肺上叶肿瘤组织

术后诊断及分期：右肺上叶、中叶腺癌；pTNM：T4N0M0，ⅢA 期。

免疫组化：右肺上叶肿物：CK7(＋)、CK5/6(－)、p63(－)、TTF－1(＋)、Ki－67(＋15％)、SPB(弱＋)。

右肺中叶结节：TTF－1(＋)、p53(－)、Ki－67(＋5％)。

诊断意见：（右肺上叶肿物）腺癌（高分化，以腺泡样和沿肺泡壁生长为主）；（右肺中叶结节）腺癌（高分化，沿肺泡壁生长为主型）；L2(0/1)、L7(0/2)、L10(0/1)、L11(0/4)、L12(0/2)、L13(0/1)、L14(0/2) 淋巴结淋巴组织增生。

术后治疗：化疗药物靶标检测及基因突变检测（表 15－1）。

笔记

表 15－1　化疗药物靶标检测及基因突变检测表

检测项目	检测数据	结果	提示
ERCC1 mRNA 表达	≥20.8	低	*ERCC1* 基因 mRNA 表达水平与铂类疗效负相关
TYMS mRNA 表达	≥63.3	中偏高	*TYMS* 基因 mRNA 表达水平与氟类/培美曲塞、卡培他滨疗效负相关
RRM1 mRNA 表达	≥32.9	中偏低	*RRM1* 基因 mRNA 表达水平与吉西他滨疗效负相关
TUBB3 mRNA 表达	≥67.9	中偏高	*TUBB3* 基因 mRNA 表达水平与抗微管类疗效负相关
EGFR E19 基因突变	野生型	无突变	*EGFR* 基因外显子 19 缺失突变与吉非替尼、厄洛替尼、埃克替尼疗效正相关
EGFR E18 基因突变	野生型	无突变	*EGFR* 基因外显子 18 突变与吉非替尼、厄洛替尼、埃克替尼疗效正相关
EGFR E21 基因突变	p. L858R (CTG > CGG)	突变	*EGFR* 基因外显子 21 突变与吉非替尼、厄洛替尼、埃克替尼疗效正相关
EGFR E20 基因突变	野生型	无突变	*EGFR* 基因外显子 20 突变与吉非替尼、厄洛替尼、埃克替尼疗效正相关

注：建议患者一线化疗选择靶向药物，但因患者经济条件欠佳，遂一线化疗选择“吉西他滨 1000mg/m^2 + 顺铂 30mg/m^2，d1 ~ 3，q21d” 方案化疗 4 周期。

随访：现患者术后 8 个月，至今未见局部复发及远处转移。

临床讨论

肺腺癌是肺癌的一种，属于 NSCLC。不同于肺鳞状细胞癌，肺腺癌较容易发生于女性及吸烟者。起源于支气管黏膜上皮，少数起源于大支气管的黏液腺。发病率比肺鳞状细胞癌和未分化癌低，发

笔记

病年龄较小，女性相对多见。多数腺癌起源于较小的支气管，为周围型肺癌。早期一般没有明显的临床症状，往往在胸部 CT 检查时被发现。表现为圆形或椭圆形肿块，一般生长较慢，但有时早期即发生血行转移，淋巴转移则发生较晚。

据报告多发的原发性肺癌较少见，平均发病率 1.6%，且主要是鳞癌。而本病例为同侧非同叶多中心肺腺癌，更为少见。多中心性肺腺癌的诊断标准：①肿瘤之间在解剖上是分离的；②肿瘤之间组织学不同；③不包括淋巴结转移、肺外的转移瘤和切除部位周边的肿瘤复发。

对于肺腺癌的治疗应当采取综合治疗的原则，即根据患者的机体状况、肿瘤的细胞学、病理学类型、侵及范围（临床分期）和发展趋向，采取 MDT 模式，有计划、合理地应用手术、化疗、放疗和生物靶向等治疗手段，以期达到根治或最大程度控制肿瘤、提高治愈率、改善患者的生存质量、延长患者生存期的目的。目前肺癌的治疗仍以手术治疗、放射治疗和药物治疗为主。手术切除是肺癌的主要治疗手段，也是目前临床治愈肺癌的唯一方法。肺癌手术分为根治性手术与姑息性手术，应当力争根治性切除。以期达到最佳、最彻底地切除肿瘤，减少肿瘤转移和复发，并且进行最终的病理 TNM 分期，指导术后综合治疗。放疗可用于因身体状况不能手术治疗的早期 NSCLC 患者的根治性治疗，是可手术患者的术前、术后辅助治疗，局部晚期病灶无法切除患者的局部治疗及晚期不可治愈患者的重要姑息治疗方式。肺癌的药物治疗包括化疗和分子靶向药物治疗（EGFR－TKI）。化疗分为姑息化疗、辅助化疗和新辅助化疗，应当严格掌握临床适应证，并在肿瘤内科医师的指导下施行。化疗应当充分考虑患者病期、体力状况、不良反应、生存质量及患者意愿，避免治疗过度或治疗不足。应当及时评估化疗疗效，

笔记

密切监测及防治不良反应，并酌情调整药物和（或）剂量。驱动基因的发现使肺腺癌治疗取得突破性发展，已知的驱动基因有 *EGFR*、*KRAS*、*BRAF* 等，*EGFR* 基因是最常见的肺癌驱动基因之一，在亚裔不吸烟肺腺癌女性患者中 *EGFR* 基因突变比例高达 60%。抑制 *EGFR* 突变基因对肺癌治疗具有重要意义。近年来研究发现 *EGFR* 突变型的肺腺癌患者的治疗疗效与 EGFR－TKI 具有很强的相关性。目前已有三代 EGFR－TKI 类药物投入临床使用。肺腺癌的治疗逐渐趋向多种治疗手段相互组合，发挥各自优势，在此基础上，通过不同分子生物学特性，筛选出治疗的优势人群，提供个体化治疗，逐渐在综合治疗中实现精准治疗。

许顺教授点评

（1）此病例为双原发病灶，病理类型分别归类为浸润性腺癌（右上叶肿物）、微浸润性腺癌（中叶结节），病变较早阶段曾被称为细支气管肺泡癌，此病以单一结节多见，也可呈多中心性或弥漫性改变，临床症状多种多样，缺乏特异性，生物学特性有惰性发展的趋势，早期生长可相当缓慢，病灶的动态观察和跟踪随访十分重要，因其沿肺泡壁附壁生长的方式决定了其转移途径和特点，以肺内转移多见，淋巴结及血行转移少见，多于肿瘤的晚期出现。

（2）分子靶标检测 *EGFR* 突变阳性，二线治疗推荐应用 EGFR－TKI 治疗。

笔记

016
肺腺癌伴胸水

病例介绍

患者男，29 岁，以“检查发现左肺占位性病变 2 周”为主诉入院。2 周前因扁桃体炎就诊于当地医院抗感染治疗，行胸部 CT 检查时发现左肺肿物，进一步行支气管镜活检确诊为腺癌来诊。起病以来患者无发热，无胸痛、气促，体重变化不明显。

个人史：无肿瘤病史，无吸烟饮酒史，无粉尘及污染物接触史。

辅助检查：血生化检查、心肺功能未见明显异常。

胸部 CT 平扫 + 增强：左肺下叶可见团块影，大小约为 3.87cm × 3.44cm，边界较清，密度较均匀，CT 值约为 33HU，增强扫描轻度不均匀强化，CT 值约为 49HU，延迟扫描 CT 值 62HU，病变远端呈

笔记

片状致密影，增强扫描亦见强化，邻近胸腔内可见少量液性密度影。双侧肺门不大，纵隔居中，其内未见肿大淋巴结（图16－1）。

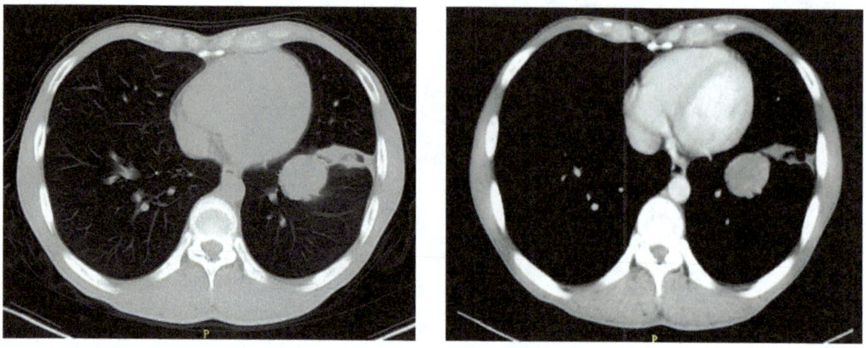

图16－1　胸部CT平扫＋增强检查结果

胸腔积液超声： 左侧胸腔与腋后下第10肋间可见无回声区，范围约4.25cm×1.97cm。暂不宜定位穿刺。

纤维支气管镜： 肿瘤阻塞左肺下叶前段支气管（图16－2）。

活检病理： 肺腺癌。

脑骨肝及肾上腺检查示无远处转移证据。

肿瘤系列： 未见异常。

术前诊断及分期： 左肺下叶占位性病变伴胸腔积液；cTNM：若胸腔积液为良性，则T2aN0M0，ⅠB期；若恶性，则T2aN0M1A，Ⅳ期？

手术情况： 患者患侧胸腔存在少量胸腔积液，穿刺抽液困难，术前无法明确积液性质，于2012年12月11日全麻胸腔镜下见左下叶近乎不张，胸腔内少量淡红色胸水，未见胸膜及心包转移结节，无转移证据，遂行胸腔镜辅助下左肺下叶切除、淋巴结廓清术。

术后病理： 腺癌（中分化），L14（1/1）；淋巴结转移癌；L5（0/1），L6（0/1），L7（0/1），L8（0/1），L9（0/1），L10（0/1），L11（0/1），L12（0/1），L13（0/1）淋巴组织增生（图16－3）。

笔记

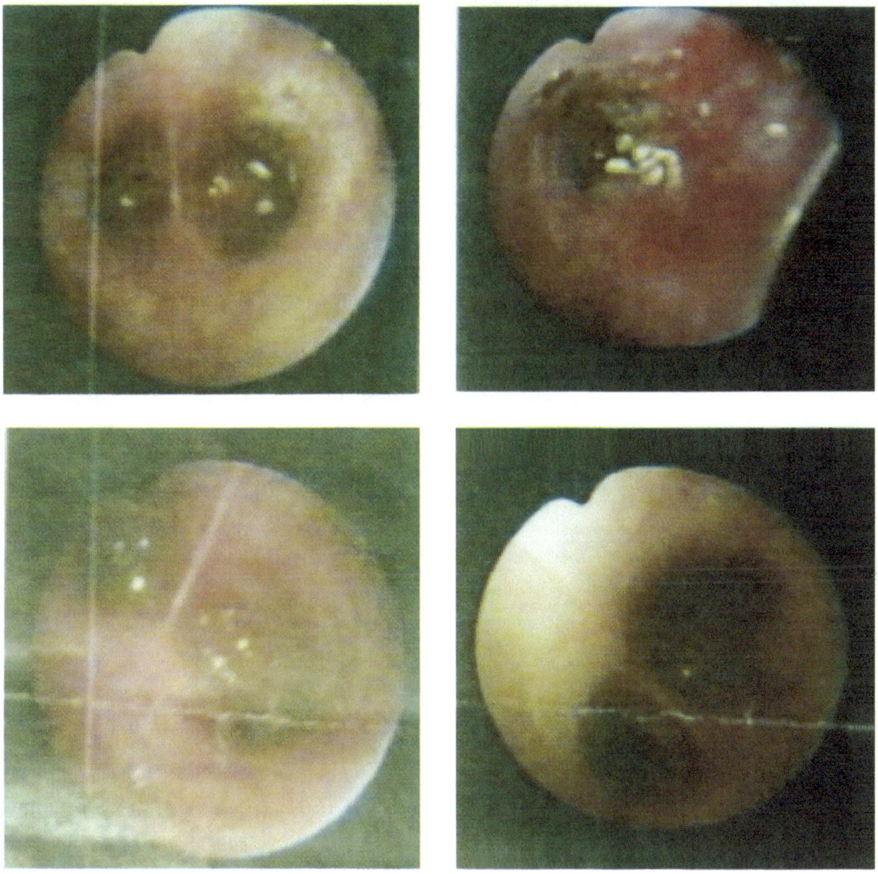

图 16－2　纤维支气管镜检查结果

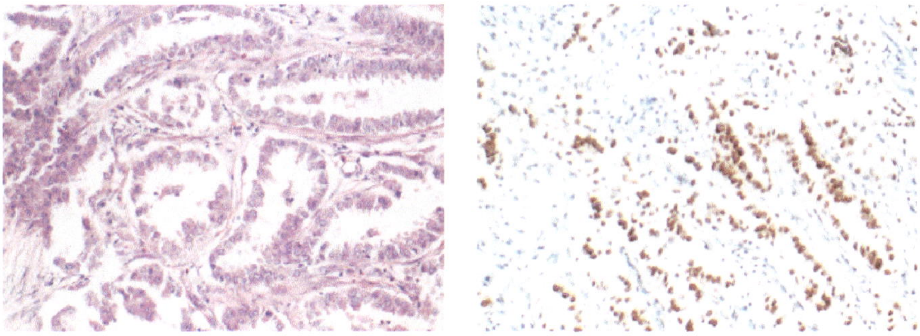

图 16－3　术后病理检查结果

术后诊断及分期： 左肺下叶周围型腺癌，T2AN1M0，ⅡA 期（第七版）；ⅡB 期（第八版）。

笔记

术后治疗：肿瘤治疗相关药物靶标检测（表 16 – 1）。

表 16 – 1　肿瘤治疗相关药物靶标检测表

检测项目	检测数据	结果	提示
ERCC1 mRNA 表达	≥67.7%	中偏高	*ERCC1* 基因 mRNA 表达水平与铂类疗效负相关
BRCA1 mRNA 表达	≥4.1%	低	*BRCA1* 基因 mRNA 表达水平与铂类疗效负相关
TYMS mRNA 表达	≥17.6%	低	*TYMS* 基因 mRNA 表达水平与氟类/培美曲塞/卡培他滨疗效负相关
RRM1 mRNA 表达	≥21.9%	低	*RRM1* 基因 mRNA 表达水平与吉西他滨疗效负相关
TUBB3 mRNA 表达	≥72.6%	中偏高	*TUBB3* 基因 mRNA 表达水平与抗微管类疗效负相关
STMN1 mRNA 表达	≥42.4%	中	*STMN1* 基因 mRNA 表达水平与抗微管类疗效负相关
TOP2A mRNA 表达	≥11.2%	低	*TOP2A* 基因 mRNA 表达水平与依托泊苷疗效正相关
EGFR mRNA 表达	≥42.6%	中	*EGFR* 基因 mRNA 表达水平与吉非替尼、厄洛替尼、埃克替尼、西妥昔单抗、帕尼单抗疗效正相关

注：“培美曲塞 500mg/m^2 + 洛铂 50mg/m^2，d1，q21d 方案”化疗 4 周期。

随访：现患者术后 8 个月，至今未见局部复发及远处转移。

临床讨论

肺腺癌大约占肺原发肿瘤的 50%。较容易发生于女性及不抽烟者。腺癌是腺上皮恶性肿瘤，可以有腺泡、乳头、细支气管肺泡或实性生长方式。它常伴有黏液产生，检测黏液需要特殊的染色，尤其在分化差的肿瘤。黏液的检测有时能够鉴别实性腺癌与其他形态表现一样的大细胞癌。病因至今尚不完全明确，大量医学资料表明

笔记

肺癌的危险因子包含吸烟（包括二手烟）、石棉、氡、砷、电离辐射、卤素烯类、多环性芳香化合物、镍等。

肺腺癌的病理改变：①大体形态：肿瘤呈圆形或卵圆形，大多数无包膜，但不完整。质地为中等硬度，切面呈灰白色；②镜检瘤细胞：异型性明显，结构不一。有的呈实性团块或小条索状排列，有的可见腺腔形成，有的排列成管状或腺样结构。一般认为具有腺腔样结构者，分化程度较高，恶性程度较低。小条索及小团块之间的结缔组织多少不定，多者与硬癌相似，间质少而癌细胞多者可称软癌；③生物学特点：腺癌具有高度浸润性和破坏性生长的特征，易侵犯血管和淋巴管壁，而出现较多的血行及淋巴转移。

肺腺癌的晚期，经常发生壁层胸膜转移，导致恶性胸腔积液（malignant pleural effusion，MPE）的产生。虽然所有组织类型的肺癌均可导致 MPE 的发生，但肺腺癌是最常见的病理类型。肺腺癌出现壁层胸膜转移的确切机制目前尚不完全清楚，有理论认为这是一个多阶段序贯连续的过程，与其可能相关的机制，如肿瘤细胞与宿主细胞或者宿主基质的粘附增加、细胞外基质的降解、肿瘤细胞之间的粘附性降低、肿瘤新生血管生成、细胞运动性增强、免疫逃避机制等。虽然肿瘤的治疗方法在不断进步，但恶性胸腔积液对目前现有的治疗方法敏感性均较差，导致了其较高的死亡率，肺腺癌伴恶性胸腔积液的预后最差，患者预期生存期为 3 ~ 12 个月。

NSCLC 术后的一线化疗方案是长春瑞滨、紫杉醇、吉西他滨、培美曲塞中的一种药物，联合一种铂类药物。在肺腺癌的一线治疗中，培美曲塞联合顺铂为标准方案之一，但是顺铂会产生较为严重的胃肠道反应及肾毒性等，因而造成该方案在临床的应用受到了较大程度的限制。洛铂属于第三代新型铂类抗癌药物，具有较高的水溶性、较为广泛的抗瘤谱及较强的抗瘤活性，其适应证为 SCLC、

笔记

慢性粒细胞性白血病等。培美曲塞属于一种新的抗叶酸化疗药物，具有多靶点性，将自身的抗肿瘤作用有效发挥出来的途径为通过对细胞复制过程中叶酸代谢的干扰。相关医学研究表明，培美曲塞能够对胸苷酸合成酶、甘氨酰胺核苷甲酰基转移酶等的活性进行显著的抑制，进而进行多靶点抑制，有效减少嘌呤及胸腺嘧啶核苷生物合成，从而对肿瘤 DNA 及 RNA 的合成造成直接而深刻的影响。由于两种药物具有显著不同的作用机制及代谢过程，因此能够实现优势互补，显著提高疗效。国外相关医学学者对晚期 NSCLC 治疗中洛铂联合培美曲塞的多中心Ⅱ期临床研究进行了分析，结果表明其临床疗效令人满意，同时不良反应也较轻。患者还可根据基因检测结果，选择合适的靶向药进行药物治疗。

许顺教授点评

此例患者术前即见胸腔少量积液，由于量少，不易抽液检细胞学，但术中见胸水为淡红色，又在胸腔镜辅助下未见胸膜及心包有转移结节！此时应立即留存胸水取样，一部分送检病理细胞学；另留样保存术后再检。此举对预测预后及术中冲洗胸腔均有意义！如果阳性应是 M1A！

笔记

017

ⅢA N2 浸润性腺癌

病例介绍

患者女，52 岁，以“咳痰带血 4 个月”为主诉入院。4 个月前无明确诱因出现咳痰带血，为鲜红色血丝，量不多，于当地医院行胸片及 CEA 检查未见异常，未进一步诊治，患者咳痰带血症状仍偶有出现，2 日前于当地医院行胸部 CT 检查发现右肺上叶肿物来诊。起病以来患者无发热，无胸痛、气促，体重变化不明显。

个人史：无肿瘤病史，无吸烟饮酒史，无粉尘及污染物接触史。

辅助检查：血生化检查、心肺功能未见明显异常。痰细胞学检查未见瘤细胞。

胸部 CT 平扫＋增强：右肺上叶可见不规则形结节影，大小约

笔记

1.7cm×1.2cm，平扫 CT 值约 16HU，增强后可见强化，CT 值约 53HU，边缘可见索条影牵拉邻近胸膜。各级支气管通畅，无扩张与狭窄。右侧肺门可见较大淋巴结（图 17-1）。

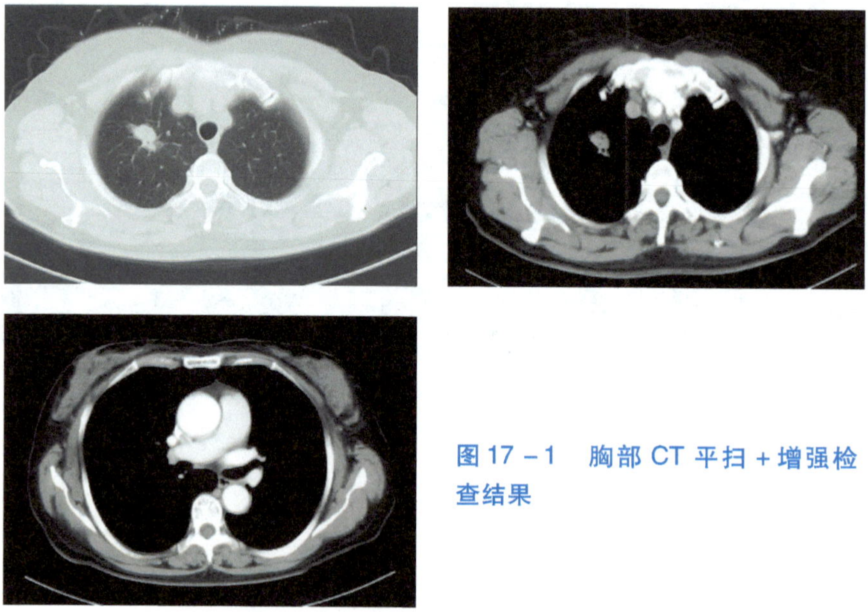

图 17-1　胸部 CT 平扫 + 增强检查结果

纤维支气管镜：气管环清晰，黏膜正常，隆突锐利，血管纹理清晰，左右肺支气管段以上开口正常，未见新生物（图 17-2）。

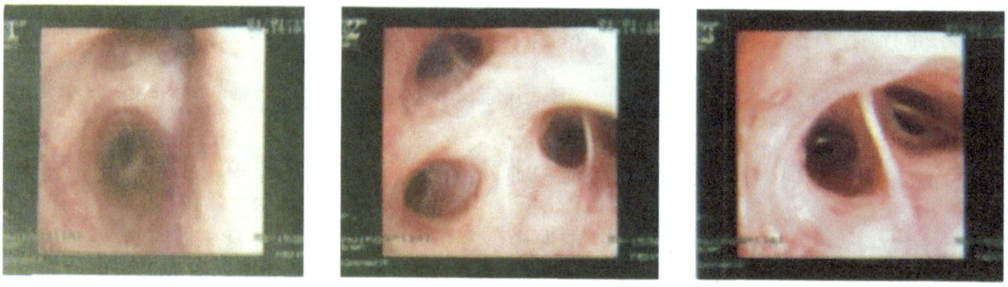

右肺二级隆突　　右肺上叶支气管远端　　右肺上叶后段支气管

图 17-2　纤维支气管镜检查结果

脑骨肝及肾上腺检查：无远处转移证据。

肿瘤系列：癌胚抗原测定：6.00ng/ml（High）。

术前诊断及分期：右肺上叶占位性病变，恶性可能性大；cTNM：

T1aN1M0，ⅡA 期。

手术情况：2012 年 11 月 30 日全麻胸腔镜下右肺上叶切除、淋巴结廓清术。

术后病理：镜下所见（肿瘤组织）：癌细胞呈不规则腺腔样分布，核浆比例失调，核大深染（图 17－3）。

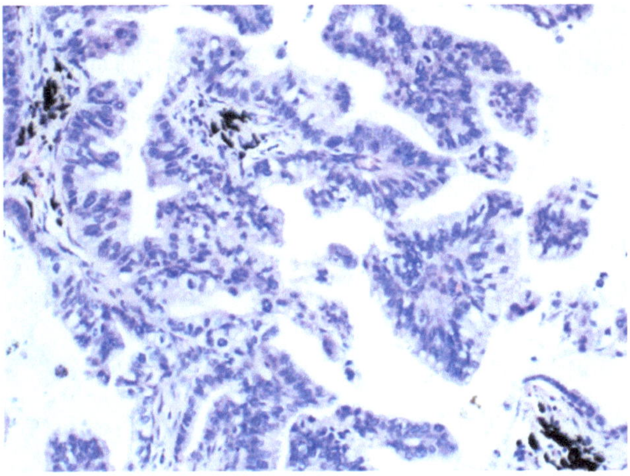

图 17－3　病理检查结果免疫组化（肿瘤组织）：CK7(＋)，TTF－1(＋)，CK20(－)，p53(散在＋)，Ki－67(约 10%＋)

诊断意见：（右肺上叶）中分化腺癌（腺泡型伴乳头型）；L3a(0/1)、L7(0/1)、L9(0/1)、L11(0/1)、L12(0/1)、L14(0/1)：淋巴组织增生；L4(1/2)：淋巴组织周边见癌巢；L10(2/2)：淋巴结转移癌 L8、L13：见肺组织及血管组织。

术后诊断及分期：右肺上叶腺癌；pTNM：T1aN2M0，ⅢA 期。

术后治疗：*EGFR* 基因突变检测：*EGFR* E19/21 突变。口服吉非替尼近 6 个月。

随访：现患者术后 9 个月，至今未见局部复发及远处转移。

笔记

临床讨论

肺癌是源于支气管黏膜上皮或肺泡上皮的恶性肿瘤。发病年龄大多在40岁以上，男性居多，但女性肺癌的发病率近年明显增加。传统上把起源于肺段支气管开口近侧、位置靠近肺门的肺癌称为中心型肺癌，起源于肺段支气管开口远侧、位于肺周围部分的肺癌称为周围型肺癌。目前肺癌病理学分型标准，较常见的包括腺癌、鳞癌、小细胞癌、大细胞癌。

肺癌的淋巴系统十分丰富，目前研究认为肺内的淋巴引流存在两大系统：①间质系淋巴管：由肺胸膜下淋巴管、小叶间淋巴管及肺静脉伴行的淋巴管组成；②实质系淋巴管：由支气管淋巴管和肺动脉伴行的淋巴管组成，二者之间有丰富的交通支且变异很多。进一步研究证实肺脏的淋巴回流具有向心性，即肺组织产生的淋巴液先回流至段支气管周围淋巴结，后沿段间回流至叶门，再经叶间回流到肺门，之后主要沿同侧的血管和气管间隙上行注入颈静脉角。淋巴结转移是肺癌最常见的转移途径，也是术后复发、死亡的重要原因。研究其转移规律，对提高手术治疗效果具有现实的指导意义。淋巴转移最常见的扩散途径，是先侵入邻近的肺段或肺叶支气管周围的淋巴结，然后到达肺门或隆突下淋巴结，或经气管旁淋巴结，最后累及锁骨上前斜角肌淋巴结和颈部淋巴结。

20世纪70年代中期，日本学者成毛韶夫将肺脏淋巴结分为14组，制成肺脏淋巴结分布图，并以此为基础作为肺癌TNM分期的依据，得到国际公认（图17－4）。N分期：未发生淋巴结转移时，归为N0；发生淋巴结转移时，若受累淋巴结主要位于肿瘤周围（即同侧10～14站），则归为N1；若受累淋巴结已达中央区域（即

笔记

同侧2～9站，除外1站锁骨上区淋巴结），则归为N2；若受累淋巴结已到达对侧，或锁骨上区淋巴结（同侧或对侧），则归为N3。

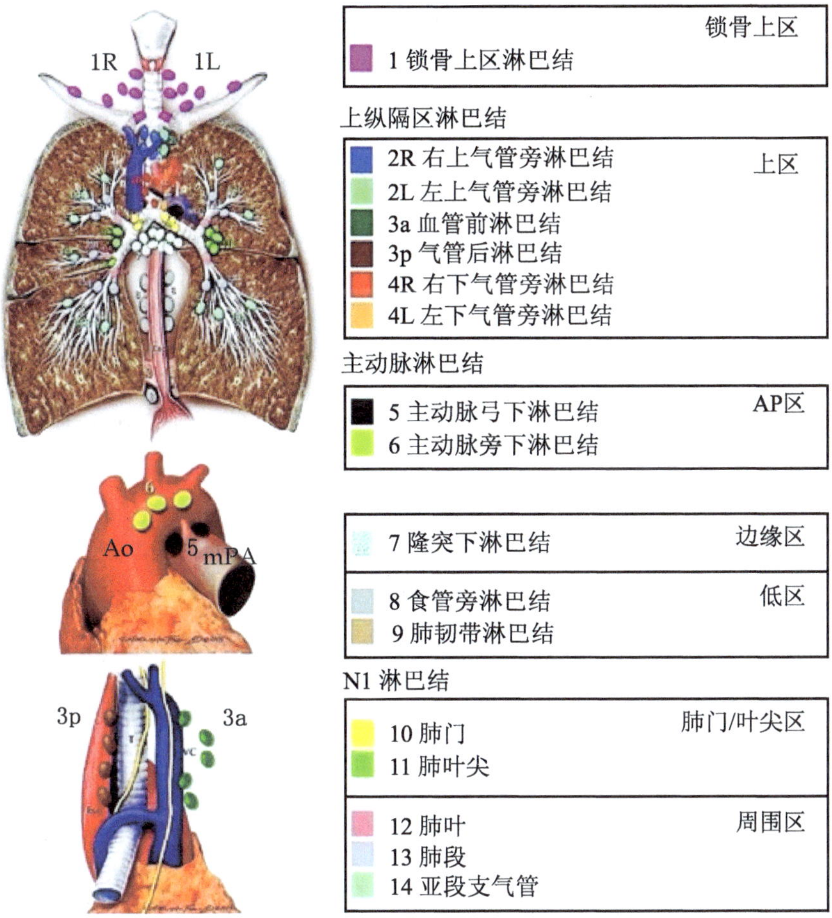

图 17－4　肺癌 TNM 分期

（资料来源：丁香园）

对于已有转移的晚期肺癌患者而言，行手术治疗后应继续给予化疗、放疗或靶向治疗等进一步治疗。鉴于含铂类等化疗方案研究发展及临床应用结果趋于平稳，随着2015年精准化治疗这一新兴概念的出现，驱动基因的发现及越来越多靶向药物在肺癌中的应用，肺癌治疗进入了一个全新的治疗时代。针对存在 *EGFR* 基因突变的肺腺癌患者，小分子选择性酪氨酸激酶抑制剂可阻断 *EGFR* 的磷酸化，目前TKI是肺癌患者应用最多的小分子EGFR酪氨酸激酶受体拮抗，文献研究均表明，对于*EGFR*基因敏感型的患者TKI的疗效明显优于常规化疗药物。第一代EGFR拮抗剂为可逆性TKI，这类药物作用原理是以共价键与EGFR激酶区结合，阻碍三磷酸腺苷（ATP）与该酶结合，阻断下游信号通路，导致肿瘤细胞凋亡，其代表药为吉非替尼（易瑞沙）、厄洛替尼（特罗凯）、埃克替尼（凯美纳）等。第二代为不可逆性泛ErbB家族抑制剂，其代表药物为阿法替尼（Gilotrif）、来那替尼、达克替尼等。第一代TKI获得性耐药的普遍存在及第二代TKI对抗获得性耐药的有限疗效，促使第三代TKI研发，代表药为奥希替尼（Osimertinib，AZD9291）和HM61713。

许顺教授点评

此例患者咳痰带血，引起患者注意，肺癌伴患者咯血是常见的症状，如在门诊或住院后能连续查痰3次检测癌细胞可能检出率较高，这样能在术前得到细胞学诊断，这是胸外科工作严谨的表现！能在术前得到诊断，这是医师用了最大力量的表现！另外，此病变周围多条纤维性条索，纵隔CT影像密度较大，但无钙化，在鉴别诊断方面，也不能不提及“结核”的可能。

此患者因为术后诊断病理分期较晚，术后进行基因二代测序并及时应用靶向药物治疗，亦体现了现在倡导的“精准医疗”。

笔记

018 同叶多中心肺腺癌

病例介绍

现病史： 患者以“体检发现右肺上叶占位”为主诉入院。患者于2012年11月29日体检行胸部CT检查时发现右肺上叶多发磨玻璃密度小结节，为求进一步诊治来我院。患者起病以来无发热，无咳嗽、咳痰、气促，饮食及二便正常，体重变化不明显。

个人史： 患者既往体健，无烟酒嗜好，无粉尘及污染物接触史。

辅助检查： 血生化检查、心肺功能未见明显异常。

胸部CT（2012年11月29日）（图18－1）： 右肺上叶可见密度不均团片影，病变内可见小实性密度影，病变周围可见磨玻璃密度影，大小约3.5cm×2.4cm，病变边缘不规则呈分叶状；另右肺尖区可见一磨玻璃密度小结节，直径约0.7cm。纵隔内未见肿大淋巴结。

笔记

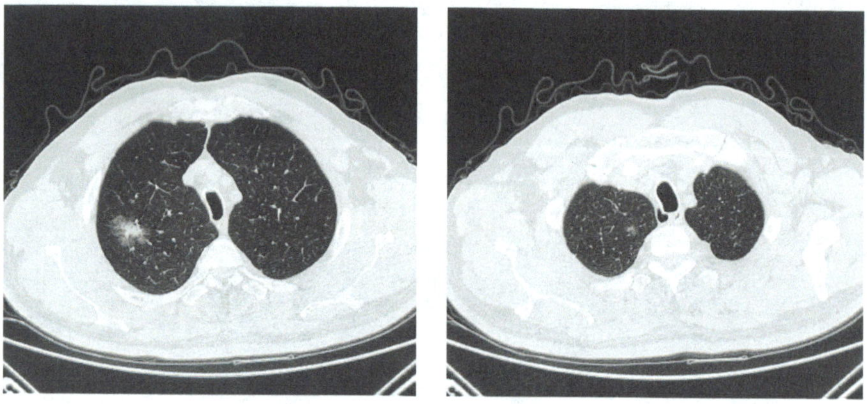

图 18－1　胸部 CT（2012 年 11 月 29 日）检查结果

余全身各部检查均未见异常。

cTNM：T3N0M0，ⅡB 期

手术情况：2012 年 12 月 17 日全麻下行右肺上叶切除、淋巴结廓清术。

术后病理及免疫组化：贴壁生长方式为主的微浸润性腺癌。L2（0/3），L4（0/3），L7（0/5），L9（0/2），L10（0/4），L11（0/1），L12（0/1），L13（0/1），淋巴结组织未见癌。免疫组化：C1：CK5/6（－），CK7（＋），CD56（－），Ki－67（约 1% ＋），TTF－1（＋），p63（－），Syn（－）（图 18－2）。

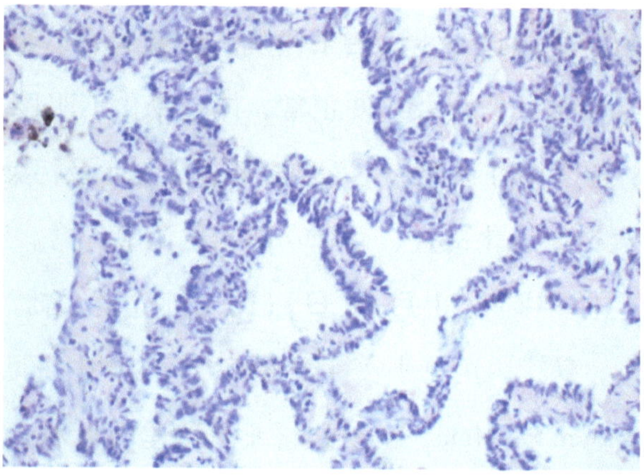

图 18－2　术后病理检查结果

笔记

确定诊断：右肺上叶腺癌，pTNM 分期：T3N0M0，ⅡB 期。

术后治疗：患者术后行 *EGFR* 基因突变检测未见突变。

术后未行辅助化疗，定期体检观察中。

随访：现患者术后 8 个月，未见复发及转移。

临床讨论

肺腺癌病理分为三大类：①浸润性癌前病变，包括非典型腺瘤样增生（AAH）和原位腺癌（AIS）；②微浸润性腺癌（MIA）；③浸润性腺癌（IAC）。2011 年肺腺癌 WHO 新分类把 MIA 定义为肺内孤立性病灶直径≤3cm，微浸润灶最大径≤0.5cm，同时必须满足以下条件：肺泡壁结构存在，癌细胞沿着肺泡壁生长，不侵犯间质、血管或胸膜；肺泡腔内无乳头，无微乳头结构，无肿瘤细胞聚集灶。可以理解为：已经是肺癌，而且有浸润（会向外侵犯），但距离还很短，不会远处转移。需要手术切除；可以亚肺叶切除（楔形切除或肺段切除）；切除后几乎不会复发或转移。MIA 低倍镜观，肿瘤细胞和胸膜间存在正常的肺组织，这与浸润性腺癌的癌性侵犯截然不同。MIA 浸润肌纤维母细胞的肺间质，组织形态表现为非贴壁状生长方式以外的组织学类型，即腺泡状、乳头状、微乳头状和（或）实性生长的浸润方式，浸润灶最大径≤0.5cm。若组织学切片无法测量浸润灶的大小，则通过浸润成分的总百分比乘以总的肿瘤大小评估浸润范围。

MIA 应与以下病变进行鉴别诊断：①肺浸润前病变：前者包括非典型性腺瘤样增生和 AIS。非典型性腺瘤样增生病灶直径一般＜0.5cm，肿瘤细胞沿肺泡壁呈现一种“不连续”的排列。AIS 病灶直径一般≤1cm，肿瘤细胞沿肺泡壁呈“连续性”的排列生长。

笔记

MIA 为肺泡腔消失，出现乳头、微乳头和腺泡样浸润性结构，肺泡间质中纤维母细胞或肌纤维母细胞增生。MIA 借助免疫组化标志物（如 SMA 和 CD34）帮助诊断和鉴别诊断。非典型腺瘤性增生、AIS 与 MIA 是肿瘤发生、发展过程中形成的一个谱系；②浸润性腺癌：前者以贴壁亚型为主时，两者鉴别较为困难，MIA 浸润性病灶 ≥ 5mm（多个病灶不能累加计算），或者出现明显胸膜侵犯时，应诊断为浸润性腺癌；③支气管上皮化生：炎症背景时支气管上皮化生易被误诊为 MIA，支气管黏膜基底细胞 p63、CK5/6 阳性表达，MIA 腺泡或肺泡壁基底细胞消失可辅助诊断；④转移性腺癌：前者少数情况下可沿肺泡间隔播散，与 MIA 形态类似，免疫标志物有助于鉴别诊断，如肠癌转移患者 CK20、CDX2 阳性表达，后者 CK7 和 TTF－1 阳性表达。MIA 患者多为体检发现，无明显临床症状容易漏诊，错过最佳的治疗时机。对 MIA 早期浸润灶范围精确划分是临床病理工作中一个难题。

对于 MIA 肿瘤直径≤2cm 患者，影像学表现为实性结节，标准手术方式是“肺叶切除术”，患者 5 年无瘤生存率可达 100%。最近研究推荐 MIA 病灶直径≤2cm，可行“肺段楔形切除＋选择性区域淋巴结清扫”，局部复发率和生存率与行肺叶切除的效果无明显差别。临床工作中经常发现 MIA 病灶大小不一，多数 MIA 肿瘤直径≤1cm，生长缓慢，短时间可以随访观察。对于＞1cm 病灶，出现病变增大，尤其在病灶内密度增高实性区时，提示肿瘤可能进展，需及时进行手术。如果病变增大患者又不能立即手术，需密切随访。

肺癌分期中，最复杂的要属 T 分期，其不是单纯的以大小或浸润深度去区分，而要从大小、位置、浸润范围 3 个维度去界定，满足其中任何一个维度，即可定义为该 T 分期，通常就高不就低（表

笔记

18－1）。例如：肿瘤大小只有1cm，但位置在主支气管，那么该肿瘤应归为T2期。肿瘤大小：以3cm、5cm、7cm为界，其中T1和T2又按每1cm进行了分割。肿瘤位置：1个结节时，分为T1a SS（Superficial Spreading，表浅扩散）和T2 Centr（Central，中央）；同侧2个及以上结节时，分为T3 Satell（Satellite，卫星）和T4 Ipsi Nod（Ipsilateral Nodules，同侧结节）。浸润范围：分为T1a（mi）（Minimally Invasive，微浸润），T2 Visc Pl（Visceral Pleura，脏层胸膜），T3 Inv（Invision，浸润）和T4 Inv。

表18－1 肺癌T分期

T分期	大小	位置	浸润范围
T1	T1a≤1cm 1cm＜T1b≤2cm 2cm＜T1c≤3cm	T1a SS：叶支气管（未达主支气管）	T1a（mi）：微浸润腺癌
T2	3cm＜T2a≤4cm 4cm＜T2b≤5cm	T2 Centr：主支气管（未达隆突）；肺不张（未超过肺门）	T2 Visc Pl：侵犯脏层胸膜
T3	5cm＜T3≤7cm	T3 Satell：同一叶2个及以上结节	T3 Inv：侵犯胸壁、心包、膈神经
T4	7cm＜T4	T4 Ipsi Nod：同肺不同叶2个及以上结节	T4 Inv：侵犯膈肌、纵隔气管、食管、心脏、大血管、隆突、脊柱、喉返神经

（资料来源：丁香园）

此患者在右上肺叶内存在两个结节，故其T分期为T3期。

许顺教授点评

此类型既往称非黏液性肺泡癌（BAC），现瘤细胞仍以贴壁方式生长为主，肺泡间隔略见增宽，间质浸润不明显，免疫组化：CK7（＋），TTF－1（＋），但由于同叶有两个独立

笔记

病灶，故 pTNM 分期：T3N0M0，ⅡB 期。此病例类型虽有两个病灶，但其特点为多中心，不属于转移灶，基因突变检测未见突变，故术后未行靶向治疗。因患者已行肺癌根治术，且淋巴结无转移，结合病灶病理学及其预后特点，虽然 pTNM 为ⅡB 期，但术后是否化疗需进一步讨论！

笔记

019
黏液型浸润性腺癌

病例介绍

患者女，53 岁，“间断干咳 2 年，加重 1 个月”为主诉入院。2 年前无明显诱因出现咳嗽，为干咳，无咳痰，伴胸闷、气短，活动后症状加重，无发热寒战，就诊于当地医院行胸部 CT 示右肺下叶阴影，应用抗感染治疗（拜复乐）后症状好转，其后干咳症状间断出现，自行抗感染治疗，未行进一步相关检查。近 1 个月，患者干咳加重，伴后背疼痛，于我院门诊行胸部 CT 检查示右肺下叶阴影，今患者为求进一步诊治入我院。起病以来无发热、无乏力、盗汗，饮食及睡眠可，二便正常，体重无明显改变。

个人史：无肿瘤病史；无吸烟饮酒史；无粉尘、放射线及污染物接触史。

笔记

血生化检查、心肺功能检查：未见明显异常。

胸部 CT：右肺下叶磨玻璃样影，中心可见少量实性成分（图 19－1）。

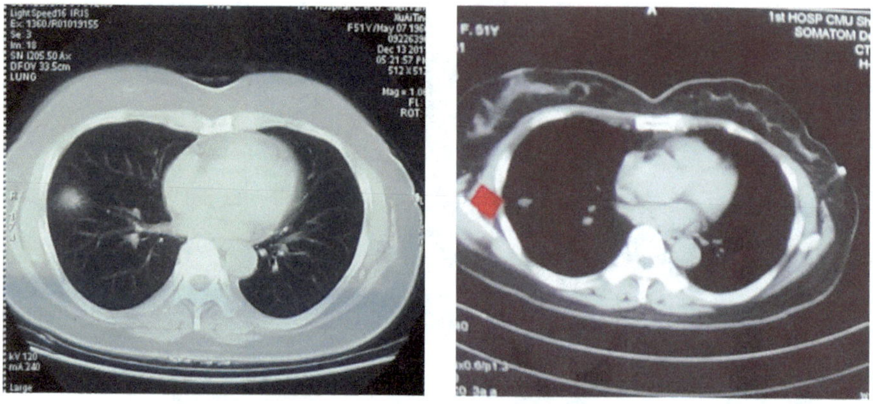

图 19－1　胸部 CT 检查结果

胸部 DR 正位：右肺下野外带可见团片影（图 19－2）。

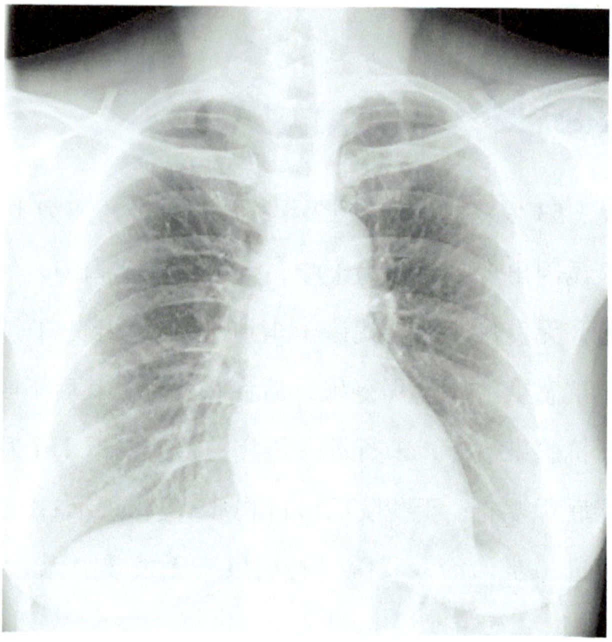

图 19－2　胸部 DR 正位（2013 年 7 月 12 日）检查结果

笔记

胸部 CT 平扫 + 增强（图 19 –3）：右肺下叶前基底段可见斑片影，其内可见空气支气管征，周围可见磨玻璃密度影，范围约 2.7cm × 1.7cm，平扫 CT 值约 26HU，增强未见明显强化。各级支气管通畅，无扩张与狭窄。双侧肺门不大，纵隔居中，其内未见肿大淋巴结。心脏大小正常，胸壁软组织未见异常。

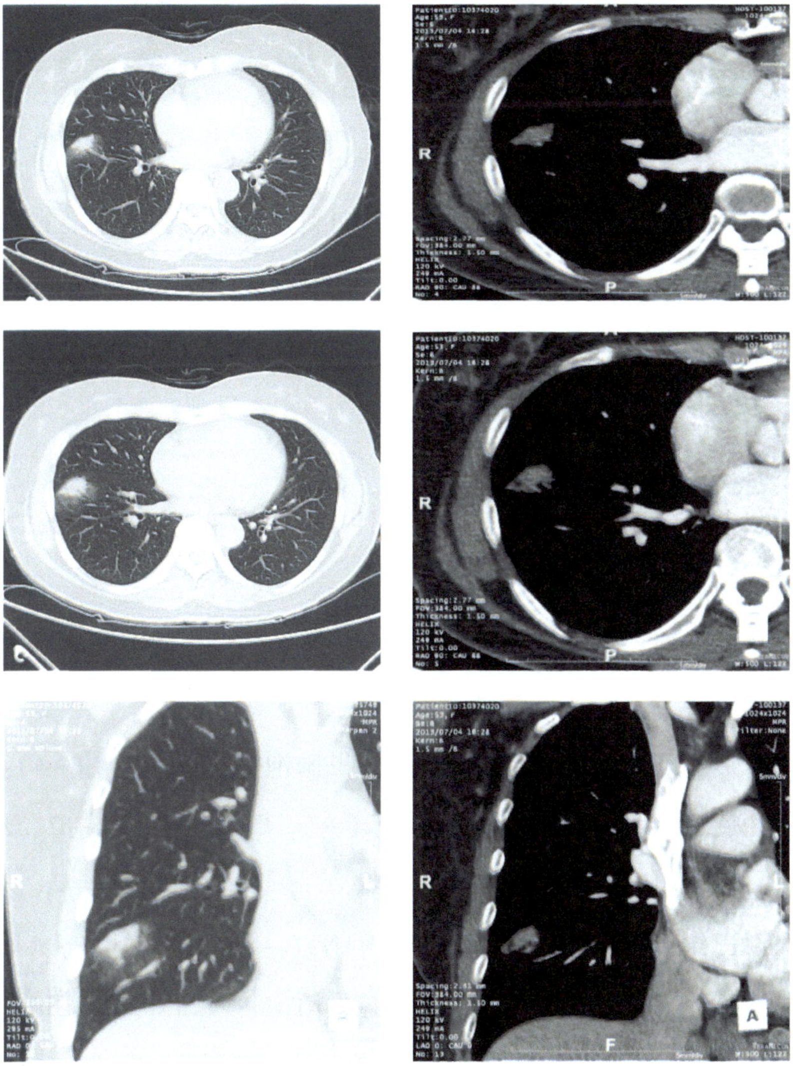

笔记

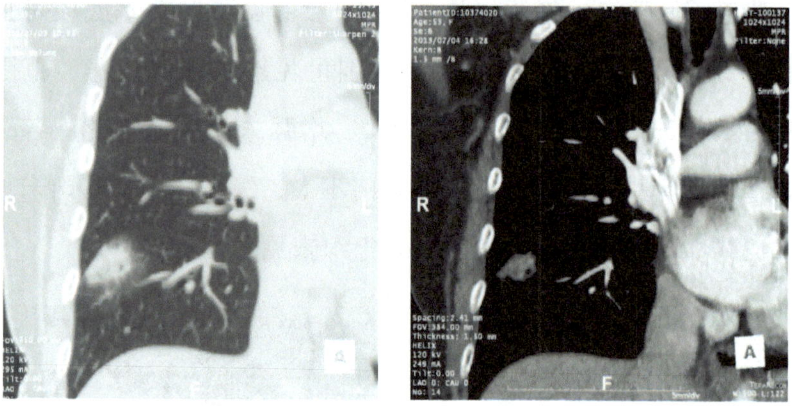

图 19-3　胸部 CT 平扫+增强（2013 年 7 月 18 日）检查结果

PET-CT：CT 示右肺下叶近叶间裂片状密度增高影，FDG 摄取略增高，最大 *SUV* 为 1.0；CT 示双肺门淋巴结影，FDG 摄取增高，最大 *SUV* 为 2.7。

余全身各部检查均未见异常。

肿瘤标志物未见异常。

术前诊断及分期：右下叶占位性病变，恶性可能性大；cTNM：T2aN0M0，ⅠB。

手术情况：2013 年 7 月 23 日全麻下行右肺下叶切除、淋巴结清除术。

术后病理：异型细胞富含黏液，贴肺泡壁生长（图 19-4）。

免疫组化（肿瘤组织）：CDX-2(-)，CK7(+)，Ki-67(5%)，TTF-1(+)。

淋巴结 L14：CD68(+)，CK(PAN)(-)。

术后诊断及分期：右肺下叶腺癌；pTNM：T2aN0M0，IB 期。

诊断意见：（右肺）腺癌（以贴壁生长为主）（建议做 *EGFR*、*KRAS*、*EML4-ALK* 融合基因突变检测，指导治疗；淋巴结 2，3，4，7，8，9，10，11，12，13，14）：未见癌。

笔记

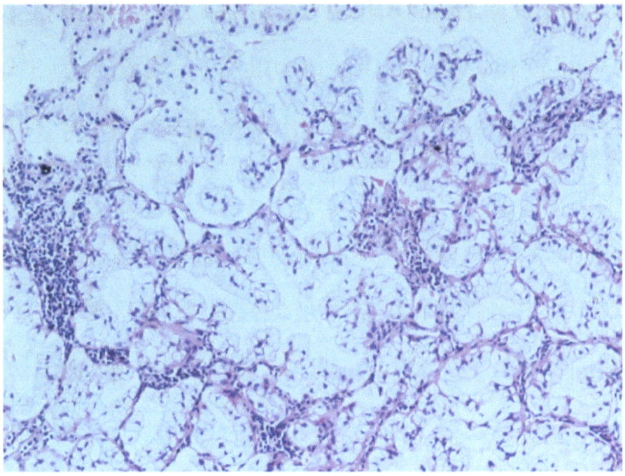

图 19－4 术后病理检查结果：镜下所见（肿瘤组织）

术后治疗：术后 *EGFR* 检测为阴性。

现于“培美曲塞 800mg/m²，d1 + 卡铂 700mg/m²，d1，q21d”方案化疗中，已完成 2 周期化疗。

随访：现患者术后 2 个月，无局部复发及远处转移。

临床讨论

肺部磨玻璃影（ground glass opacity，GGO）在在胸部 CT 表现为密度轻度增高的云雾状淡薄影/圆形结节，样子像磨砂玻璃一样，所以叫磨玻璃影。GGO 可以是弥漫性散在生长，也可以仅聚集在局部，看起来像一个小磨玻璃结节。一般而言，弥漫性生长的多数是良性病变，局灶性生长的可能为恶性。根据肺部磨玻璃影内部成分均一程度的不同，GGO 可分为纯磨玻璃影（pure ground－glass opacity，pGGO）和混合性磨玻璃影（mixed ground－glass opacity，mGGO）两种类型。

肺 GGO 肯定是从小逐渐长到大的，不会一开始就变成巨无霸。

笔记

这个进展过程相对缓慢，GGO 早期肺癌的生长呈惰性表现，长大 1 倍所用的时间较长，故 GGO 的随访时间一般至少为 3 年。在初期（<1cm）往往很纯、密度很低、边界也清晰，这时还不一定是恶性的，可以称为“pGGO”。切除后多证实为腺瘤样不典型增生（AAH，癌前病变）或 AIS（未侵犯周围血管间质、不会转移，5 年生存率 100%），极端情况下也可是微浸润腺癌（MIA，侵犯周围血管间质 <5mm，不会转移，切除后 5 年生存率 100%）。20% 的 pGGO 在随访过程中病灶会增大或变成 mGGO，而 40% 的 mGGO 在随访中会增大或实变区增大。当逐渐长大进展，pGGO 的实性成分增加，成为“混合性 GGO”。有时，还会出现分叶、毛刺、空泡、胸膜凹陷、血管密集等改变，这时多数已经是恶性了，为浸润性腺癌——可侵犯血管、肺内或全身转移。

GGO 的发生及疾病进展过程中存在多种分子生物学指标的变化，并且部分指标对于不同病理类型的 GGO 有着一定的特异性及敏感性。对于其定性诊断及预后评估有着重要意义的热点基因及蛋白分子包括表皮生长因子受体（epidermal growth factor receptor，EGFR）基因，Ki－67 蛋白和 CYFRA21－1 蛋白等。

良恶性 GGO 的鉴别：薄层 CT 配合三维重建、定期动态 CT 观察：①伴明显分叶、空泡、胸膜凹陷征或明显实性成分（荷包蛋：中间厚外周薄）的 GGO 提示恶性病变，GGO 中实性成分含量越多，则预后相对越差；②随访中病灶消散或明显缩小者考虑炎症反应可能；③随访中，GGO 增大、病灶密度变实，或兼有肿瘤微血管 CT 成像征时，提示恶性病变。而由于表现为 GGO 的病灶往往较小（<10mm），很难用细针抽吸的方式取得活检标本，这使确定其良恶性变得更为困难。一个被广泛采纳的由 Fleischner 协会指出的手术指征为：①直径 >15mm 的单纯性 GGO；②实性成分 >5mm 的

笔记

mGGO。而相比于手术，细针抽吸活检并不是GGO病变的首选，其原因主要有：①CT图像上的表现和病理学诊断之间的联系已被初步阐释，如CT图像上的实变就与病理学上的微侵袭性肺腺癌表现出了一致性，并且侵袭性肺腺癌中的贴壁亚型（1epidic）肺腺癌也可在CT图像上表现为GGO；②细针抽吸活检可能导致并发症；③VATS对患者造成的创伤很小。

许顺教授点评

此病例2年前胸部CT中下叶交界点，可见GGO，但中间有密度增浓区，此时结节>2.0cm，应进行手术切除为宜；近期结节较前略增大，但中心密度进一步扩大，术中及术后均未见局部及纵隔淋巴结转移，符合贴壁生长为主的黏液型腺癌（既往称之为黏液性细支气管肺泡癌）；由于*EGFR*突变阴性，故选用培美曲塞化疗，今后宜严密观察经过。

笔记

020

ⅢA N2 浸润性腺癌

病例介绍

患者女，52岁，以“咳嗽1个月”为主诉入院。1个月前无明确诱因出现干咳，未治疗，咳嗽症状持续无好转。于当地医院行胸部CT检查提示右肺上叶不规则占位性病变（图20－1）来诊。入院后行纤维支气管镜，未见异常（图20－2）。加行PET－CT示：右肺上叶软组织肿物，*SUV*＝6.1；右肺下叶结节影FDG未见异常摄取。依患者术前影像学资料及检查结果，对患者行术前分期：cTNM：T1bN0M0，ⅠA2期。完善各项入院检查，排除手术禁忌后，于2012年10月11日行全麻下右肺上叶切除、淋巴结廓清术，依术后病理（图20－3）行术后诊断：右肺上叶腺癌，T1bN2M0，ⅢA期。术后患者行*EGFR*检测（表20－1），口服吉非替尼治疗，未

笔记

行术后化疗。现为患者术后10个月，至今未见局部复发及远处转移。

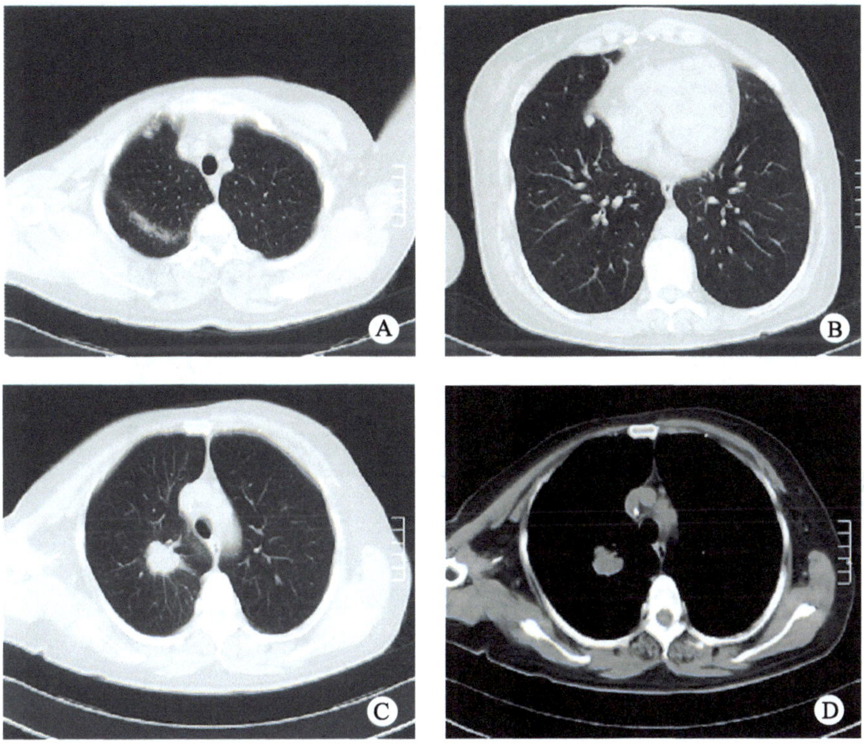

图20－1　胸部CT：A. 右肺上叶见模糊片状影；B. 右肺下叶小结节，可见钙化影；C. 右肺上叶不规则占位，大小约29mm×25mm，边缘见毛刺影，邻近胸膜受牵拉，肿瘤密度较大；D. 纵隔内未见明显肿大的淋巴结

表20－1　肿瘤相关基因检测结果：Exon－19外显子突变（ARMS法）

检测项目	外显子/密码子	突变类型	检测结果 ARMS法
EGFR 基因29种突变检测	Exon－19	19del	+
	Exon－21	L858R	—
	Exon－20	T790M	—
	Exon－20	20－Ins	—
	Exon－18	G719X	—
	Exon－20	S768I	—
	Exon－21	L868Q	—

笔记

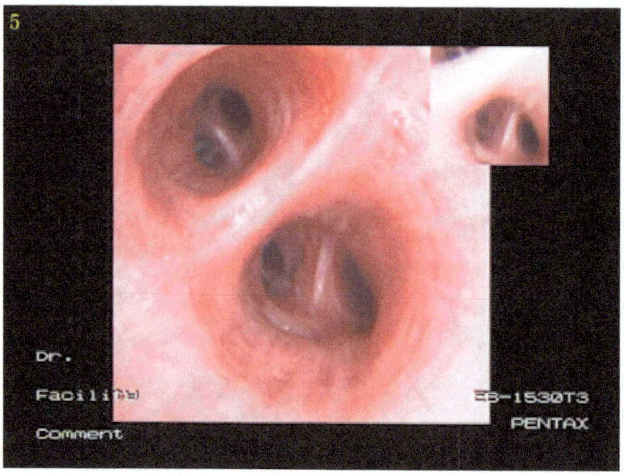

图 20－2　纤维支气管镜检查结果：气管环清晰，黏膜正常，隆突锐利，血管纹理清晰，左右肺支气管段以上开口正常，未见新生物

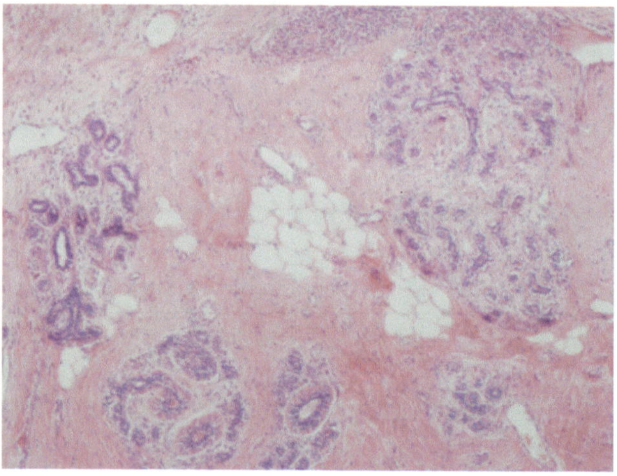

图 20－3　术后病理检查结果：浸润性腺癌，局部低分化。L3 组见淋巴结转移，L4、7、10、11 组未见转移。免疫组化结果：D2－40(－)、CK7(+++)、CEA(+++)、p63 少数细胞(+)、TTF－1(++)

笔记

临床讨论

一般来说 NSCLC T1 或者 T2N0M0 病例以完全性手术切除为主，辅以化疗和放疗等综合治疗。在 21 世纪以前，只要临床诊断为ⅢA－N2 期的 NSCLC，称为肺癌纵隔疾病，且被视为外科手术禁忌证。但随着外科技术的迅速发展、医疗器械的进步、药物的开发，ⅢA－N2 肺癌的治疗观念已经有了很大的改变，已不再被视为外科手术的禁忌证，而是以手术为主要治疗方法的综合性治疗。NSCLC 的治疗多种多样，手术、放疗、化疗、靶向治疗相结合的综合性治疗已成为主流，但是对于ⅢA－N2 期 NSCLC 患者来说，其预后还是很不理想，据曾宪涛等人的研究ⅢA－N2 期 NSCLC 术后患者 1 年生存率、3 年生存率、5 年生存率分别为 84.2%、42.3%、21.3%。

本病例中一个主要矛盾在于 PET－CT 的准确性上：NSCLC 纵隔淋巴结转移是非常重要的生存预后因素，准确的纵隔淋巴结分期能使患者最大程度地受益于手术，21%～50% 新增 NSCLC 病例存在淋巴结转移。目前，18 氟－氟代脱氧葡萄糖正电子发射体层显像/计算机体层成像（18F－FDG PET－CT）已经广泛应用于肺癌的诊断、分期、预后及治疗效果评估。绝大部分恶性肿瘤葡萄糖代谢高，FDG 作为与葡萄糖结构相似的化合物，静脉注射后会在恶性肿瘤细胞内积聚起来，所以 PET 能够鉴别恶性肿瘤与良性肿瘤及正常组织，同时也可对复发的肿瘤与周围坏死及瘢痕组织加以区分，现多用于肺癌、乳腺癌、大肠癌、卵巢癌、淋巴瘤、黑色素瘤等的检查，其诊断准确率在 90% 以上。这种检查对于恶性肿瘤病是否发生了转移，以及转移的部位一目了然，这对肿瘤

笔记

诊断的分期，是否需要手术和手术切除的范围起到重要的指导作用。PET - CT 在评估 NSCLC 患者的淋巴结转移情况中被广泛应用。但是其在纵隔淋巴结转移评判的敏感性和特异性偏低，仅为 60% 和 77%，PET - CT 在癌细胞转移上虽然有较高的阳性率，在本病例中术前检查行 PET - CT 等检查淋巴结未见明显转移征象，然术后病理显示 L3 组淋巴结存在转移，反映了 PET - CT 检查的局限性。

在 PET - CT 中，反应病灶良恶性的重要指标就是 *SUV*，对病灶的定性和疑似转移的病灶的区分有着重要的意义。*SUV* 全称为标准摄取值（standard uptake value，*SUV*），是 PET 在肿瘤诊断中常用的半定量指标，是指局部组织摄取的显像剂的放射性活度与全身平均注射活度。*SUV* 量化肿瘤组织对 18F - FDG 的摄取水平，能够反映肿瘤细胞的增殖和生长能力等。在生物学特性方面，SUV 反映了该处组织代谢的活跃程度，与肿瘤细胞的分裂增殖速度有着必然联系。正常的 *SUV* 值一般低于 2.0。当 PET - CT 检查出来的 $SUV > 2.5$ 时，患有恶性肿瘤的可能性增高，因此，一般情况下，以 $SUV > 2.5$ 为诊断恶性肿瘤的标准，$SUV < 2.5$ 和 $SUV > 2.0$ 的情况则考虑良性肿瘤。鳞状细胞癌的平均 *SUV* 为 10.35 ± 5.42，腺癌 *SUV* 为 10.00 ± 7.2。在肿瘤转移方面，根据高继东等人的研究结果，肺腺癌的 *SUV* 与肿瘤侵袭性明显相关，可作为一种非创伤性检查方法来判断肺癌的侵袭性和预后，肺腺癌原发灶 *SUV* 是判断肺门或纵隔淋巴结转移的有意义因素；而鳞状细胞癌原发灶 *SUV* 与肺门或纵隔淋巴结转移无明显相关性。

笔记

许顺教授点评

（1）此例患者持续无痰干咳为主诉，无吸烟史，胸部 CT 示右肺上叶结节密度较大伴上叶尖区片状云絮影，虽然 PET－CT 提示肿物 *SUV*＝6.1，为轻度升高，由于术前未能取得组织学诊断，不能除外肺鳞状细胞癌，故行支气管镜检查，以除外气管内病变。

（2）PET－CT 检查仅提示肿瘤结节 *SUV* 轻度升高，上纵隔淋巴结 L3 组未表达，但手术廓清淋巴结后病理发现 L3 组淋巴结为转移，显示出手术廓清的意义。

参考文献

1. 曾宪涛．ⅢA－N2 期非小细胞肺癌患者预后的多因素分析．福建医科大学，2016：1－33.

2. 邵亭亭，于丽娟，李迎辞，等．PET－CT 密度比与摄取比判断肺癌纵隔淋巴结转移的研究．中国肺癌杂志，2015（3）：155－160.

3. 邹家威，缪莹莹，刘红兵，等．18F－FDG PET－CT 对周围型肺腺癌淋巴结转移的相关性研究．医学研究生学报，2017，30（7）：746－752.

4. 王永勇，王家宁，廖永德．PET－CT 及 EBUS－TBNA 对于非小细胞肺癌淋巴结转移评估作用的比较．华中科技大学学报（医学版），2017，46（6）：683－686.

5. 高继东，张彩霞，徐微娜，等．肺癌 18F－FDG－PETCT 的 *SUV*max 与淋巴结转移及肺癌肿瘤标志物之间的关系研究．现代肿瘤医学，2011，19（7）：1348－1351.

笔记

021 浸润性肺腺癌术后复发

病例介绍

患者男，生于1960年4月30日，以“咳嗽、咳痰1个月”为主诉入院。患者2008年3月始出现咳嗽、咳痰，痰为白色，未见痰中带血。于当地医院行胸部CT检查：左肺上叶占位，为求进一步诊治来我院。入院后行胸部CT（图21－1），余全身各部检查均未见异常。术前分期：cTNM：T2aN0M0，ⅠB期。患者于2008年4月23日全麻下行左肺上叶切除，淋巴结廓清术。术后病理及免疫组化（图21－2）示左肺细支气管肺泡癌，术后确定诊断：左肺上叶腺癌，pTNM分期：T2aN0M0，ⅠB期。术后应用紫杉醇＋顺铂方案规范化疗4周期后定期体检复查。2010年11月10日复查胸部CT时于左肺下叶发现两枚小结节（图21－3），直径分别为1.5cm和0.8cm，行

笔记

PET－CT 检查显示较大者最大 *SUV* 为 1.5（图 21－4），恶性病变不除外，余部未见异常。2010 年 11 月 29 日全麻下行左肺下叶病灶切除术，依术后病理及免疫组化（图 21－5）确定诊断：左肺下叶腺癌；肺癌术后“复发”(多中心)，pTNM 分期：T3N0M0，ⅡB 期。术后行 *EGFR* 基因检测，提示 *Exon19* 基因突变（表 21－1）。术后口服吉非替尼，未应用辅助化疗。现术后 33 个月，复查无复发及转移。

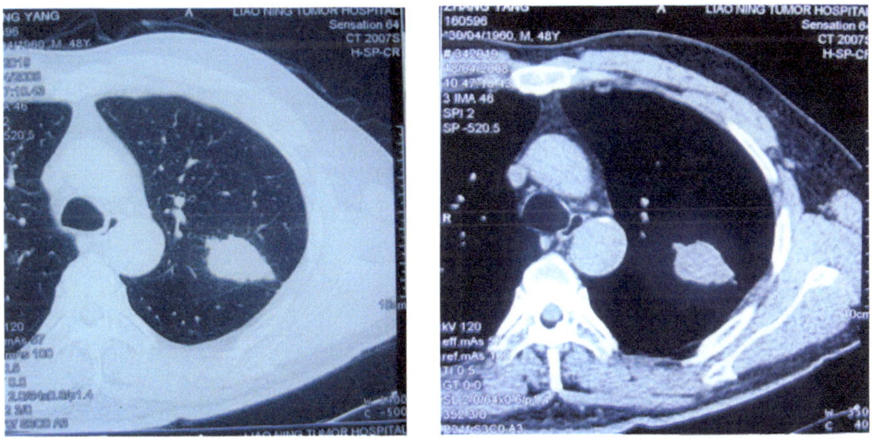

图 21－1 胸部 CT（2008 年 4 月 18 日）检查结果：左肺上叶软组织团块影，浅分叶，周围可见毛刺及胸膜牵引，大小约 4.5cm×2.5cm，其内密度均匀，纵隔内未见明显肿大淋巴结

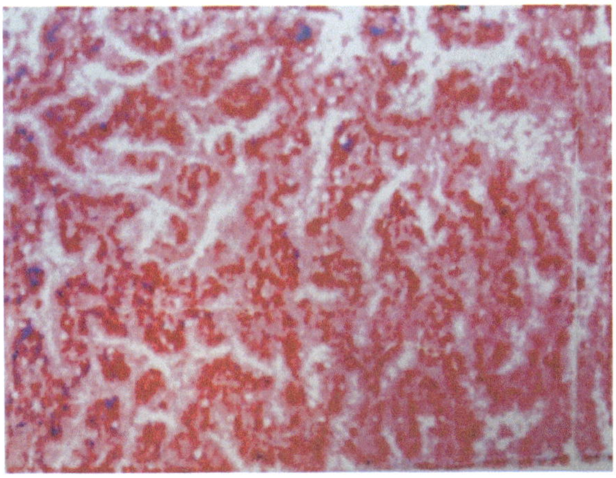

图 21－2 术后病理及免疫组化检查结果：左肺细支气管肺泡癌，淋巴结 L5、L7、L9、L10、L11 均未见癌。免疫组化结果 CK－P(＋)、TTF－1(＋)、NSE(＋)、Vim(－)

笔记

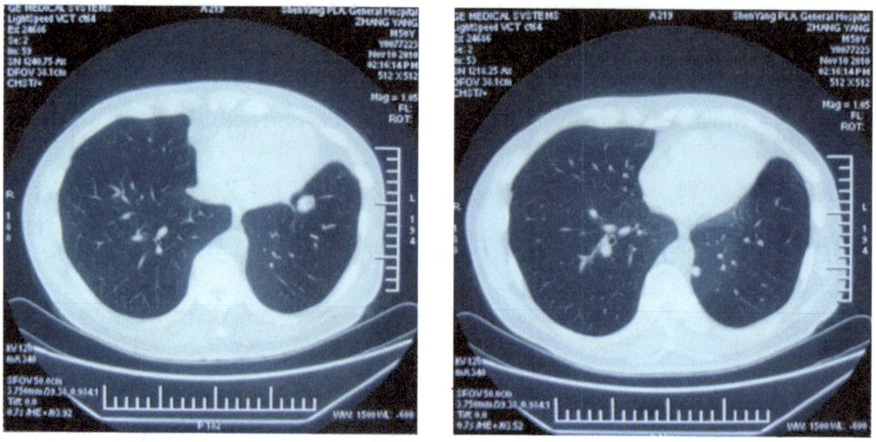

图 21－3　胸部 CT（2010 年 11 月 10 日）检查结果：
左肺下叶心缘旁结节影，直径 1.5cm，
左肺下叶降主动脉旁结节影，直径 0.8cm

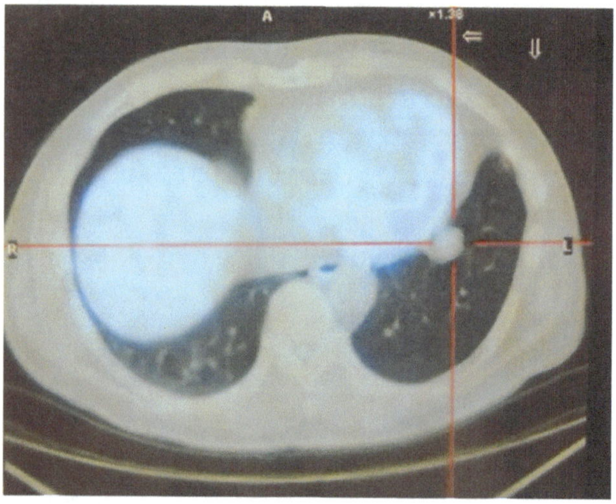

图 21－4　PET－CT 检查结果：左肺下叶结节，
较大者最大 *SUV* 为 1.5，恶性病变不除外

笔记

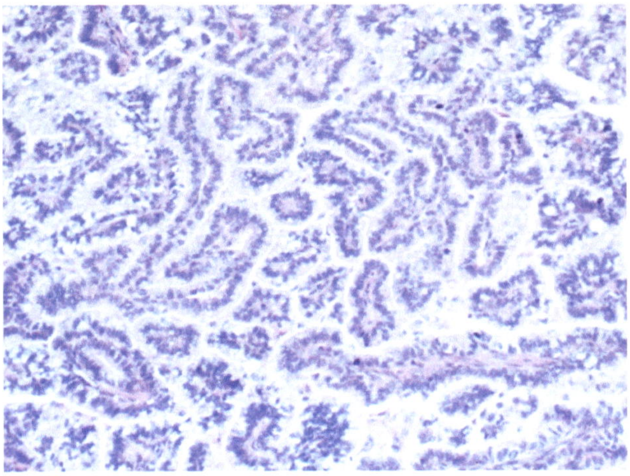

图 21－5 术后病理及免疫组化检查结果：两结节均为混合型乳头状腺癌——肺泡细胞癌，以乳头状腺癌为主。免疫组化结果：CK－H(－)，CK－L(＋)，TTF－1(＋)，SPA(－)，CD56(－)，Syn(－)

表 21－1 肿瘤治疗相关药物靶标检测表

检测项目	检测数据	结果	提示
ERCC1 mRNA 表达	≥42.3	中	*ERCC1* 基因 mRNA 表达水平与铂类疗效负相关
TYMS mRNA 表达	≥68.6	中偏高	*TYMS* 基因 mRNA 表达水平与氟类/培美曲塞、卡培他滨疗效负相关
RRM1 mRNA 表达	≥81.6	高	*RRM1* 基因 mRNA 表达水平与吉西他滨疗效负相关
TUBB3 mRNA 表达	≥21.3	低	*TUBB3* 基因 mRNA 表达水平与抗微管类疗效负相关
EGFR E19 基因突变	△E476－A750 (K475：AAA)	突变	*EGFR* 基因外显子 19 缺失突变与吉非替尼、厄洛替尼疗效正相关

笔记

（续）

检测项目	检测数据	结果	提示
EGFR E21 基因突变	野生型	无突变	*EGFR* 基因外显子 21 突变与吉非替尼、厄洛替尼疗效正相关
EGFR E2 基因突变	野生型	无突变	*EGFR* 基因外显子 2 突变与吉非替尼、厄洛替尼、西妥昔单抗、帕尼单抗疗效负相关
EGFR E3 基因突变	野生型	无突变	*EGFR* 基因外显子 3 突变与吉非替尼、厄洛替尼、西妥昔单抗、帕尼单抗疗效负相关

临床讨论

现如今，肺癌的总体发病率与病死率在所有癌症中处于最高位，其中 NSCLC 占肺癌总数的 80%～85%，手术切除是早期肺癌的首选治疗方法。Ⅰb 期肺癌患者术后 5 年生存率为 60% 左右，但术后 2 年内转移和复发率也达到 38%。而该期患者术后是否需要辅助化疗仍存在争议。2007 年，美国和加拿大两大肿瘤研究中心的研究报告提出了完全切除的 NSCLC 的术后治疗指导方针，对Ⅱa 期、Ⅱb 期及Ⅲa 期患者建议常规进行术后辅助铂类化疗，而对于Ⅰb 期患者，尽管一些试验证实术后化疗可能有一定的益处，但不建议常规使用，对Ⅰa 患者则不建议使用。2011 版 NCCN 指南提出 NSCLC 术后的高危因素包括低分化、神经内分泌瘤、侵犯脉管、楔形切除、

笔记

肿瘤 >4cm 和脏层胸膜受累等。T2abN0 且切缘阴性的患者一般仅接受观察，有以上高危特征的患者推荐行辅助化疗；T2abN0 患者如切缘阳性应该接受再切除术加化疗或化放疗加化疗。对于手术切缘阴性的Ⅱ期病变，推荐化疗（1 类）加或不加放疗（放疗为 3 类）。如果Ⅱ期患者切缘阳性，可选治疗方法包括再次手术切除加化疗或化放疗联合化疗。对于ⅠB 期化疗的争议，据张其刚、徐红亮等人的研究，在ⅠB 期的分期中，仅肿瘤细胞的分化程度是影响患者 5 年生存期的独立因素。术后辅助化疗能够使肿瘤中分化、低分化的肺癌患者获益，而肿瘤高分化的肺癌患者未见明显差异。而据毛锋等人的研究，血管癌栓对患者预后有统计学差异，提示对于这部分患者可能需要进行辅助化疗，同时手术方式与细胞分化程度是影响预后及生存的重要因素。

非小细胞的肺癌术后化疗问题已经困扰临床肿瘤医师近 30 余年，从 20 世纪 60 年代起一直进行有关尝试，直到近 10 年才陆续发表了一些有阳性的临床研究结果。研究显示，手术辅以顺铂为基础的新辅助化疗，可为手术治疗提供基础，提高治疗效果。

近年来，以紫杉醇为代表的新一代抗肿瘤药物的前期临床试验被证实对 NSCLC 有较好的疗效。国外近年来开展了以经皮腔内血管成形术（PTA）为主的联合化疗，特别是 PTA 与铂类药物联合治疗 NSCLC 取得了较满意的结果。PTX 的抗癌活性是通过破坏微管蛋白质 – 微管系统实现的，顺铂为铂的金属络合物，是现今认为对 NSCLC 具有较高活性的药物。吉非替尼，又名易瑞沙，是一种选择性 EGFR 酪氨酸激酶抑制剂。临床研究显示，吉非替尼对 NSCLC 的疗效各不相同，但其共同的临床特点是：①女性、非吸烟者、腺癌尤其是细支气管肺泡癌和东方人更为有效；②疗效与 *EGFR* 及其下

笔记

游因子的表达水平均无关；③*EGFR*基因突变可以预测吉非替尼的疗效。由于突变的位点主要集中在外显子18、外显子19和外显子21，均处于EGFR-TK活性区域及其附近，通过结构分析表明，这些位点的突变容易改变*EGFR*的结构，影响多种蛋白激酶的自身调节。体外研究也证实，这些位点的突变可以上调配体引起的*EGFR*自体磷酸化，增加肿瘤组织对吉非替尼的敏感性。

许顺教授点评

2008年4月23日以“咳嗽、咳痰、不咯血、无发热”为主诉入院，胸部CT示左肺上叶实性结节，纵隔未见增大淋巴结，行左肺上叶切除术，术后诊断为左肺上叶腺癌，pTNM分期为T2aN0M0，为ⅠB期。术后应用紫杉醇+顺铂方案规范化疗4周期后定期体检复查。2010年11月10日复查胸部CT时于左肺下叶发现两枚小结节，直径分别为1.5cm和0.8cm，行PET-CT检查显示较大者最大*SUV*为1.5，恶性病变不除外。遂行第二次手术：左肺下叶病灶切除术。术后病理：两结节均为混合型乳头状腺癌，免疫组化结果：CK-H(-)，CK-L(+)，TTF-1(+)。术后行*EGFR*基因检测，提示*Exon19*突变。现口服吉非替尼33个月，未用化疗，复查无复发及转移。此病例虽属过去肺细支气管肺泡癌的一种，现列为乳头状为主的浸润性腺癌，对化疗不敏感，所幸常与*EGFR*基因突变相关！

参考文献

1. Jemal A, Bray F, Center MM, et al. Global cancer statistics. CA Cancer J Clin, 2011, 61 (2): 69-90.

笔记

2. Su S, Scott WJ, Allen MS, et al. Patterns of survival and recurrence after surgical treatment of early stage non - small cell lung carcinoma in the ACOSOG Z0030 (ALLIANCE) trial. J Thorac Cardiovasc Surg, 2014, 147 (2): 747 - 752; Discussion 752 - 753.
3. 毛锋，潘雁，李子明，等. Ib 期肺癌术后辅助化疗高风险因素分析. 中国肺癌杂志，2014 (5): 411 - 416.
4. 徐红亮. 109 例 I B 期 (T2aN0M0) 非小细胞肺癌患者临床分析. 中国医科大学，2017: 1 - 35.

笔记

022

ⅠA 期微浸润性腺癌

病例介绍

患者男，62 岁，以“体检发现右肺上叶结节”为主诉入院。患者 2013 年 2 月体检行胸部 CT 检查：右肺上叶小结节，为求进一步诊治来我院。入院后行胸部 CT（图 22－1），行纤维支气管镜检查，余全身各部检查均未见异常。术前分期 cTNM：T1bN0M0，ⅠA 期。于 2013 年 3 月 22 日全麻下行右肺上叶切除，淋巴结廓清术。依术后病理及免疫组化（图 22－2），确定诊断：右肺上叶腺癌，pTNM 分期：T1bN0M0，ⅠA 期。患者术后 *EGFR* 基因检测提示无基因突变。因术后病理分期为ⅠA 期，故未行术后辅助化疗。现患者术后至今未见局部复发及远处转移。

笔记

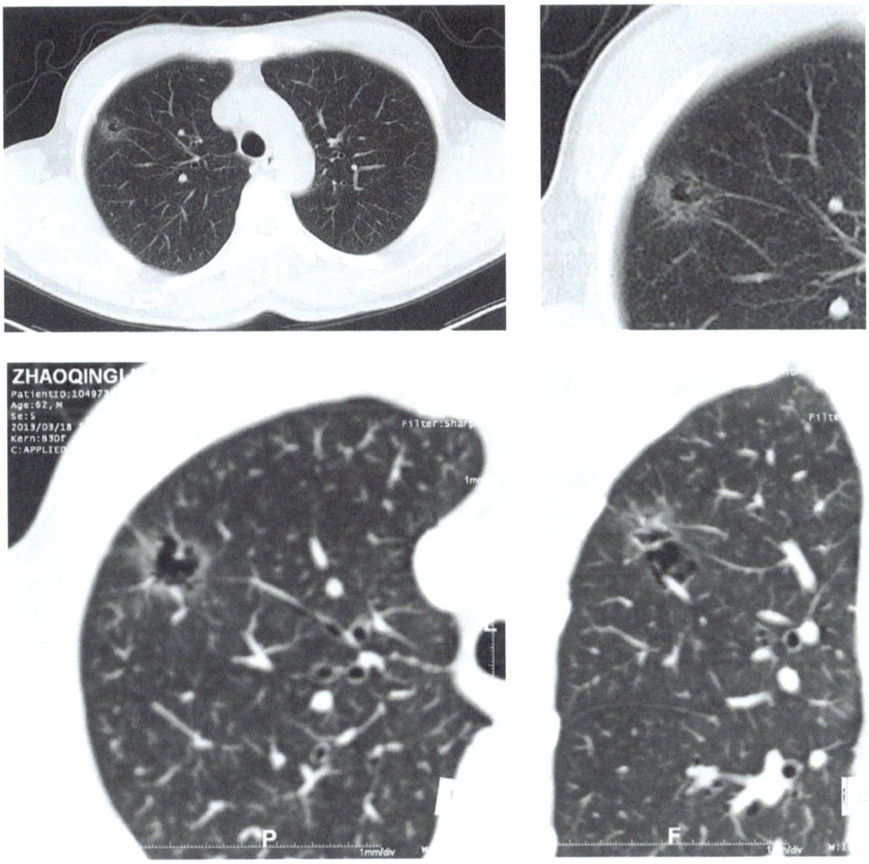

图 22－1　胸部 CT（2013 年 3 月 18 日）检查结果：右肺上叶前段胸膜下见一模糊淡片状磨玻璃影，边缘毛糙，其内可见空泡状不规则透光区，范围约 2. 1cm ×1. 9cm。纵隔内未见肿大淋巴结

临床讨论

2011 年的肺腺癌病理分型以 AIS 和 MIA 替代了原有的细支气管肺泡癌，此二者因为手术预后极好而获得外科医师的关注。随着影像技术的发展，越来越多的早期肺腺癌被发现，其中 CT 表现以 GGO 为主的肺腺癌可能属于 MIA。MIA 是一类早期肺腺癌，主要以

笔记

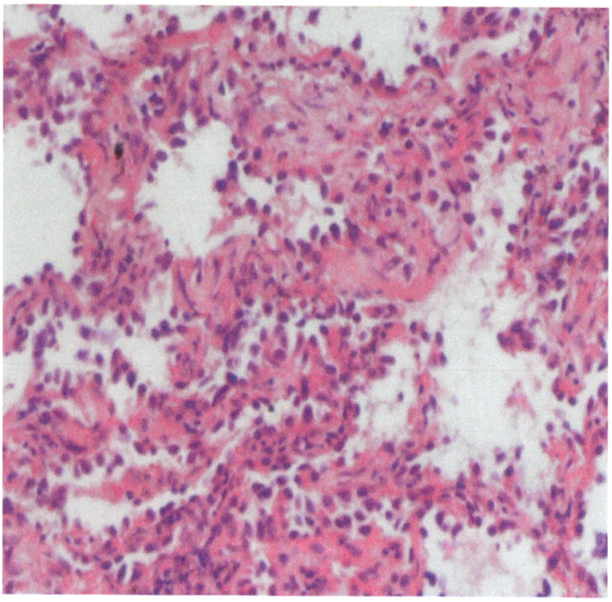

图 22-2　术后病理及免疫组化：异型细胞呈腺样分布，排列紊乱，局部微浸润。右肺上叶病灶为多中心性非典型腺瘤，局部癌变伴微浸润；L2、4、7、9、11、12、13 淋巴结未见癌。免疫组化结果：CK5/6(-)，CK7(+)，p63(-)，TTF-1(+)，SP-A(+)，SP-B(-)，p53(-)，Ki-67(1%)

贴壁方式生长，且病灶中任一浸润病变的最大直径≤5mm，不伴有浸润胸膜、血管、淋巴管或肿瘤性坏死。MIA 的影像表现通常以 GGO 为主。根据有无实性成分，分成 pGGO 和 mGGO 两类。GGO 的病理基础是附着肺泡壁生长的肿瘤细胞，而实性成分可能由肺泡壁的塌陷、纤维化及浸润性的肿瘤细胞增生所致。其中以 pGGO 为主，少数为存在实性成分的 mGGO，极少数为实性 GGO。MIA 尚无明确的 HRCT 诊断标准，根据 GGO 的大小能初步判断其浸润性。典型 MIA 的 CT 表现为直径 >10mm 的 pGGO，直径 >16.4mm 则可能为浸润性腺癌。GGO 的 CT 衰减值反映细胞成分和肺泡气腔的容积。pGGO 的 CT 衰减值与其生长状况相关，以 -670HU 作为预测后续生长与否的临界值，其敏感性和特异性分别为 78.1% 和

笔记

80.0% 。mGGO 中实性成分大小与浸润程度高度相关。MIA 的实性成分通常 <5mm，实性部分与整个结节直径之比（C/T）<0.25。而 C/T >0.4，实性成分 >8mm 或 10mm 的通常提示浸润性腺癌。近些年大量研究表明，MIA 行完全切除术后 5 年无病生存率接近 100% ，现在许多学者提出，肿瘤大小 <2cm，CT 表现以 GGO 为主的肿瘤，低度恶性，预后良好，其病理类型往往为 AIS 或 MIA 早期肺癌的标准术式，亚肺叶切除所能达到的生存率和局部复发率与肺叶切除相比，并无显著差异。

肺叶切除术加系统性淋巴结清扫对于 MIA 可能存在过度治疗，而保留更多肺实质的亚肺叶切除，被认为是更好的选择。pGGO 如果直径 >10mm，或者随访过程中增大，进展为浸润性腺癌的可能性较大，需要手术切除；对于行亚肺叶切除即能达到完整切除的病例，后续平均 39 个月的随访均未发现有局部复发或纵隔淋巴结转移；pGGO 在其他肺叶出现多原发病灶的可能性较大，当其他部位病灶为中央型时，先前行亚肺叶切除为后续手术争取了更大的可操作空间。除了结节的大小和成分，手术方式的选择还须考虑结节所处的位置。选择楔形切除须谨慎，有研究显示，97 例楔形切除的患者中 5 例（5.1%）复发，这种高局部复发率可能是切缘不足所致。当结节位于肺外 1/3 时，楔形切除可获得足够的切缘；但结节位置较深时，则需行肺叶切除或者肺段切除。手术方式需遵循个体化原则，综合病灶的具休部位及患者的身体状况制定最优方案。肺叶切除和亚肺叶切除均可适用于 MIA，手术方式的选择取决于病灶的位置和患者的身体状况。

以往我们对术中冰冻只要求区分良、恶性，但自从越来越多地采用肺段切除和楔形切除治疗 AIS 和 MIA 后，我们对术中诊断的要求也更高。而通过术中冰冻区分 AIS、MIA 和 IAC 的确有一定难度，

笔记

特别是 MIA 的冰冻切片中有时可出现增生的纤维间质内有塌陷的肺泡或组织细胞在肺泡腔内聚集。术中冰冻在诊断 MIA 上存在一定局限性，尤其是 1cm 以内的病灶。MIA 的误诊远高于其他病理类型，而术后病理升级为浸润性腺癌者较少，如若发生则需根据术后病理类型及所采用的手术方式决定后续处理。根据同济大学附属上海市肺科医院的经验，术中冰冻诊断为 MIA 者，如术后病理升级，最常见贴壁型肺腺癌，腺泡型次之，未发现升级为微乳头或实性型。首次手术获得足够切缘的情况下，术后病理升级为贴壁型肺腺癌，不施行进一步手术治疗对预后亦无影响，结合术前 CT 有助于术中冰冻的准确判断，从而更好地指导外科医师的手术决策。

而在淋巴结清扫方面，有研究表明，MIA 不存在淋巴结转移病灶，以 GGO 为主的 MIA 的系统性淋巴结清扫可由采样代替。系统性淋巴结清扫与淋巴结采样相比，手术时间延长，创伤加重，术后并发症风险增加。当然，获得准确的淋巴结分期对于指导手术及术后的治疗意义重大。在肺段切除手术中，通过充分的淋巴结评估可以获得与肺叶切除手术相似的肿瘤学结果。鉴于术前影像与术中冰冻都无法 100% 对 MIA 确诊，所以在采用肺段切除术治疗 MIA 时，胸外科医师仍需要规范而充分地执行系统性淋巴结采样。

许顺教授点评

此类型既往称非黏液性肺泡癌，现称为 AIS，虽然见到微浸润，但未超出 0.5cm，故称为 MIA。此例行右上叶切除及淋巴结廓清术，均未见转移。又根据免疫组化：CK7(+)，TTF-1(+)，*EGFR* 基因突变检测未见突变，属 I A 期。故术后未行化疗及靶向治疗。

笔记

参考文献

1. 金亮. 胸腔镜下肺段切除术在肺癌治疗中的现状. 中国微创外科杂志，2018，18（8）：749－752.

2. Eguchi T，Kondo R，Kawakami S，et al. Computed tomography attenuation predicts the growth of pure ground－glass nodules. Lung Cancer，2014，84（3）：242－247.

笔记

023
组化定性腺癌

病例介绍

患者男，48岁。以“检查发现左肺上叶肿物5天”为主诉入院。5天前因运动后出现血尿于当地医院治疗时行全身检查，胸部CT发现左肺占位病变来诊。患者存在吸烟史40年，20支/日。无饮酒史，无粉尘及污染物接触史。无肿瘤病史。家族史方面，一姐因肺癌去世，一姐因直肠癌去世。入院后行胸部DR提示左肺上野内带、主动脉弓左前上方处可见一直径约3cm占位性病变（图23－1）。胸部CT平扫＋增强提示左肺上叶纵隔旁可见一团块影，大小约3.94cm×2.73cm（图23－2）。肿瘤标志物：CEA：21.36ng/ml（0～4.3ng/ml），NSE：21.32ng/ml(0～15.2ng/ml)，CYFRA21－1正常。其余血生化检查、心肺功能未见明显异常。余全身各部检查均

笔记

未见异常。患者完善相关检查后行左肺上叶切除，淋巴结廓清术(0/1)，L12(0/1)，L13(0/1)，L14(0/1)：淋巴结组织（图 23 - 3)。术后诊断：左肺上叶腺癌，T2aN0M0，ⅠB 期。出院后建议患者戒烟及化疗 4 ~6 周期（多西他赛加铂类方案)。

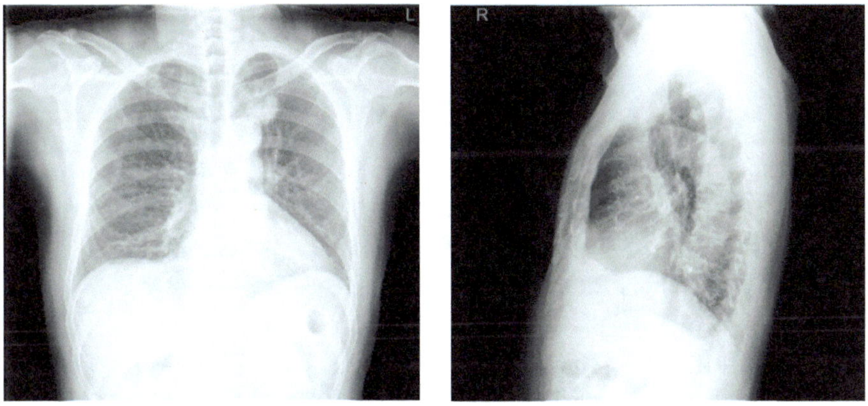

图 23 -1　胸部 DR 检查结果：左肺上野内带、主动脉弓左前上方处可见一直径约 3cm 占位性病变

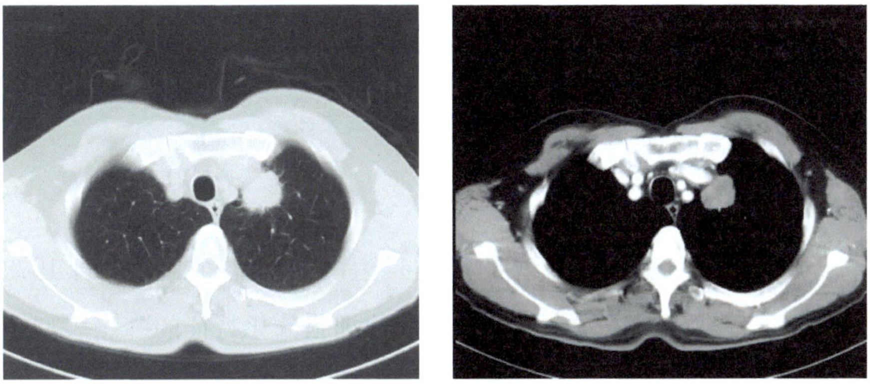

图 23 -2　胸部 CT 平扫 + 增强检查结果：左肺上叶纵隔旁可见一团块影，大小约 3. 94cm ×2. 73cm，呈分叶状，病变内可见点状高密度影，周围可见细毛刺及透光影，周围血管聚集，相邻胸膜牵拉、凹陷，病变平扫 CT 值 35HU，增强后病变强化，CT 值 59HU，双侧肺门不大，纵隔居中，其内未见肿大淋巴结

笔记

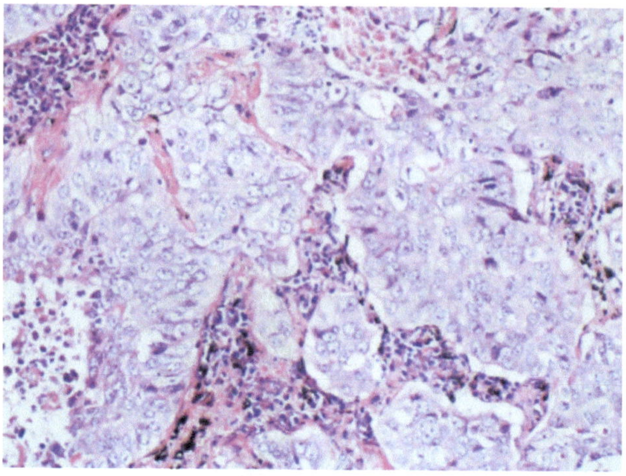

图 23-3 术后病理检查结果：镜下所见：癌细胞呈腺样或团巢状分布，核大深染，异型性明显，间质纤维增生明显

免疫组化： CK5/6（-），CK7（+），p63（部分+），TTF-1（+），CD56（-），Synaptophysin（-），Ki-67（约80%+）。

诊断意见： 低分化腺癌；L5（0/1），L7（0/1），L8（0/1），L9（0/1），L10（0/1），L11（0/1），L12（0/1），L13（0/1），L14（0/1）：淋巴结组织。

临床讨论

肺癌是从气管、支气管的上皮发生的一类恶性肿瘤。自1978年Trump根据其组织发生提出了能表达细胞分化特征的肺癌表型分类概念以来，随着电子显微镜在肺癌诊断上的应用，对肺癌的组织发生和分化表型已比较明确。肺癌是从人体正常肺的上皮细胞即支气管表面的上皮细胞、肺泡上皮细胞、神经内分泌细胞及支气管壁腺体上皮细胞发生的。从组织学分类上来看，腺癌占肺癌的40%～55%，在许多国家已经超过鳞状细胞癌成为最常见的肺癌类型，肺腺癌多数起源于较小的支气管上皮，多为周围型，早期一般无明显

笔记

临床症状，往往在胸部X线或CT检查时发现，表现为圆形或椭圆形分叶状肿块。通常将肺内直径≤1cm的局限病变称为小结节，1cm<直径≤3cm的局限病变称为结节，而直径>3cm者称为肿物。分析影像表现时，结节或肿物的大小、形态、密度、内部结构、瘤-肺界面及体积倍增时间（volume doubling time，VDT）是最重要的诊断指征。观察结节/肿物的特征时，应常规应用薄层CT（层厚1～1.25mm），多平面重建（MPR）可在各方向观察结节的形态，有助于定性诊断。对于实性结节，鉴别诊断时可以根据情况选择增强扫描、双期增强扫描和动态增强扫描。肺内亚实性结节特别是pGGO，建议只使用薄层平扫。

本例患者入院后完善相关检查，评估身体状态可耐受手术治疗，未见纵隔淋巴结及远处转移证据，行肺叶切除及纵隔淋巴结廓清术。纵隔和肺门淋巴结的清扫是肺癌完全性切除不可或缺的部分，肺叶切除或全肺切除并系统性纵隔淋巴结解剖被认为是肺癌手术的标准术式。标准的纵隔淋巴结清扫要求整块切除纵隔淋巴结及其周围脂肪组织，也称为完全性纵隔淋巴结解剖。NSCLC T1（或T2N0M0）病例经手术治疗后，约有半数的患者能获得长期生存，有的报告其5年生存率可达70%以上。本例患者术后分期为T2aN0M0 ⅠB期，病理提示为低分化肿瘤，存在高危因素，建议辅助化疗。吸烟是目前公认的导致肺癌最重要的危险因素，香烟在点燃过程中会形成60余种致癌物，烟草中的亚硝胺、多环芳香烃化合物、苯并芘等都是对呼吸系统致癌性很强的物质。本例患者为重度吸烟者，据估计，长期吸烟患者的肺癌风险是终生不吸烟患者的10～30倍。重度吸烟者的肺癌累及风险可高达30%，而从不吸烟者的终生肺癌风险则<1%，肺癌风险随每日吸烟量和终生吸烟时间的增加而增加。其他可能影响吸烟者肺癌风险的因素包括开始吸烟的年龄、吸

笔记

烟程度及香烟中焦油和尼古丁的含量。早期戒烟可降低肺癌风险，有研究表明，戒烟后肺癌的风险可降低 20%～90%。肺癌风险在戒烟后 5 年内明显下降，而且会随着戒烟时间的延长而继续下降。被动吸烟也是肺癌发生的危险因素，主要见于女性，有研究表明，非吸烟工作者因工作环境被动吸烟，肺癌的发病风险增加 24%。除外吸烟，也有很多其他因素可能影响肺癌风险，包括因其他恶性肿瘤接受放疗、炎症、肺纤维化、职业因素、家族史和遗传易感性、病毒感染、室外空气污染及室内氡暴露等，饮食因素目前仍存在争议，许多流行病学资料表明一些饮食因素（抗氧化物、十字花科蔬菜等）可能降低肺癌风险，但尚未被证实，且其作用尚未明确，需要进一步研究评价。

许顺教授点评

（1）患者无呼吸道症状，肺内实性结果已 >3.0cm，瘤体周围细毛刺并牵拉周围血管聚集，瘤内密度不均，是由于局部肺含气不足，实质塌陷，构成间质成分异常排列。炎性结节不同，因渗出、坏死、组织间水肿与肺结构间形成云雾状，浓淡不均，界限不清，甚至构成该区肺裂推向健侧。

（2）此例免疫组化：CK7（+），TTF－1（+），p63（部分+）；病理诊断：低分化腺癌；可能有少量鳞癌分化［p63（部分+）］。

笔记

024

ⅠA 期浸润性腺癌

病例介绍

患者女，55 岁。以“体检发现右肺上叶占位病变 10 天”为主诉入院。10 天前在当地医院体检行胸部 CT 提示右肺上叶占位性病变来诊。患者无肿瘤病史，无吸烟饮酒史，无粉尘及污染物接触史。入院后行胸部 CT 平扫 + 增强：提示右肺上叶见不规则团片影，大小 1.8cm × 1.6cm（图 24 – 1）。肿瘤标志物：NSE：29.91ng/ml（0 ~ 15.2ng/ml），细胞角蛋白 19 片段、CEA 正常。其余血生化检查、心肺功能未见明显异常。脑骨肝及肾上腺检查示无远处转移证据。患者完善相关检查后行胸腔镜下右肺上叶切除，纵隔淋巴结廓清术。术后病理：右肺上叶腺泡型腺癌，淋巴结 L3，4，7，8，9，10，11，12，13，14 未见癌（图 24 – 2）。术后诊断：右肺上叶腺

笔记

癌，T1bN0M0，ⅠA 期。予“多西他赛 75mg/m² + 卡铂 350mg/m²”方案化疗 6 周期。现患者术后 17 个月，于定期随访中，至今未见局部复发及远处转移。

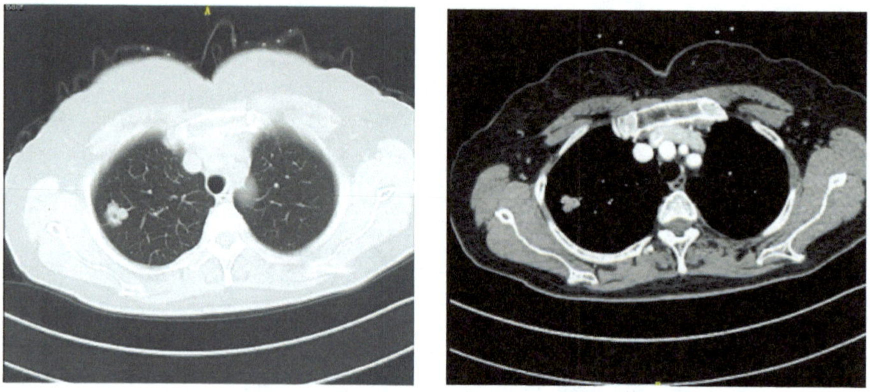

图 24－1　胸部 CT 平扫 + 增强检查结果：右肺上叶见不规则团片影，大小 1.8cm×1.6cm，无周围血管聚集，边缘模糊，可见分叶及索条牵拉邻近胸膜，病变内见气体空洞，增强扫描欠均匀，薄层下测量 CT 值为 70～90HU

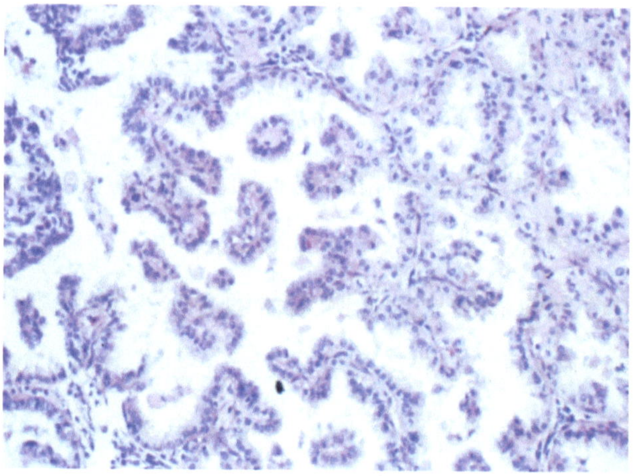

图 24－2　诊断意见：右肺上叶腺泡型腺癌，淋巴结 L3、L4、L7、L8、L9、L10、L11、L12、L13、L14 未见癌

笔记

临床讨论

55岁女性患者，右肺上叶周围型单发1.8cm×1.6cm病灶，评估患者身体状态可耐受手术，全身检查无远处转移证据，行肺叶切除及纵隔淋巴结廓清术。对于可切除性NSCLC患者，手术切除获得长期生存和治愈的可能性最大。只要可能，Ⅰ期或Ⅱ期患者应该接受根治性手术切除，可采用VATS、机器人手术等微创或开胸术式。术后辅助化疗可改善Ⅱ期患者的生存，对ⅠB期患者也可能有一定的作用。对于有严重内科并发症、高龄、拒绝手术的Ⅰ期或Ⅱ期患者可以进行局部治疗，可进行立体定向消融放射治疗（SBRT）或传统方法进行放疗。近些年来，射频消融术（RFA）和冷冻消融术也成为放疗的替代方案。对于经过严格筛选的表浅气道病变患者，光动力疗法也可能有效。对于治疗前证实为Ⅲ期病变的患者，可优先选用同步放化疗的治疗方法，而新辅助化疗后进行手术治疗也成为目前研究的重点。Ⅳ期患者在开始治疗前应先获取肿瘤组织进行*EGFR*、*ALK*和*ROS1*基因的检测结果，根据以上基因状况决定相应的治疗策略，Ⅳ期NSCLC以全身治疗为主要手段，治疗目的是提高患者生存质量、延长生存期。另外，因孤立转移而被划分为Ⅳ期的患者，积极治疗肺部原发灶并切除转移病灶可能有益。

对于肺癌的手术方式，长期以来，肺叶切除术被大多数胸外科医师认为是Ⅰ期NSCLC手术切除的标准术式，而最近的临床证据支持对于直径不超过2cm的周围型Ⅰ期NSCLC患者，尤其是纯磨玻璃样结节，肺段切除术或楔形切除可能是更好的手术切除方式。但目前文献多数为回顾性分析，病例数量不多。国内外有多项随机临床对比研究正在进行中。本例患者所采用的VATS是近20年来胸

笔记

外科的最大进步和发展之一，其使用现代摄像技术和高科技手术器械装备，在胸壁套管或微小切口下完成胸内复杂手术的微创胸外科新技术，它改变了胸外科疾病的治疗理念，是胸部微创外科的代表性手术，也是未来胸外科发展的方向。VATS 的优点在于创伤小、术后疼痛轻、利于恢复；减轻术后应激反应；肺功能恢复快；术后并发症少且更为美观。随着 VATS 技术的进步与发展，目前其唯一绝对禁忌证为不能耐受单肺通气，但当肿瘤位置靠近大血管、气管，如中心型肺癌，离主支气管、大血管很近，还有已经侵犯了血管、气管的肺癌，这些都应谨慎选择术式，因为一旦出现大的损伤，VATS 止血的难度要高于传统开胸手术。

近些年来，国内外的一些高水平胸外科团队积极探索并实现了无气管插管，自主呼吸模式下的胸腔镜手术，进一步诠释了外科快速康复的理念，Tubeless 进一步减轻了患者创伤，促进术后早期康复，特别是对重症肌无力、慢性阻塞性肺疾病患者的术后恢复具备明显的优势。但由于无法实施两肺隔离，术中患者发生低氧血症、高二氧化碳血症、低血压、严重心律失常、误吸的风险更高，对手术医师及麻醉医师的操作要求很高，手术团队和麻醉团队的密切配合，这是此项技术顺利完成的关键，目前国内能开展 Tubeless 的医院还比较少。本例患者的术后病理提示为腺泡型腺癌。在当前各种诊断手段中，最直观、最可靠的仍然是建立在病理形态学基础上的病理学诊断。近 30 年来，随着常规病理技术的进步，以及免疫组化、电子显微镜、流式细胞仪及分子生物学技术在国内日益广泛地应用，病理学诊断已经成为肿瘤的主要诊断方法。目前阶段应用最为广泛的、令患者经济负担最轻的诊断手段还是常规的石蜡切片、HE 染色、用光学显微镜观察的组织病理学，有时辅以必要的免疫组化染色。肺腺癌的病理分型一般为：AAH、AIS、MIA、IAC，其

笔记

中 IAC 主要包括贴壁式、腺泡状、乳头状、微乳头状和实体伴黏液分泌。本例术后应定期随访，每 6 个月行胸部 CT 检查，共 2 ~ 3 年，后低放射量非增强胸部 CT 每年检查一次。

许顺教授点评

体检中发现右肺上叶 <2.0cm 结节，纵隔窗密度较淡、间质浸润区肺泡腔中见细胞呈巢状分布。虽然各组淋巴结均未见转移，但此例应行分子 *EGFR* 突变检测，从病理所见，应用化疗也是可以讨论的。

笔记

025
ⅠB 期腺癌手术化疗后脑转移

病例介绍

患者男，50 岁。以“检查发现左肺占位病变 2 天”为主诉入院。2 天前因车祸行胸部 CT 检查发现左肺占位病变来诊。患者存在吸烟史 30 年，20 支/日，无肿瘤病史，无饮酒史，煤矿工人，有粉尘接触史。家族史：母亲因肺癌去世。入院后行胸部 CT 平扫 + 增强提示左肺下叶背段可见一类圆形软组织密度影，大小约为 2.5cm × 2.4cm（图 25 – 1）。CT 引导下经皮肺活检检查，病理回报：肺腺癌（图 25 – 2）。肿瘤标志物：CEA：5.17ng/ml（0 ~ 4.3ng/ml），NSE：38ng/ml（0 ~ 15.2ng/ml）。其余血生化检查、心肺功能未见明显异常。脑骨肝及肾上腺检查示无远处转移证据。患者完善相关检查后行胸腔镜下左肺下叶切除，纵隔淋巴结廓清术。术

笔记

后病理：肺腺癌（高、中分化），侵及脏层胸膜；L2、L5、L6、L7、L8、L9、L10、L11、L12、L13、L14 为淋巴组织增生（图 25－3）。术后诊断：左肺下叶腺癌，T2aN0M0，IB 期。予“多西他赛 75mg/m^2，d1＋顺铂 30mg/m^2，d1～3”方案化疗 6 周期。术后 18 个月复查 CEA 逐次升高，行颅脑 MRI 示脑转移，行全脑放射治疗 20 次，其后间断行 CIK 生物治疗 3 周期，近期复查无复发及转移。

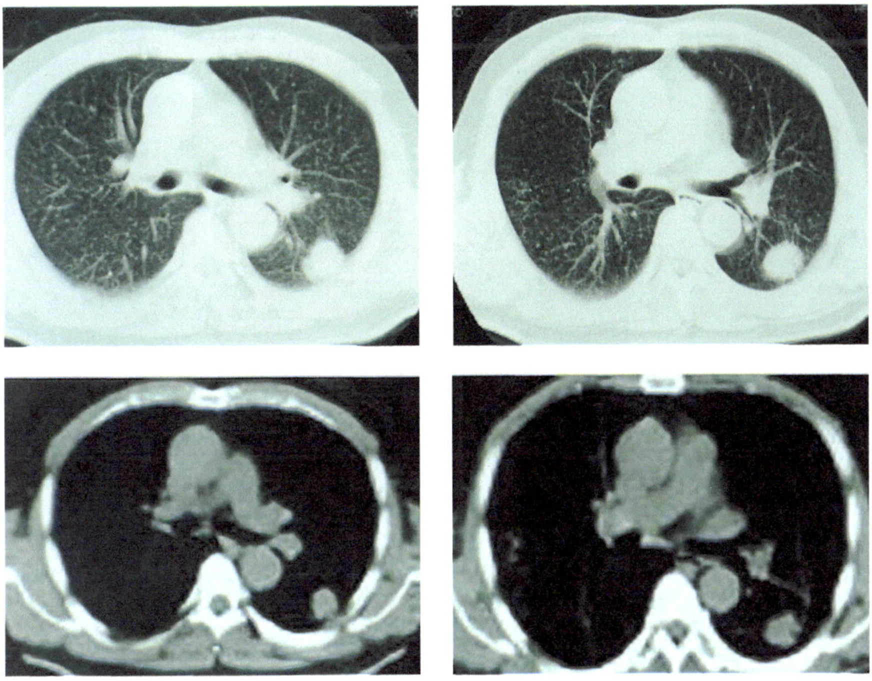

图 25－1 胸部 CT 平扫＋增强检查结果：左肺下叶背段可见一类圆形软组织密度影，大小约为 2.5cm×2.4cm，边缘模糊，有毛刺，相邻胸膜牵拉，纵隔未见肿大淋巴结

镜下所见：癌组织管状或乳头状分布，细胞体积大，核大，异型性明显。

免疫组化：p63（散在＋），CK（H）（－），CK（L）（＋），TTF－1（＋），CD56（－），Ki－67（50%～75%＋）。

诊断意见：肺腺癌（高、中分化）。

笔记

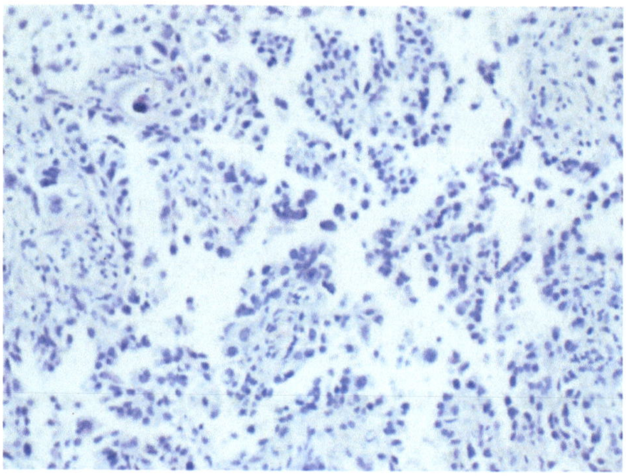

图 25 -2　穿刺病理检查结果：肺腺癌

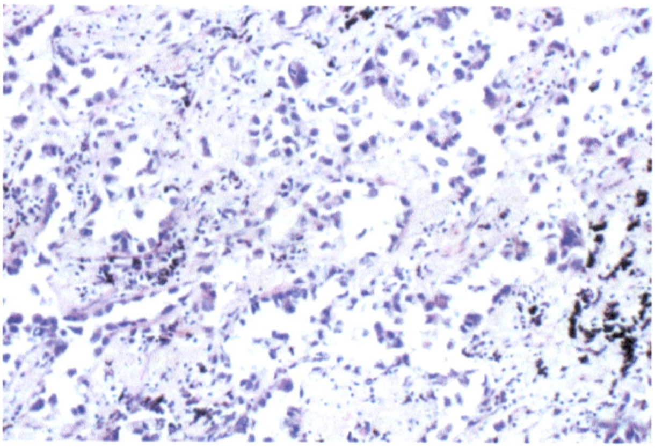

图 25 -3　术后病理检查结果：（肺）腺癌（高、中分化），侵及脏层胸膜；CK(+)，TTF -1(+)，SPB(+)，Ki -67(+60%)，p53(+)，CK(L)(+)；L2、L5、L6、L7、L8、L9、L10、L11、L12、L13、L14 为淋巴组织增生

临床讨论

本例患者术后分期为 T2aN0M0 ⅠB 期，病理提示已侵及脏层胸膜，术后予化疗辅助治疗，Ⅱ期 NSCLC 切除后应进行以顺铂为基础的双药辅助化疗，对于具有高风险特征的ⅠB 期患者也建议术

笔记

后辅助化疗，但不建议ⅠA期患者化疗，除非在设计合理的临床试验中。对于治疗后的监测，建议在治疗后的最初两年期间每6个月进行一次体格检查、抽血化验及胸部CT，此后每年1次。本例患者术后18个月复查CEA逐次升高，进一步检查发现颅脑转移。脑部是肺癌最常见的远处转移部位之一。肺癌脑转移患者预后差，自然平均生存时间仅1~2个月。放疗技术的进步和分子靶向治疗等新疗法的迅速发展为肺癌脑转移患者提供了更多的治疗手段和更多的期待。针对脑转移的治疗，包括手术、全脑放疗（WBRT）、立体定向放射治疗（SRT）、化疗和分子靶向治疗在内的多学科综合治疗。对于体能状态良好的脑转移患者，治疗目标是实现对中枢神经系统（CNS）病变的长期控制，将治疗的不良反应降至最低并维持患者的生存质量。治疗的选择在很大程度上取决于脑转移瘤的数量和大小。对于疑似为转移瘤的单发脑部肿块患者，现阶段推荐手术辅助以术后针对手术腔的SRT治疗。手术切除可改善生存期并降低神经系统相关死亡的风险，接受手术切除的单发脑转移瘤患者在随后6~12个月内手术部位发生局部复发的风险为50%~60%，WBRT可以使局部复发风险和脑内其他部位远处复发风险均减少一半以上，但并没有改善总体生存情况，而WBRT还可引起乏力、脱发和神经认知损害风险增加，降低生存质量，SRT现已成为WBRT的首选替代方案。对于多发性脑转移瘤患者，SRT也变得更为普及，尤其对于数量有限且直径均<3cm的转移病灶。针对原发肿瘤的全身性治疗也有助于控制颅内病变，如化疗及靶向药物治疗及免疫治疗。由于血-脑屏障可限制大分子及亲水性药物进入正常脑组织，化疗药物一般不能渗入原发性脑肿瘤，但目前有多项研究表明这类药物可到达脑转移瘤，原因在于转移瘤中血-脑屏障存在部分受损。尽管在一些NSCLC脑转移患者中，一些化疗药物包括顺铂、

笔记

依托泊苷、培美曲塞起到了一定作用，但现阶段这种治疗方案存在很大争议。

本病例中，如果患者行基因检测，可以根据检测结果应用分子靶向药物治疗。分子靶向治疗需要明确基因突变状态，依据分子分型指导靶向治疗。比较有代表性的靶向药物包括 EGRF 酪氨酸激酶抑制剂、ALK 酪氨酸激酶抑制剂及贝伐珠单抗。15% ~ 30% 的非亚裔和 30% ~ 60% 的亚裔腺癌患者携带 *EGFR* 基因突变，可选择 EGFR – TKI 治疗，包括吉非替尼、厄罗替尼、埃克替尼或阿法替尼。近期，第三代 EGFR – TKI 药物奥西替尼作为一线药物治疗 NSCLC 脑转移的临床试验表明其对颅内病灶的疗效更好。如果患者存在 *ALK* 或 *ROS1* 融合基因阳性，则可以选择克唑替尼进行治疗。近些年来，免疫治疗的研究成为焦点，相关药物的研发也取得了很大的进展，如免疫检查点抑制剂（PD – 1 单抗、PD – L1 单抗等）。免疫检查点抑制剂已被证实存在生存获益，尤其对于中国人群，国内首个 PD – 1 抑制剂纳武利尤单抗也获批上市，用于驱动基因阴性的晚期 NSCLC 患者。

许顺教授点评

pTNM 分期应属贴壁生长为主浸润性腺癌：间质中可见肿瘤细胞；肺泡腔中也可见乳头状瘤巢。免疫组化：CK7（+），TTF – 1（+）；各组淋巴结均阴性，虽然做了左下肺叶切除，但病理已进入浸润期，预后较早出现脑转移，也属可能。如有条件允许术后及早行 *EGFR* 突变基因检测，如为阳性，可以将 EGFR – TKI 作为二线用药。

笔记

026

ⅠA 期浸润性腺癌

病例介绍

患者女，50 岁，以“体检发现子宫肌瘤 2 年”为主诉入我院妇产科，行术前常规检查时，胸部 CT 提示左肺上叶前段占位，转入我科行手术治疗。患者无自觉症状，体重未见变化。

个人史：患者既往体健，无烟酒嗜好，无粉尘及污染物接触史。

辅助检查：血生化检查、心肺功能未见明显异常。

胸部 CT：左肺上叶前段可见大小约为 22.85mm × 16.56mm 结节影，边缘可见毛刺，周围可见血管集束征及胸膜凹陷征，病变内可见空气支气管征。结节内部密度略不均匀，CT 值约为 22HU。纵隔内未见明显肿大淋巴结（图 26－1）。

笔记

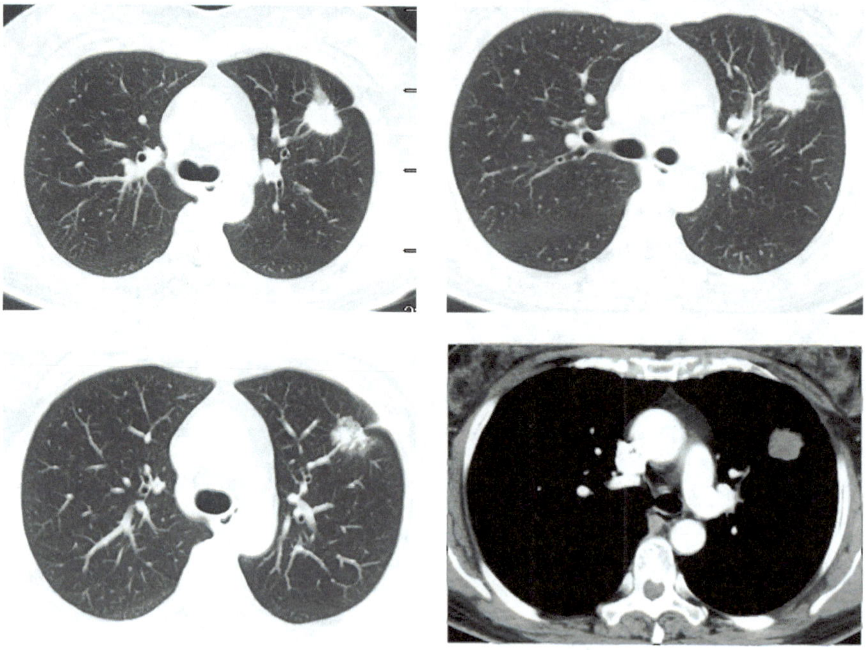

图 26 -1　胸部 CT 检查结果

余全身各部检查均未见异常。

cTNM： T1cN0M0，ⅠA3 期。

手术情况： 全麻下行左肺上叶切除，淋巴结廓清术。

术后病理： 腺泡性为主的浸润性腺癌，支气管断端未见癌，L4、L5、L6、L7、L10、L11 组淋巴结反应性增生（0/2、0/5、0/5、0/2、0/1、0/2）（图 26 -2）。

确定诊断： 左肺上叶腺癌，pTNM 分期：T1cN0M0，ⅠA3 期。

术后治疗： 术后病理分期为 T1cN0M0，ⅠA3 期，不需术后辅助化疗，定期体检复查。

临床讨论

多数肺腺癌起源于较小的支气管，故周围型肺癌多见。其发病

笔记

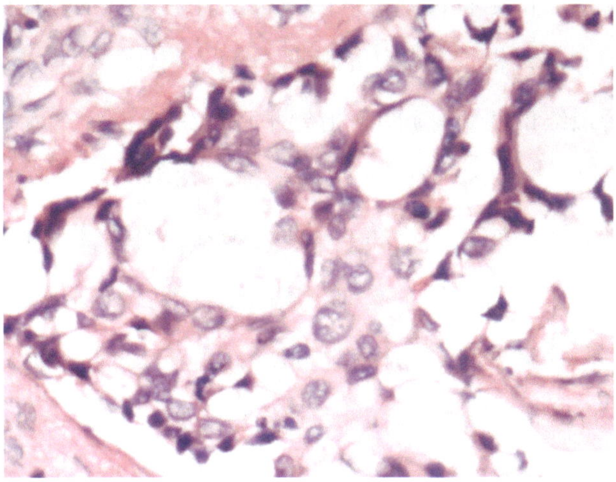

图 26－2　术后病理检查结果

原因尚不明确，大量医学资料表明，肺癌的危险因子包含吸烟（包括二手烟）、石棉、电离辐射及粉尘工作环境等，较易发生在女性及不吸烟者。临床表现在早期并没有特殊症状，仅为一般呼吸系统共有的症状，如咳嗽、低热、胸痛等。早期肺外表现常见的为肺性肥大性骨关节病，可能是由于肺癌细胞可产生某些特殊的内分泌激素（异源性激素）、抗原和酶，这些物质运转作用于骨关节部位，而致骨关节肿胀疼痛，常累及胫、腓、尺、桡等骨及关节，指、趾末端往往膨大呈杵状指。早期诊断常常有重要的意义，诊断方法通常包括病史、体格检查、实验室检查及影像学检查，其中胸部 HRCT 有重要的意义：典型的影像学表现为肿物边缘可见毛刺，周围可见血管集束征及胸膜凹陷征，病变内可见空气支气管征。同时临床上也可行介入穿刺取材，明确病理诊断。

肺腺癌的治疗方式应根据患者的身体状况，肿瘤的细胞学、病理学类型，侵及范围（临床分期）和发展趋向，采取 MDT 模式，有计划、合理地应用手术、化疗、放疗和生物靶向等治疗手段，以期达到根治或最大程度控制肿瘤，提高治愈率，改善患者的生存质量，延

笔记

长患者生存期，使患者得到最大的收益。外科手术治疗是肺腺癌首选及最主要的方法，根据其具体的病理分型、病灶的大小、纵隔淋巴结的情况进行最终的TNM分期，指导术后的综合治疗。术后的综合治疗包括术后化疗、术后放疗及靶向治疗。其中靶向治疗是最近的热点，并且随着各类靶向药物的上市，极大地提升了该类患者的5年生存率。特别是中国所在的东亚肺腺癌的患者中，特别是女性、非吸烟者，*EGFR*基因突变的比例超过50%，高于其他人种，因此针对*EGFR*突变的靶向药物对于中国的肺癌患者意义重大，目前一代TKI已经得到的广泛使用，对于提升患者的总生存期（overall survival，OS）及无病生存期（disease-free survival，DFS）均有重大的意义。

患者在其他手术术前常规检查发现肺占位性病变，无特殊的临床表现，CT提示病灶位于左肺上叶，边缘可见毛刺，周围可见血管集束征及胸膜凹陷征，病变内可见空气支气管征，提示病灶恶性可能性大。术前评估患者心肺储备良好，无远处转移的表现，治疗方案为左肺上叶切除+淋巴结廓清术。术后病理证实为肺腺癌，并无淋巴结转移，病理分期为T1cN0M0，ⅠA3期，未行基因检测，不需要术后辅助放化疗。

许顺教授点评

（1）此例在胸部CT影像上呈典型腺癌表达。虽然临床手术后未见局部及纵隔内淋巴结转移，但以腺泡性为主的浸润性腺癌的预后应予以重视！

（2）病理方面行免疫组化进一步对亚型分析定型及*EGFR*基因突变检测对未来治疗起指导意义！

笔记

027

ⅡB 期浸润性腺癌

病例介绍

患者男，61 岁，以“咳嗽、咳痰 4 个月”为主诉入院。患者 4 个月前无明显原因出现咳嗽、咳痰，为白痰，无咯血，无发热，予止咳对症治疗。1 周前就诊于当地医院，行胸部 CT 检查回报右肺上叶占位，现为求进一步诊治来我院就诊。患者起病以来无发热，无胸闷、气促，体重变化不明显。

个人史：患者既往体健，吸烟 20 支/天 ×40 年，无粉尘及污染物接触史。

辅助检查：血生化检查、心肺功能未见明显异常。

胸部 CT：右肺上叶前段见分叶状高密度结节影，大小约 22mm ×18mm，周边见少许毛刺，内见小透光区。增强扫描后右肺上叶

笔记

前段结节明显强化。纵隔未见肿大淋巴结（图 27－1）。

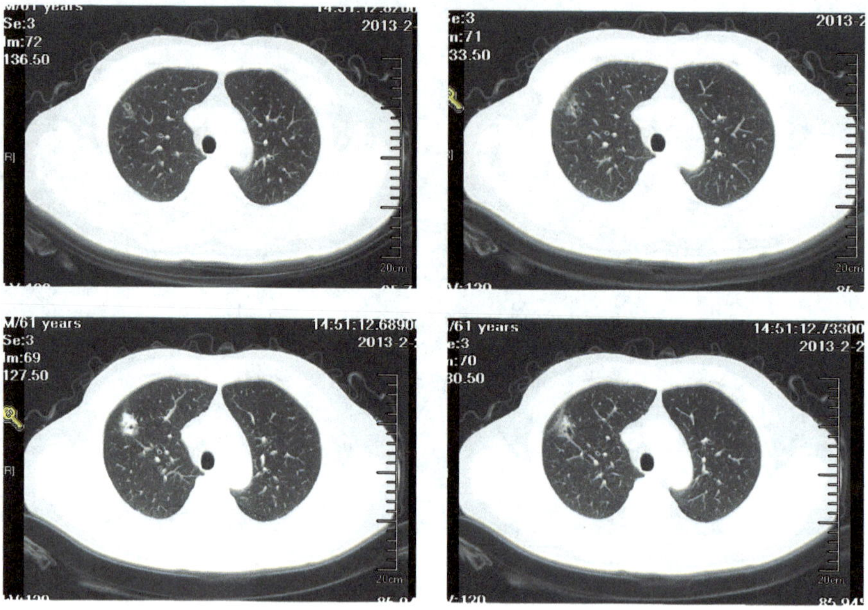

图 27－1　胸部 CT（2013 年 2 月 23 日）检查结果

手术情况：全麻下行 VATS 下右肺上叶切除，淋巴结廓清术。

纤维支气管镜。

余全身各部检查均未见异常。

cTNM：T1cN0M0，ⅠA3 期。

术后病理：（右肺上叶）贴壁状为主的浸润性腺癌，支气管断端未见癌，L10 组淋巴结转移癌（1/6），L2、L3、L4、L7 组淋巴结反应性增生（0/4，0/5，0/5，0/4）(图 27－2)。

确定诊断：右肺上叶腺癌。pTNM 分期：T1cN1M0，ⅡB 期。

术后治疗：建议患者术后行系统辅助化疗 4～6 周期，并定期体检复查。

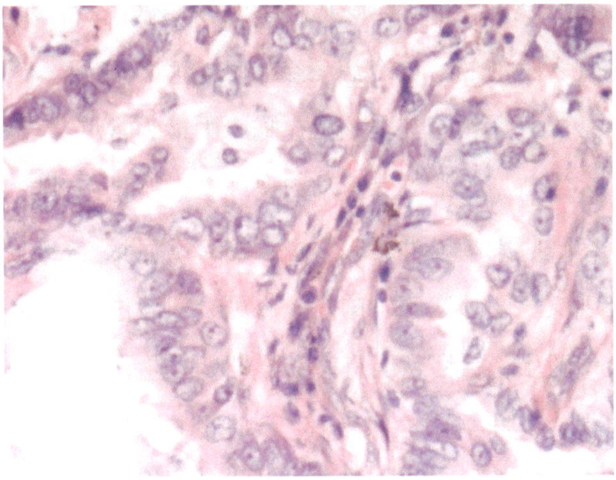

图 27－2 术后病理检查结果

临床讨论

细支气管肺泡癌（bronchioloalveolar carcinoma，BAC）的称谓，在新版病理学分类中已不再延用。细支气管肺泡癌是肺腺癌的一个特殊亚型，占整个 NSCLC 的 3%～30%。与其他 NSCLC 的亚型相比，细支气管肺泡癌具有独特的临床表现、组织生物学行为、流行病学特点及特殊的治疗反应及预后。细支气管肺泡癌的病因可能与其他类型的肺癌存在一定的差异，例如，细支气管肺泡癌与吸烟相关，但较其他类型肺癌相关性弱；还有报道认为各种原因引起的肺实质损伤形成的陈旧性瘢痕可发展成为细支气管肺泡癌，如肺纤维化、肺结核、肺脓肿或梗死等；另外，女性的高发病率可能与厨房烟尘中含有致癌物质或末梢细支气管及肺泡的损伤有关。细支气管肺泡癌起源于肺泡上皮，显微镜下可见癌细胞沿细支气管、肺泡管及肺泡壁生长。其临床表现和诊断与肺腺癌不尽相同，早期发现时大部分患者没有症状，多因体检或检查其他疾病时偶然发现。有些

笔记

患者的肿瘤在发现后经过多年随访仍无明显变化，最后因手术切除而证实为细支气管肺泡癌。也有患者会出现咳嗽、咳痰、咯血、胸痛、发热和呼吸困难等症状，其中咳嗽在临床中最为常见。与其他类型非腺癌比较，多结节型的细支气管肺泡癌患者的痰量相对较多。而随着病情的发展，呼吸困难还可能成为患者的突出症状之一，这种表现多见于弥漫型细支气管肺泡癌，这是唯一可以引起进行性呼吸困难的原发性肺癌。一般生长缓慢，但有时在早期即发生血行转移，淋巴转移较晚，常表现为"小病灶，大转移"。随着 CT 的分辨率提高及群众体检意识加重，越来越多的患者可以做到早发现、早诊断、早治疗。

以外科手术为主的综合治疗仍然是该类患者的首选治疗方式。如能做到完全性切除，孤立病灶型及处于同一肺叶或同一侧肺的多结节病灶型细支气管肺泡癌应积极手术治疗。对完全切除术后的单纯细支气管肺泡癌，根据病理分期可以进行辅助的化疗及放疗，也可行基因检测指导靶向药物的使用以增加患者的收益。而不宜手术的孤立型或局部复发的单病灶细支气管肺泡癌，不能手术切除的晚期细支气管肺泡癌，可行介入下穿刺，明确病理诊断，化疗或靶向药物的使用仍是值得考虑的优选方案。虽然传统认为，细支气管肺泡癌对化疗不敏感，但回顾性研究和小样本的前瞻性研究结果显示，化疗疗效在细支气管肺泡癌和其他类型的 NSCLC 之间的差异并没有统计学意义，细支气管肺泡癌的化疗有效率确实低于其他类型的 NSCLC，但其生存期却长于其他类型的 NSCLC。

学者发现，含细支气管肺泡癌成分的腺癌经 TNM 分期校正后的总体预后明显优于其他类型的肺癌，并且在 Ⅰ/Ⅱ 期腺癌中，肿瘤组织中的细支气管肺泡癌成分越多，预后越好。根据 WHO 在 1999 年制定的肺癌病理学标准，可手术切除的细支气管肺泡癌的 5 年生存率为 70%～100%，而女性、非吸烟患者的预后更好，年龄

笔记

>60 岁、体重下降和痰量多则是预后的不良因素。在影像学上，有文献表明，周围型病灶的磨玻璃影所占比例（C/T）与预后密切相关，有研究发现，纯磨玻璃影优于磨玻璃影面积大于肿瘤面积的50%，患者的生存期明显优于磨玻璃影面积小于 10% 的患者。另外，多数研究提示黏液性细支气管肺泡癌术后预后相对较差，非黏液型则优于黏液型，可能是因为黏液性细支气管肺泡癌更多表现为经气道扩展的进展型。很多研究都证实存在 *EGFR* 突变的细支气管肺泡癌相关腺癌，若同时出现 *KRAS* 突变，其对 *EGFR* 突变的靶向药物的有效率和总体生存都较差，即使接受术后辅助化疗预后也不佳，因此，*KRAS* 突变是预测预后的一个不良指标。

该患者为 61 岁男性，以“咳嗽、咳痰 4 个月”为主诉就诊于当地医院，行胸部 CT 检查回报右肺上叶占位，周边见少许毛刺，提示恶性可能性大。术前评估患者心肺功能良好，无明显远处转移证据，全麻下行 VATS 下右肺上叶切除，淋巴结廓清术，术后病理证实为右肺上叶腺癌，有淋巴结侵袭，病理分期为 T1cN1M0，ⅡB 期，术后应行辅助放化疗或行基因检测来增加患者受益。

许顺教授点评

既往细支气管肺泡癌的称谓，在新版病理学分类（2011 IASLC）中已不再延用。如在腺癌病灶中仍可见到大部分肿瘤细胞沿着肺泡壁生长，则以贴壁状生长为主，并多为非黏液性。免疫组化多为 CK7（+），TTF－1（+），而且常与 *EGFR* 基因突变相关，如 EGFR 突变阳性，建议以后二线应用 EGFR－TKI。

笔记

028

双侧多中心浸润性腺癌

病例介绍

患者男，54 岁，2011 年 9 月 26 日以“体检发现双肺结节 10 天”为主诉入胸外科。患者无自觉症状，起病以来无发热，无咳嗽、咳痰、气促及胸闷、胸痛，体重未见变化。

个人史： 患者既往体质较弱，无烟酒嗜好，无粉尘及污染物接触史。

辅助检查： 血生化检查、心肺功能未见明显异常。

胸部 CT： 右肺上叶前段及左肺上叶尖后段分别见一不整形结节影，最大截面积分别约为 2.7cm × 1.9cm、1.4cm × 1.3cm，周边可见索条影牵拉邻近胸膜。右肺尖另见钙化密度结节影，直径约为 0.9cm。双肺门及纵隔处见散在钙化密度淋巴结影（图 28 – 1）。

笔记

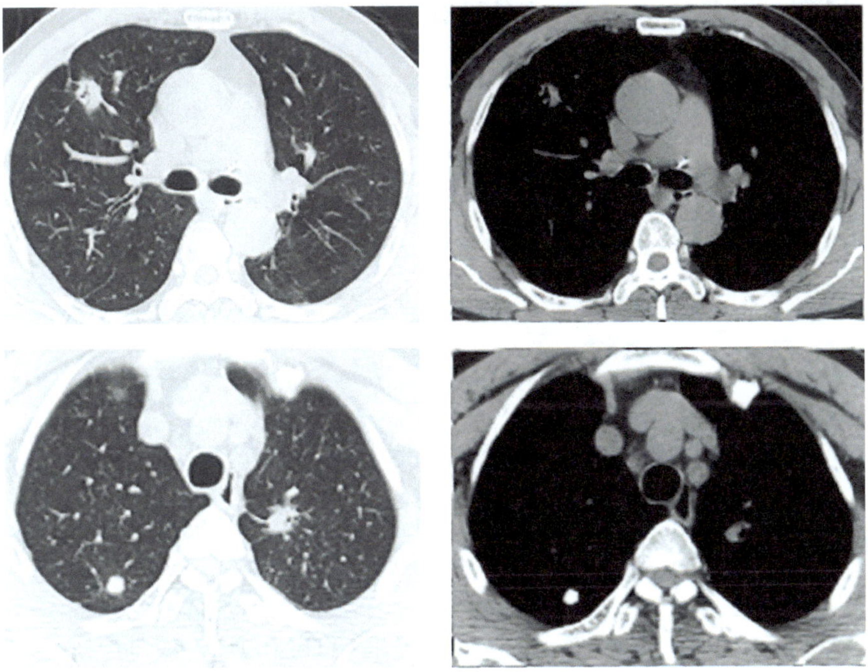

图 28－1 胸部 CT 检查结果

PET－CT（2011 年 9 月 16 日）：右肺上叶结节。左肺尖斑片影。最大 *SUV* 分别为 4.2（右）、1.5（左），延迟两病灶分别有轻度上升，分别为 4.6（右）、1.6（左）。右肺尖另见钙化密度结节影，直径约为 0.9cm，FDG 代谢显像未见异常放射性浓聚。双肺门及纵隔处见散在钙化密度淋巴结影，FDG 代谢显像未见异常放射性浓聚。

余全身各部检查均未见异常。

cTNM：T1bN0M1a，Ⅳ期。

手术情况：第一次手术：2011 年 10 月 8 日全麻下行右肺上叶切除，淋巴结廓清术。术后患者因体质较弱恢复较差，住院期间曾患右侧自发性气胸一次，行胸腔闭式引流术对症治疗，后痊愈出院。

术后病理：贴壁状为主的浸润性腺癌，支气管旁、L10、L11、

笔记

L12 组（0/3、0/4、0/2、0/1）淋巴组织增生（图 28 -2）。

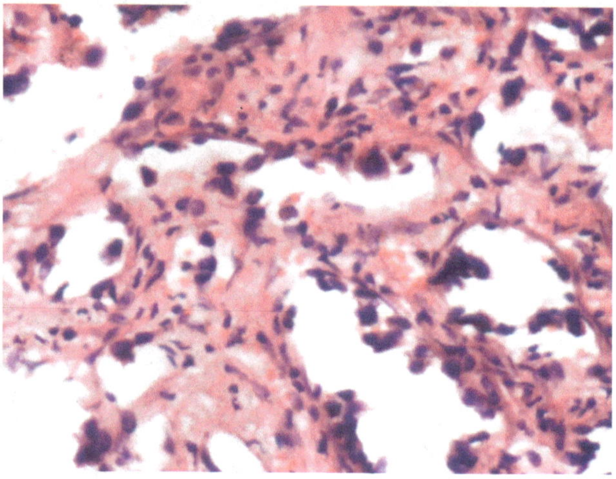

图 28 -2　第一次手术后病理检查结果

确定诊断：双侧肺癌，pTNM 分期：T1bN0M1a，IV 期。

第二次手术：2012 年 4 月 24 日为解决左肺病灶问题再次入院，术前再次行 PET - CT（图 28 -3）检查。考虑患者体质弱，难以耐受肺叶切除术，遂决定全麻下行左肺上叶病灶楔形切除，淋巴结廓清术。

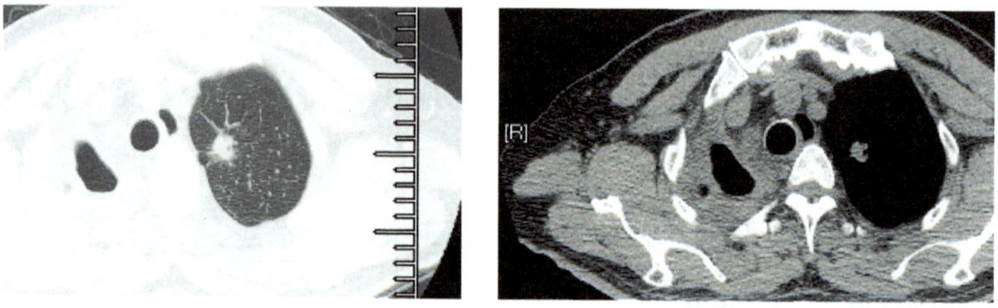

图 28 -3　PET - CT（2012 年 4 月 25 日）检查结果：左肺上叶尖后段结节影较前略增大（前次检查最大截面约为 1.4cm ×1.3cm，本次为 1.6cm ×1.4cm），FDG 代谢较前略增高（前次检查最大 *SUV* 为 1.6，本次最大 *SUV* 为 2.0）

术后病理：贴壁状为主的浸润性腺癌。L5、L6、L7、L8、L9 组淋巴结（0/3、0/5、0/2、0/1、0/1）未见癌（图 28 -4）。

笔记

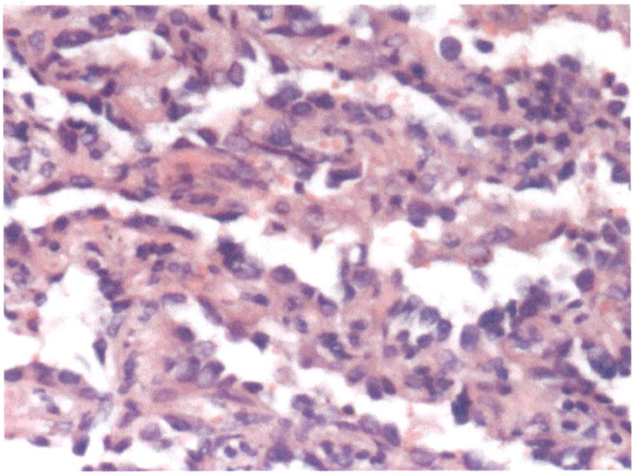

图 28－4 第二次手术后病理检查结果

确定诊断： 右肺上叶腺癌术后，左肺上叶腺癌；pTNM 分期：T1aN0M1a，Ⅳ期。

术后治疗： 嘱患者定期体检复查。

随访： 现患者术后 16 个月，至今未见局部复发及远处转移。

临床讨论

多原发癌（multiple primary cancer，MPC）又称重复癌，是指同一宿主的单一或多个器官同时或先后发现 2 个或 2 个以上的原发癌，又有两癌间隔时间≤6 个月称为同时性多原发癌（synchronous carcinoma，SC）；＞6 个月称为异时性多原发癌（metachronous carcinoma，MC）。多原发癌好发于成对器官和同一管道器官系统，其中以消化系统最为多见，占 39.1%；肺第二原发癌和上呼吸道恶性肿瘤发生率亦较高，占 22.4%，其中肺腺癌最为常见。多原发肺腺癌的病灶常表现为相对外周的小病灶，同样早期无明显的临床症状，通常在体检时通过影像学手段发现。胸部 DR、薄层高分辨 CT

及近年来应用日益增多的 PET－CT 都被用于病灶的发现和诊断，薄层高分辨 CT 是术前诊断同时性多原发肺腺癌的最佳方法，除了具有无创、费用低的优势外，对于同时性多原发肺腺癌，即使是一些位于外周的较小病灶，也常常具有胸膜牵拉、边缘毛刺、分叶征、空泡征等典型原发征象，这些特征对于考虑病灶倾向于原发还是转移是至关重要的。但肿瘤标志物的应用价值有限，多种标志物联合可提高阳性率。

原发性支气管肺癌的病灶对有些患者来说往往不是单发的，有些患者可能在双肺野的不同位置都有病灶，这就需要临床医师根据现有的检查方法系统评估每个病灶后，制订出适合患者的治疗方案。对于这类患者的治疗仍然是以手术治疗为主。手术的具体方案则要根据每例患者的不同状况因人而异。目前尚无确切的专家共识来指导这类手术的实施。目前可分为如下几类：同叶同段，同叶不同段，同侧不同叶，双侧。这类手术的病灶评估可由具体的病灶大小、影像学特征、PET－CT 的 *SUV* 大小及纵隔淋巴结的情况具体评估，再结合患者的具体情况，制订最适合患者的手术方案，一般来说主病灶肺叶的肺叶切除＋次要病灶的亚肺叶切除是最常用的术式，应尽量避免全肺切除。对于个别年龄较大、基础条件及心肺功能较差的患者，为尽可能减少手术对患者的影响，对每个病灶均行亚肺叶切除。尽管有研究认为，肺叶切除较亚肺叶切除在治疗早期 NSCLC 方面的优势随着患者年龄的增长而减弱，但亚肺叶切除这一术式的远期疗效始终存在一定争议，无论采取何种手术方式，系统的淋巴结清扫都是必要的，对延长肿瘤局部控制时间、提高治愈率及完善诊断分期均具有重要意义。对于不能耐受同期手术、身体较差的患者可以考虑二期手术治疗，或实验性新辅助治疗。

笔记

此病例为 54 岁男性，无明显临床症状，为体检发现双侧肺部占位性病变，术前完善 PET – CT 提示双侧病灶最大 *SUV* 分别为 4.2（右）、1.5（左），延迟两病灶分别有轻度上升，分别为 4.6（右）、1.6（左），右肺上叶病灶恶性可能性大，左侧病灶可暂时观察，故应先行右侧手术，但也不能除外恶性肿瘤肺内转移，或双原发肺癌的可能。故先行全麻下行右肺上叶切除，淋巴结廓清术，术后病理证实为浸润性腺癌。左肺上叶尖后段结节影较前略增大，FDG 代谢较前略增高，但考虑患者体质较弱，二期手术方案仅行左肺上叶病灶楔形切除和淋巴结采样术，术后病理证实为双原发浸润性腺癌。患者术后未行辅助放化疗。

许顺教授点评

本病例特点：双原发肺癌，多为同种病理类型，本患者右侧为浸润性腺癌，左侧为浸润型腺癌，既往称为细支气管肺泡癌，如无远处转移，可分次予以手术治疗，临床上应先选择诊断相对明确及病变范围较大的一侧进行手术。若术后行 *EGFR* 突变检测，则更有意义。此病例充分体现了此病“多中心、晚转移”的特点。

笔记

029
早期黏液型浸润性腺癌

病例介绍

患者女，以“咳嗽带血1个月，发现肺内占位2周”为主诉入院。患者1个月前出现咳白痰带血丝，咳痰费力，伴胸背部疼痛，无呼吸困难，无发热，体重变化不明显。无吸烟饮酒史，无粉尘及污染物接触史。胸部CT示右肺上叶结节影，大小约2.9cm × 2.4cm，边缘见毛刺影，邻近胸膜受牵拉。右侧气胸，为术前经皮肺穿刺所致（图29－1）。PET－CT提示右肺上叶占位，FDG代谢水平增高，恶性待除外（图29－2）。辅助检查提示CA－125：43.57U/ml；余血生化检查、心肺功能未见明显异常。入院后行“右肺上叶切除，淋巴结廓清术”，术后病理提示贴壁状为主的浸润性腺癌（图29－3）。气管残端未见癌。气管旁、2、4、7、10、

笔记

11、12、13 组淋巴结反应性增生（0/1、0/2、0/2、0/2、0/2、0/1、0/1、0/1）。确定诊断右肺上叶腺癌，T1cN0M0，ⅠA3 期。

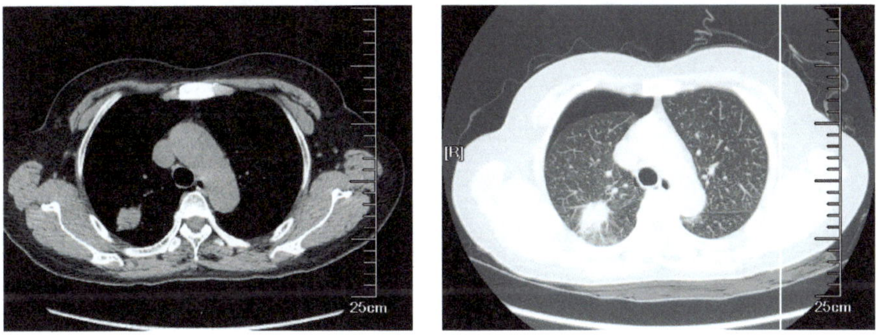

图 29－1　胸部 CT 检查结果

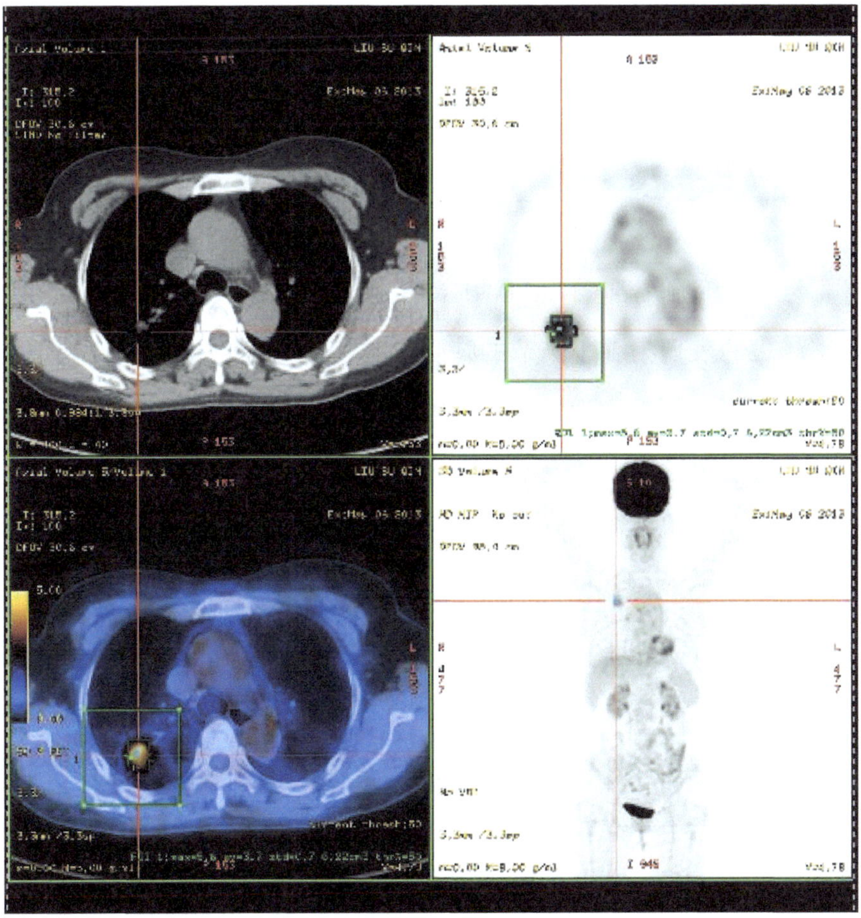

图 29－2　PET－CT 检查结果

笔记

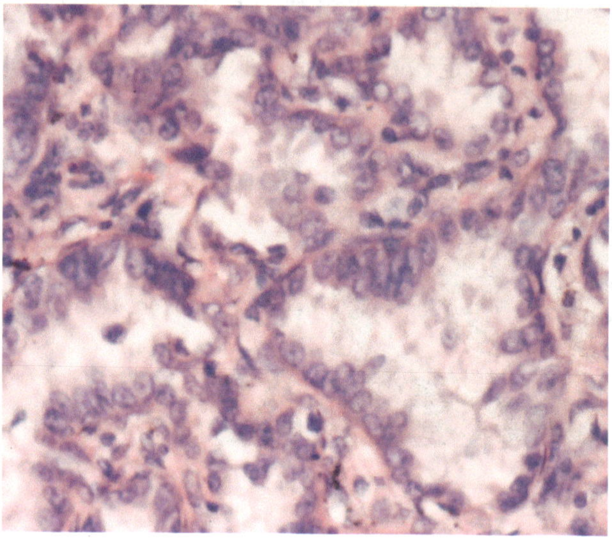

图 29 -3　术后病理检查结果

临床讨论

近年来，随着多排螺旋 CT 薄层扫描及多种重建技术的运用，越来越多的表现为肺小结节的肺腺癌被检出。本例中贴壁状为主的浸润性腺癌，原被称为非黏液性细支气管肺泡癌。2011 年国际肺癌研究协会、美国胸科学会及欧洲呼吸学会提出了新的肺腺癌国际多学科分类，细化了肺腺癌的分型，分为浸润前病变（preinvasive lesions，PL）、MIA、IAC、浸润性腺癌变异型（variants of invasive adenocarcinoma，VIA）等四型，其中浸润前病变包括 AAH、AIS。浸润前病变没有病理性浸润，完全切除术后生存率可达 100%，微浸润性腺癌有局灶性病理性浸润但无脉管（血管和淋巴管）浸润，完全切除术后生存率接近 100%。浸润性肺腺癌根据生长模式进一步分为贴壁为主型、腺泡为主型、乳头为主型、微乳头为主型和实性为主型。其中贴壁型腺癌依据浸润程度分为 AIS、MIA、IAC。

AIS、MIA、以贴壁为主的浸润性腺癌完全切除术后的生存率较高，而非贴壁型肺腺癌的预后相对较差。因此，通过肺腺癌的 CT 征象判断其病理亚型和评估患者预后，具有重要的临床应用价值。

不同病理类型的肺腺癌在 CT 上可呈现多种不同的影像学表现，预后差异较大，且临床对其处理方式和治疗方案也有所不同，所以对肺结节做出准确的 CT 评估至关重要。AIS 直径≤3cm，其内肿瘤细胞沿肺泡壁伏壁样生长，对间质、血管或胸膜无浸润；MIA 直径也＜3cm，以贴壁样生长方式为主，其内最大浸润灶≤0.5cm，这两类患者完全切除术后的生存率均为 100% 或接近 100% 。贴壁为主型肺腺癌完全切除术后 5 年生存率可达 85%～90% ，而其他亚型浸润性腺癌术后 5 年生存率则为 40%～65% ，其中腺泡或乳头为主型浸润性腺癌术后 5 年生存率约为 65% ，实体或微乳头为主型浸润性腺癌术后 5 年生存率最低，约为 40% 。早期肺腺癌的磨玻璃影密度成分含量与贴壁样生长成分含量呈明显的正相关性。肺腺癌中贴壁型成分沿着肺泡壁生长排列相对比较疏松，有气体，故在 CT 上呈磨玻璃样密度。浸润前病变在 CT 表现为类圆形的纯磨玻璃结节，边界多较清晰；MIA 也可表现为类圆形的纯磨玻璃结节或混合密度的磨玻璃结节，边缘清晰；浸润性腺癌多为不规则形的混合密度磨玻璃结节，空泡征、胸膜凹陷征较常见。分叶征是指病灶表面呈波浪状的多个弧形凸起，毛刺征表现为自病灶边缘向周围放射状分布的细短线条影，无分支。早期肺腺癌沿着肺泡壁生长，肿瘤细胞向各个方向的生长速度基本一致，边缘光滑，而当其内出现腺泡型或其他亚型成分，癌细胞向各个方向生长速度不平衡，浸润邻近的支气管血管束，病灶边缘则可呈分叶状、毛刺样改变。

异常血管征是指由于瘤内或周边的纤维结缔组织牵拉邻近正常走行的血管，引起血管局部扩张、扭曲或僵直等改变，当直径＜

笔记

1cm 纯磨玻璃结节的肺腺癌病灶中出现异常血管时即可提示具有浸润性。空气支气管征是指自然穿行于病灶内的直径 1 ~ 2mm 的细支气管，在 CT 上表现为病灶内 1 ~ 2mm 的透亮空泡或沿支气管壁走行的透亮影，空气支气管征有助于预测肺腺癌的浸润程度，该征象的发生率随着肺腺癌的浸润程度增高而增加。浸润前病变多与支气管无关，MIA 和 IAC 较多出现支气管扭曲、扩张、截断等受侵犯征象。其病理基础是由于肿瘤细胞侵犯支气管或终末细支气管导致支气管软骨及弹性纤维层的改变，继而导致支气管弯曲、扩张；肿瘤的纤维结缔组织增生、肺泡塌陷也可导致支气管受牵拉、走行僵硬。AAH 其内的肺泡腔含气正常，无肺泡萎陷，血管、支气管不受侵犯，因而少有空气支气管征出现。胸膜凹陷征是由于瘤内纤维组织牵拉邻近胸膜而形成的小三角形或喇叭形局部凸向病灶方向，并可见线状影与病变相连。在混合磨玻璃结节中出现血管集束征、分叶征、毛刺征、空泡征、胸膜凹陷征等征象提示恶性肿瘤可能性大，此外，结节的直径越大，恶性可能性越大，浸润程度越高。

不同病理类型的肺腺癌的预后不同，贴壁型肺腺癌患者的预后明显高于其他病理组织亚型，判断磨玻璃结节的病理亚型是非常重要的，直接影响处理方式——是选择随诊还是手术治疗？浸润前病变多选择随访，MIA 与贴壁为主的浸润性肺腺癌采用亚肺叶切除术（包括楔形切除、肺段切除），腺泡型、乳头型或实性型为主的浸润性肺腺癌一般采用根治性肺叶切除术。

EGFR 广泛分布于哺乳动物上皮细胞、成纤维细胞、胶质细胞、角质细胞等细胞表面，是 EGF 细胞增殖和信号传导的受体。EGFR 等蛋白酪氨酸激酶功能缺失或其相关信号通路中关键因子的活性或细胞定位异常，与肿瘤细胞的增殖、血管生成、肿瘤侵袭、转移及细胞凋亡的抑制有关。在肺癌中 *EGFR* 基因突变可明显增加其对

笔记

ATP 的亲和力和增加酪氨酸激酶活性。*EGFR* 突变主要发生于腺癌，也与肺腺癌病理类型高度相关，*EGFR* 突变多见于非黏液性贴壁型腺癌、乳头状腺癌，含有微乳头状结构，缺乏实性生长结构的腺癌。

许顺教授点评

（1）患者术后病理诊断为高分化腺癌，无淋巴结转移，且分期为 Ⅰ A 期，不需术后辅助化疗，定期体检复查。

（2）此病例类型为贴壁状为主的浸润性腺癌。其可能由 AAH → AIS → MIA → IAC。

（3）该类型肺癌生长缓慢，淋巴结转移较晚，常与 *EGFR* 突变相关。

（4）术后肿瘤标本常规行 *EGFR* 基因突变检测。如为此类型中少见的“黏液型”，则易呈多中心生长，术后应行 *KRAS* 基因突变检测。

（5）此类型肺癌若无敏感靶向药物可选择，推荐“培美曲塞 + 铂类”化疗。

笔记

030

ⅢA N2 浸润性肺腺癌

病例介绍

患者女，以“咳嗽伴咯血半个月”为主诉入院。于入院半个月前无明确诱因出现咳嗽，咳少量白色泡沫样痰，咳痰带新鲜血丝，无发冷及发热，无胸痛，未予特殊治疗。无烟酒嗜好，无粉尘及污染物接触史。胸部 CT 提示右肺中叶内侧段支气管未显影，相应肺组织不张，可见团块影。增强后肿块不均匀强化，直径约 3.3cm，远端片状肺不张。各层面未见肿大淋巴结（图 30－1）。纤维支气管镜提示隆突锐利，右肺中叶管口见血性积液，右肺中叶内侧段管口见肿物堵塞，黏膜欠光滑，表面充血较重，余各级气管、支气管管腔通畅，未见异常（图 30－2）。病理提示：右肺 NSCLC。入院后行“右肺中叶切除，淋巴结廓清术”，术后病理提示（右肺中

笔记

叶）腺泡为主的浸润性腺癌，支气管断端未见癌，淋巴结转移癌（7 组 1/2，8 组 1/1），其余淋巴结反应性增生（支气管旁 0/5，2 组 0/3，3 组 0/1，4 组 0/3，9 组 0/1，10 组 0/2，11 组 0/1）（图 30 - 3）。确定诊断右肺中叶腺癌，T2aN2M0，ⅢA 期。

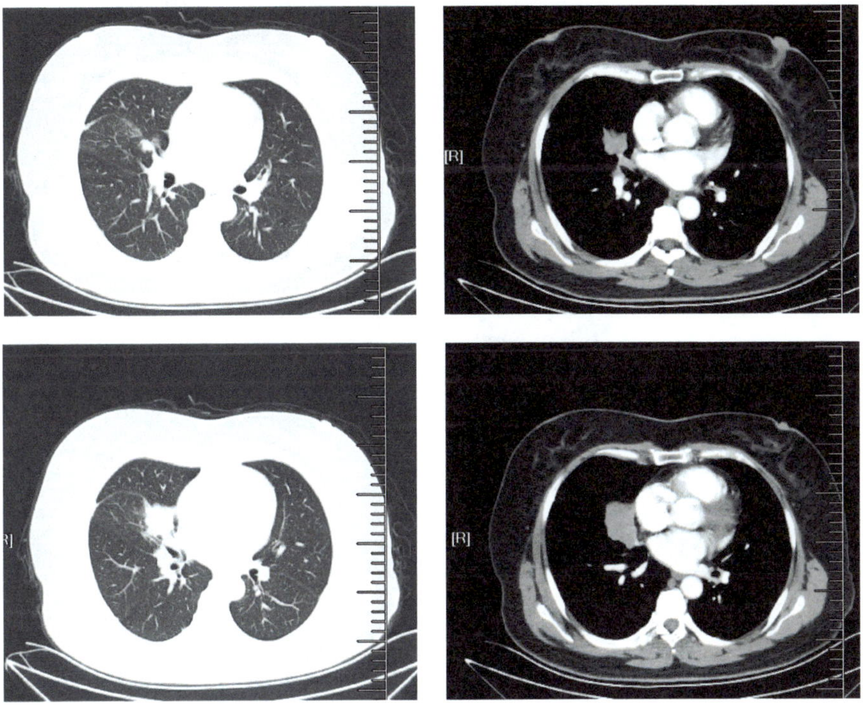

图 30 - 1　胸部 CT + 增强检查结果

临床讨论

常规纤维支气管镜适应证主要包括：①不明原因咯血。尤其是 40 岁以上患者，持续 1 周以上的咯血或痰中带血。纤维支气管镜检查有助于明确出血部位和出血原因；②不明原因的慢性咳嗽。纤维支气管镜对于诊断支气管结核、气道肿瘤和异物具有重要价值，对于支气管扩张等慢性炎性疾病的诊断价值受到限制；③不明原因的

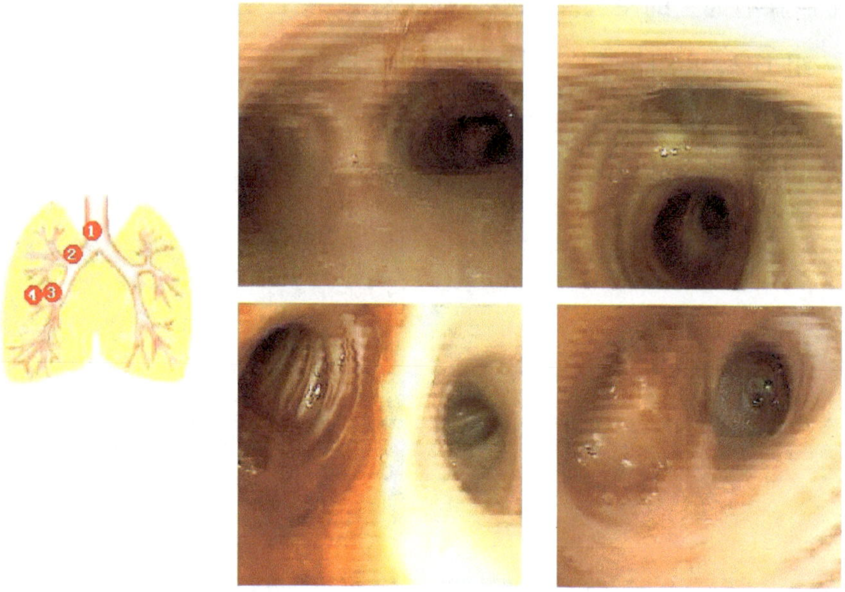

图 30－2　纤维支气管镜检查结果

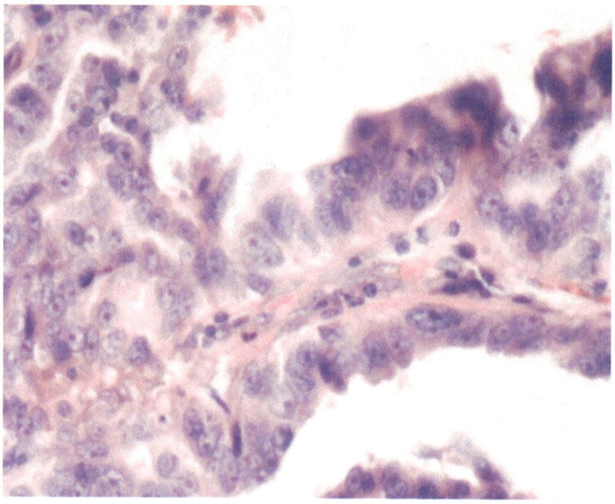

图 30－3　术后病理检查结果

局限性哮鸣音。纤维支气管镜有助于查明气道狭窄的部位及性质；④不明原因的声音嘶哑，可能因喉返神经引起的声带麻痹和气道内新生物等所致；⑤痰中发现癌细胞或可疑癌细胞；⑥胸片和（或）胸部 CT 检查异常者，提示肺不张、肺部块影、阻塞性肺炎、肺炎不吸收、肺部弥漫性病变、肺门和（或）纵隔淋巴结肿大、气管支气管狭窄及原因未明的胸腔积液等；⑦临床已诊断肺癌，决定行手术的治疗前检查，对指导手术范围及估计预后有参考价值；⑧胸部外伤、怀疑有气管支气管裂伤或断裂，纤维支气管镜检查常可明确诊断；⑨肺或支气管感染性疾病（包括免疫抑制患者支气管肺部感染）的病因学诊断，如通过气管吸引、保护性标本刷或支气管肺泡灌洗获取标本进行培养等；⑩疑有食道－气管瘘；⑪纤维支气管镜引导下选择性支气管造影。

胸部 CT 诊断肺癌的基础是肿瘤行为所决定的组织病理大体形态，而早期肺癌的常见恶性征象主要有分叶征、毛刺征、空泡征、胸膜牵拉征等，对于肺癌的诊断具有较高的价值。也有研究表明，肺部 CT 在发现病变的大小、位置、数目、形状等方面敏感性较好，对不易发现的细小出血病灶也有重要帮助。胸部 CT 虽然对病灶的显示较为清晰，并能显示支气管结构，但对于肺门、纵隔淋巴结转移的诊断敏感性和特异性不高，诊断的假阴性率较高。尽管 CT 检查，尤其 HRCT 仍然是早期肺癌检查的重要手段，但鉴于纤维支气管镜在直视和取材等方面的优势，确诊率高，因此，建议当出现不明原因咳嗽，痰中带血，尤其是 40 岁以上的中老年男性或长期吸烟者，肺部肿块、肺门肿大、仅痰细胞学阳性的隐匿型肺癌、肺部弥漫性病变等需明确病因，排除或确诊恶性肿瘤时均应行纤维支气管镜检查。研究表明，多数中央型肺癌病变一般沿气管腔内生长，纤维支气管镜可直窥到病灶并获得病理组织，对于诊断具有良好的指导意义，但对于转移癌的应用却较为有限。因此，在临床上应当依据患者的病情和病变情况有选择性地使用相应的检查方式或是两种检查方式联合进行诊断，使支气管肺癌得到尽早确诊，为肺癌的综合治疗提供依据。

笔记

许顺教授点评

（1）该患者依据术后病理提示腺泡为主的浸润性腺癌，目前属于 T2aN2M0，ⅢA 期，术后应系统辅助化疗，4 ~6 周期，并定期体检复查。

（2）纤维支气管镜诊断检查虽然不属于损伤性检查，但对于被检查者来说仍有一定痛苦。此项检查对气管－隆突－左右主支气管－叶、段及某些亚段属可视范围，对病变组织学诊断意义重大。对可见的病变力争在短时间内行病变取材病理、涂片、拍照、概况描述。对 40 岁以上无原因咯血，不缓解的刺激性无痰干咳，沿肺段肺叶的局限性炎症，"阻塞性肺炎"或某一肺段、叶局限性含气增加（过度通气）或减少（肺密度增加、肺不张），一侧肺门区血管密集或增宽等为纤维支气管镜检查适应证。从呼吸道症状分析，高度怀疑又无影像学占位性病变者（Tx），也可作为选择性检查之一。

（3）建议行 *EGFR* 基因突变检测。

笔记

031

ⅢA N2 浸润性腺癌

病例介绍

患者女，以“2 天前体检时发现左肺上叶占位”为主诉入院。入院 2 天前体检时发现左肺上叶占位病变，性质待定，无咳嗽、咳痰，无呼吸困难，无胸闷、胸痛，体重无明显变化。无烟酒嗜好，无粉尘及污染物接触史。胸部 CT 提示左肺上叶前段见两个不整形结节，较大者位于前方，最大截面积约为 2.6cm × 1.9cm，FDG 代谢显像均见异常放射性浓聚（最大 $SUV = 15.4$），两结节间以索条相连，结节周边见多发毛刺索条，与远端胸膜牵拉粘连，结节内侧肺纹理纠集，左肺上叶前段支气管部分层面管腔显示不清。纵隔窗可见 L4、L5、L6、L7 组散在肿大淋巴结（图 31 - 1）。入院后行“VATS 左肺上叶切除，淋巴结廓清术”，术后病理示腺泡性为主的

笔记

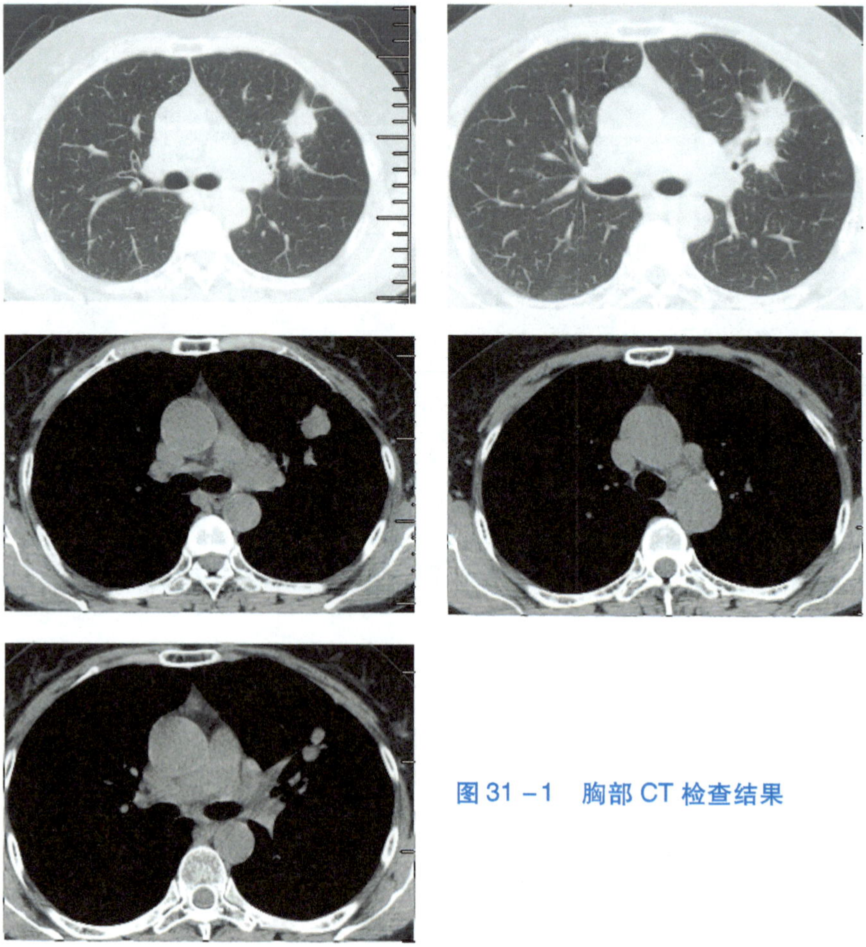

图 31－1　胸部 CT 检查结果

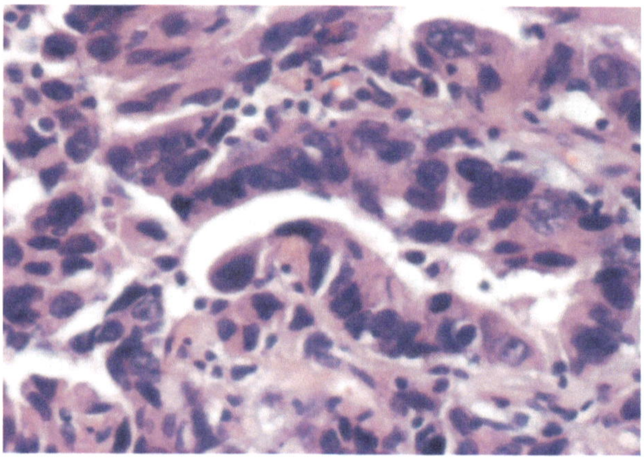

图 31－2　术后病理检查结果

笔记

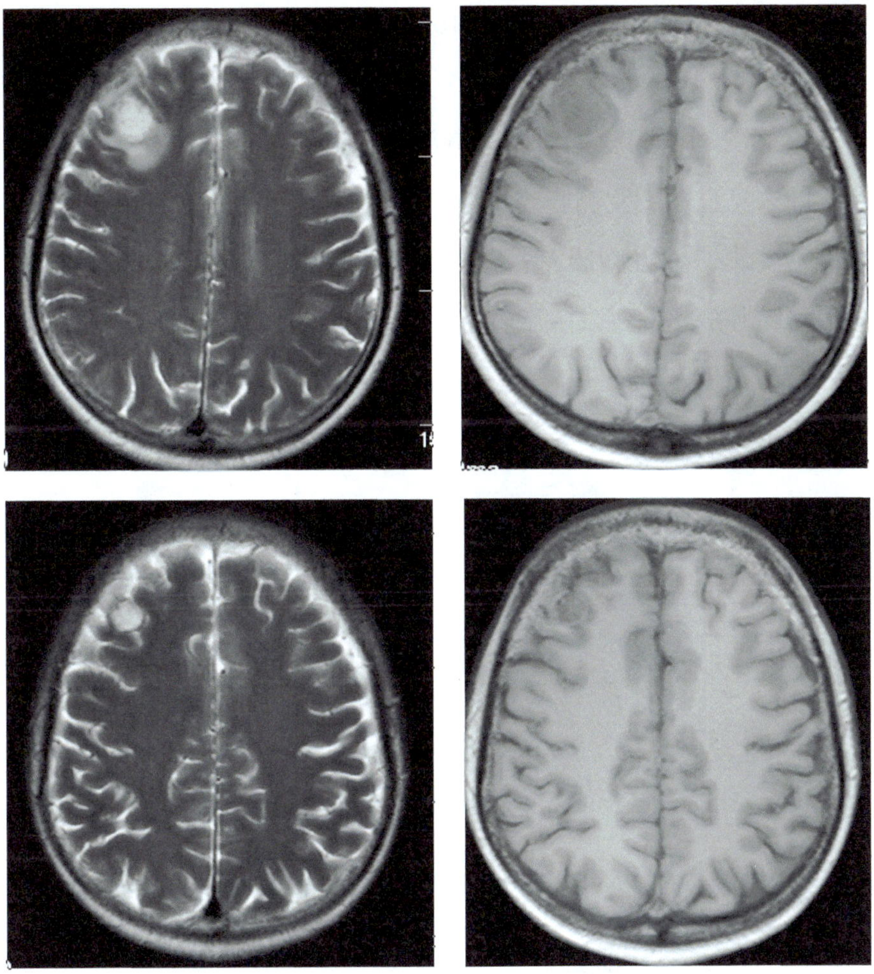

图 31－3　头部磁共振检查结果

浸润性腺癌，淋巴结转移癌（4 组 2/2，5 组 3/3，6 组 2/2，11 组 1/3），支气管旁、7 组、9 组、12 组淋巴结反应性增生（0/1，0/4，0/1，0/1）（图 31－2）。术后诊断左肺上叶腺癌，T3N2M0，ⅢA 期。术后基因检测提示基因突变，予紫杉醇＋卡铂化疗 1 周期，紫杉醇＋洛铂化疗 2 周期。后予患者胸部直线加速器照射 30Gy/15f，序贯 3BRT 30Gy（6f），行胸部术野放疗。术后半年时患者出现头迷不适，行头部磁共振提示右额叶及小脑占位性病变，转移瘤可能性大（图 31－3）。予患者口服易瑞沙治疗同时予脑转移部位放疗对

笔记

症治疗，具体放疗计划：36Gy/18f，2 野，之后缩野加量具体放疗计划：GTV 116Gy/8f，4 野。5 个月后复查头部 MR 示颅内占位较前缩小（图 31－4）。同时复查胸部 CT 示左肺上叶支气管截断，所属肺叶未见显示；左侧胸腔积液；左肺下叶后底段胸膜下团片状磨玻璃密度影，临近胸膜牵拉；前上纵隔旁少量积液（图 31－5）。确定诊断肺癌术后复发、脑转移，TNM 分期：T1cN2M1b，ⅣA 期。

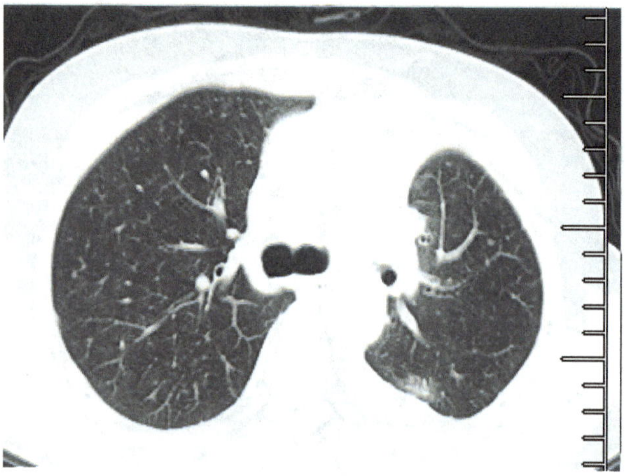

图 31－4　头部 MR 检查结果

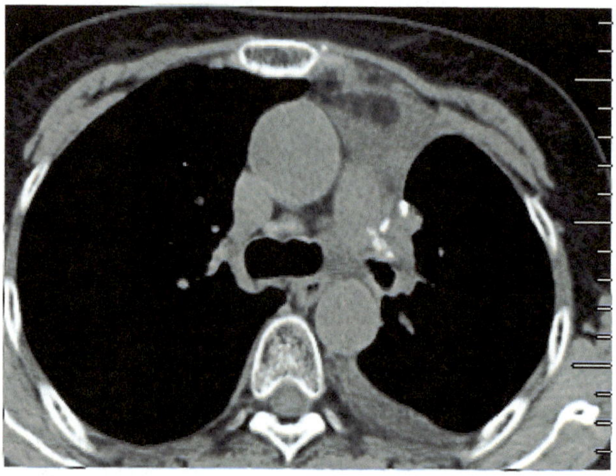

图 31－5　复查胸部 CT 检查结果

笔记

临床讨论

脑转移瘤中以肺癌原发多见，这与肺癌脑转移路径不同于其他肿瘤有关。由于脑组织淋巴循环系统不发达，故癌组织多经血行转移至颅脑。肺组织含有丰富的血管淋巴循环通道，癌细胞更倾向于直接入侵肺静脉或毛细血管，随后经由左心到达动脉循环系统，随血流转移至远处，也可以经淋巴管网进入血液致使远处转移。而其他组织来源的癌细胞多是经静脉循环系统到达右心，随着肺动脉运行抵达肺部毛细血管网，滞留在肺组织内形成肺转移，从而进入颅内的癌细胞相对减少，故其他器官的肺转移多发生于脑转移之前。由于肺癌癌细胞转移至脑组织的途径较其他癌症快捷，另外颅脑是人体内血供最丰富的器官，故肺癌脑转移尤为常见。颅内转移瘤多发生于幕上区域，多分布在大脑中动脉供应区的灰、白质交界区，而小脑、脑干、丘脑等幕下区域相对少见。肺癌脑转移患者预后差，自然平均生存时间仅 1～2 个月。脑转移早期的影像学检查包括 MRI、CT 及 PET－CT。

MRI：典型脑转移瘤平扫可见 T_1 中低、T_2 中高异常信号，病灶周围水肿，增强扫描后可见较明显强化。肺癌脑转移瘤常表现为结节影，可有出血及囊变。T_1WI 多表现为稍低信号，如有囊变则囊性成分表现为更低信号，伴有出血则表现为相对高信号。T_2WI 病灶多表现为等高信号，囊变部分表现为更高信号。病灶内出血则可显示特征性的含铁血黄素环。T_2－flair 由于抑制了自由水（脑脊液）的信号，因此病灶显示更为清晰，而囊性部分则表现为低信号。转移瘤可以破坏血－脑屏障，而且新生的肿瘤血管管壁通透性较高，因此造影剂可以进入肿瘤组织内产生明显强化。增强扫描不

笔记

仅可以增加病灶与周围组织的信号对比，清晰分辨病灶边缘及周围的水肿，还可以发现一些较小的或平扫呈等信号的转移灶，大大增加了脑转移瘤的检出率。增强 MRI 对微小病灶、水肿和脑膜转移较增强 CT 敏感，在肺癌脑转移的诊断、疗效评价及随访中均具有重要作用，应作为首选的影像学检查方法。

CT：平扫时脑转移瘤多表现为等密度或低密度，少数为高密度灶；典型脑转移瘤在增强 CT 上强化明显，周围可见水肿。CT 对于肺癌脑转移的诊断、疗效评价及治疗后随访具有重要意义，有头颅 MRI 检查禁忌证的患者应行 CT 检查。

PET - CT：能够评价肿瘤及正常组织的代谢差异，有助于肿瘤的定性诊断，同时可寻找原发肿瘤。由于正常脑组织 FDG 呈高摄取，故 FDG PET - CT 对脑转移瘤、尤其是小的脑转移灶不敏感，应结合头颅 MRI 或增强 CT 扫描增加检出率。考虑到获取图像速度及报告结果时间，相较 MRI 来说，CT 是最方便快捷的检查手段。然而，在疾病分期诊断时，颅脑强化 MRI 以其多方位功能成像、良好组织分辨力等优势，成为检查脑转移的最敏感方式，相较 CT 可以检测出更小病灶。

治疗原则：对于无症状脑转移患者，可先行全身治疗：①*EGFR* 基因敏感突变并且不存在耐药基因突变的晚期 NSCLC 患者推荐 EGFR - TKI 一线治疗，*ALK* 融合基因阳性患者推荐克唑替尼一线治疗；②*EGFR* 基因敏感突变阴性、*ALK* 融合基因阴性及这两个基因表达状况未知并伴有脑转移的晚期 NSCLC 患者，应行全身化疗。对于有症状脑转移而颅外病灶稳定的患者，应积极行局部治疗。如脑转移瘤数目不超过 3 个，可采用以下治疗方案：①手术切除脑转移瘤；②SRT；③SRT 联合 WBRT。如脑转移瘤数目多于 3 个，可行 WBRT 或 SRT。

笔记

许顺教授点评

对于术前分期为ⅠB期以上的NSCLC病例，术前应行脑部CT或MRI，以求及早发现脑转移病灶。若发现脑转移，应综合胸、脑外科医师意见，决定有无手术适应证及手术次序。且均应以首先取得组织学病理及分子靶标测定结果为前提，再引出治疗策略。

笔记

032

ⅠA 期浸润性腺癌

病例介绍

患者男，60 岁，以“体检发现右肺上叶占位性病变”于 2009 年 3 月 24 日入院。无自觉症状。现为求进一步诊治来院，起病以来患者无发热，无咳嗽、咳痰，无胸痛、气促，体重无明显变化。胸部 CT 结果显示右肺上叶病灶呈浅分叶，局部边缘可见短毛刺，可见细索条影与胸膜连接，直径约 3cm，纵隔内未见肿大淋巴结（图 32 – 1）。cTNM 分期为 T1bN0M0，ⅠA 期。于 2009 年 4 月 2 日全麻下行右肺上叶切除，淋巴结廓清术。术后病理结果为腺泡性为主的浸润性腺癌，各组淋巴结（10 组：0/3；11 组：0/1；12 组：0/1）未见癌（图 32 – 2）。术后确定诊断为右肺上叶腺癌，pTNM 分期为 T1bN0M0，ⅠA 期。考虑患者术后分期为ⅠA 期，未行术后辅助化

笔记

疗，定期体检复查。4 年随访期间未见局部复发及远处转移。

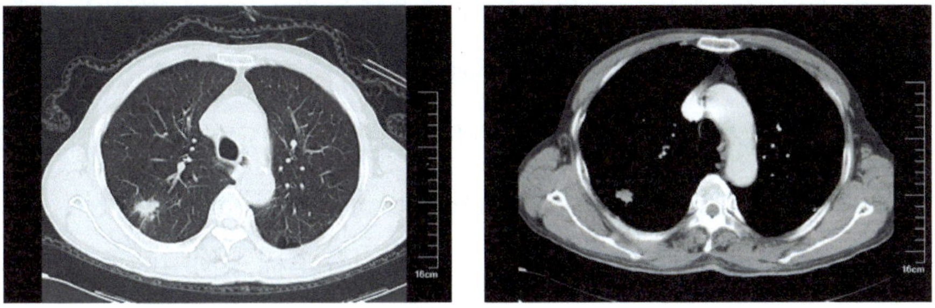

图 32－1　胸部 CT（2009 年 3 月 3 日）：右肺上叶病灶呈浅分叶，局部边缘可见短毛刺，可见细索条影与胸膜连接，直径约 3cm，纵隔内未见肿大淋巴结

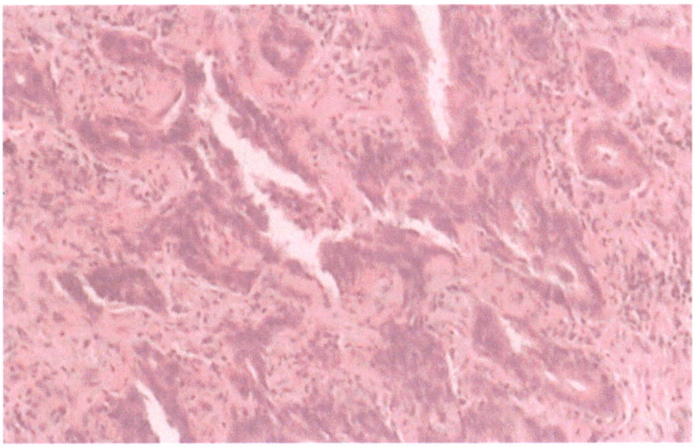

图 32－2　术后病理：腺泡性为主的浸润性腺癌，各组淋巴结（10 组：0/3；11 组：0/1；12 组：0/1）未见癌

临床讨论

肺腺癌来自于支气管腺体，可发生于各级支气管，但以小支气管为多，3/4 以上发生在周边，故以周围型肿块常见。早期一般没有明显的临床症状，往往在胸部 X 线检查时被发现。表现为圆形或椭圆形肿块，一般生长较慢，淋巴转移发生较晚，但有时早期即发生血行转移，有时隐匿性原发性肺腺癌可表现为广泛转移或胸膜累

笔记

及，预后不佳。

由于多数肺腺癌症状出现较晚且无特异性，因此详细的影像学检查是进一步明确诊断的重要手段。常用检查中以 CT 检查为主，在鉴别 MIA、AIS 与 IAC 方面，MRI 检查也有一定的意义。对浸润性腺癌的分期、发现远处转移病灶上以 PET－CT 检查为首选，尤其是对 >7mm 的肺腺癌有一定价值。肿瘤分子标志物中的血清癌胚抗原（CEA）、糖类抗原 125（CA－125）、鳞状上皮细胞癌抗原（SCC－Ag）及 CYFRA21－1 均可作为肺腺癌的标志物，联合检测有较高的阳性率，且血清水平与肺腺癌的浸润程度和有无胸膜转移相关，表达愈高，临床分期愈晚，必要时可行全胸腔镜微创技术或剖胸探查术。

现阶段外科手术仍是肺腺癌治疗的主要和首选方式，肺叶切除加纵隔淋巴结清扫是肺癌手术的“金标准”，随着低剂量螺旋 CT 扫描技术的发展，肺癌更易在早期发现，早期肺癌患者的比例增加使亚肺叶切除受到重视，胸腔镜手术的普及也促进了早期肺腺癌患者外科治疗策略的改变与发展。近年来研究证实，在综合考虑患者的肿瘤大小、病理类型、影像学表现、病变位置和年龄等因素的基础上，对于直径≤2cm 的Ⅰa 期周围型肺腺癌患者进行肺段切除是安全可行的，可取得与肺叶切除相仿的肿瘤治疗效果，影像学表现为 pGGO 的肺腺癌，病理多为 AAH 或 AIS，由于这类病变在肺腺癌新分类中定义为浸润前癌变，组织学上无血管、淋巴管及胸膜侵犯，不存在淋巴结转移，故有学者提出此类患者可行肺楔形切除术。浸润前肺腺癌术后 5 年生存率可达 100%，因此早发现、早诊断、早治疗对肺腺癌患者生存有重要意义。

笔记

许顺教授点评

胸部 CT 示右肺上叶后段病灶，不整形，纵隔窗密度较大。病理低倍镜下可见丰富纤维组织基质中不规则腺泡样结构，瘤体 <3.0cm，无局部淋巴结转移。术后 pTNM：T1bN0M0，ⅠA 期，未行术后辅助化疗，按中国肺癌临床规约是可以的，但建议完善 *EGFR* 突变检测！

参考文献

1. 明星，吴非．肺磨玻璃结节 CT 征象对早期肺腺癌的诊断价值．国际医学放射学杂志，2017，40（1）：37－40.
2. 李娜，赵珩，张杰，等．2056 例手术切除肺腺癌的临床病理分析．中华胸心血管外科杂志，2014，30（12）：715－718.

笔记

033

腺癌多发转移

病例介绍

患者女，58 岁，以“左胸壁疼痛 2 个月”为主诉于 2007 年 12 月入院。患者入院前 2 个月无明显诱因出现左胸壁疼痛，位置固定，未予特殊处置，症状未见好转。起病以来患者无发热，无咳嗽、咳痰、气促，体重无明显变化。行胸部 CT 检查提示左肺下叶占位病变，肿瘤直径约 2.5cm，肺癌可能性大，纵隔淋巴结肿大，左侧胸膜多发结节，左侧胸腔积液。第 5 胸椎、左侧第 7 前肋骨转移可能性大（图 33－1）。PET－CT 检查发现左肺下叶团块，左侧胸膜多发结节，纵隔多发淋巴结 FDG 摄取异常浓聚，最大 *SUV* 分别为 15.09、9.14、13.24（图33－2）。肋骨三维重建表现为第5 胸椎骨质破坏，左侧第 7 前肋陈旧性骨折可能性大（图 33－3）。行胸

笔记

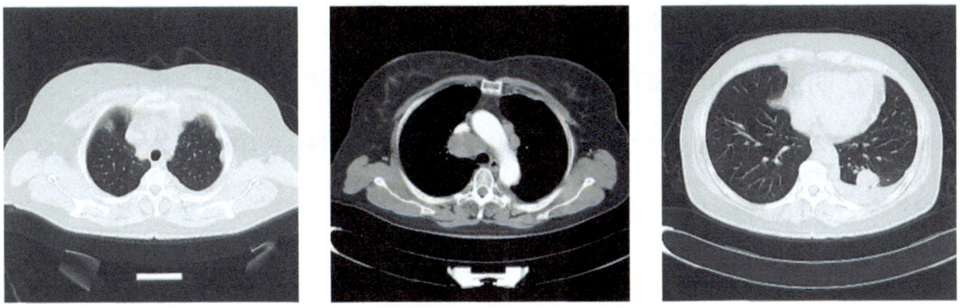

图 33－1　胸部 CT（2007 年 12 月）检查结果

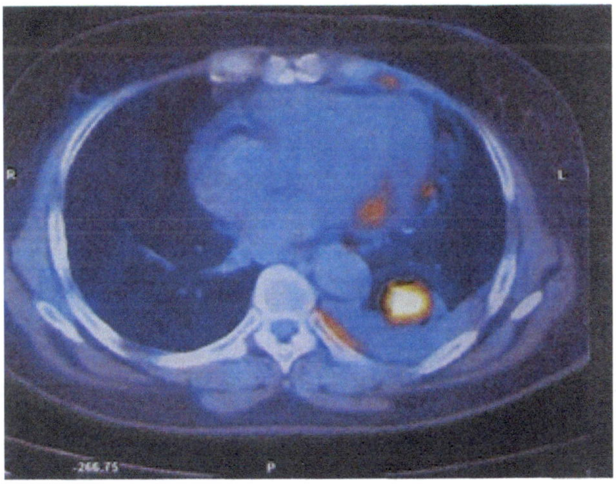

图 33－2　PET－CT 检查结果

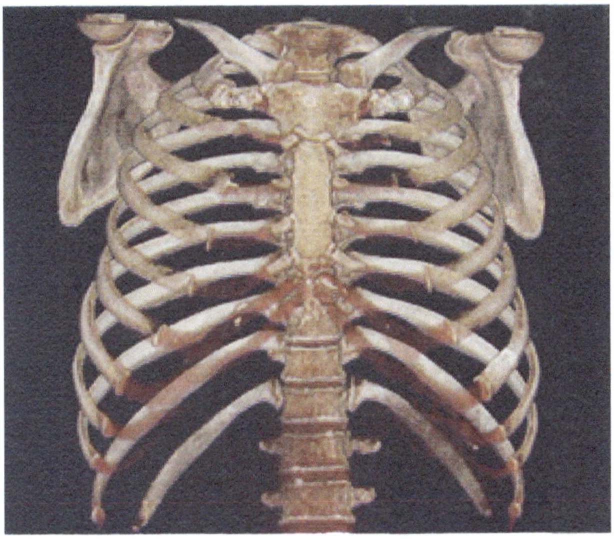

图 33－3　肋骨三维重建表现

膜腔穿刺术抽出暗红色血性液，胸水中查到腺癌细胞（图 33 -4）。cTNM 分期为 T1bN2M1b，ⅣA 期。后确定诊断为左肺下叶腺癌，纵隔淋巴结转移癌，左胸膜播散转移，左侧胸腔积液，第 5 胸椎骨转移癌。pTNM：T1bN2M1b，ⅣA 期。

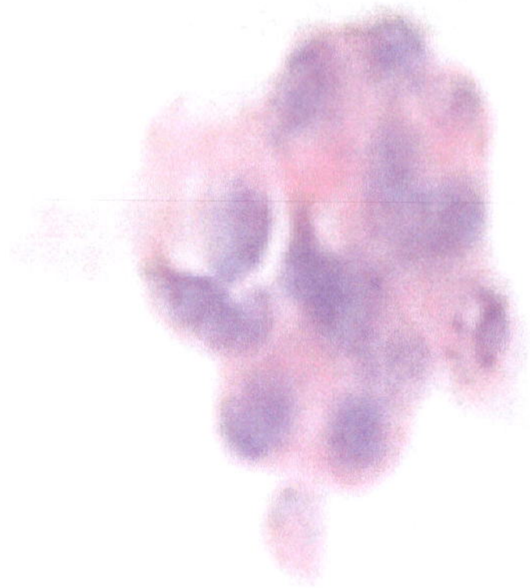

图 33 -4　胸膜腔积液穿刺病理检查结果：腺癌

从 2007 年 12 月始应用 GC 方案 2 周期（吉西他滨 1250mg/m^2，d1，d8；卡铂 300mg/m^2，d1）。后改用 DOC 方案 2 周期（多西他赛 35mg/m^2，d1，d8，d15；顺铂 50mg/m^2，d1，d15）。患者耐受性差，出现骨髓抑制及较严重的恶心、呕吐等消化道症状。2008 年 4 月复查胸部 CT，评估病灶变化不明显（图 33 -5）。纠正粒细胞缺乏及调整状态后从 2008 年 5 月改用培美曲塞 500mg/m^2，d1，并同时口服吉非替尼。2008 年 8 月，即 4 个周期后评估原发灶缩小近 1/2，胸膜结节及纵隔淋巴结明显缩小，胸腔积液明显减少（图 33 -6）；第 5 胸椎转移病灶有所好转（图 33 -7）。患者状态好转，PS 评分 0 ~ 1。患者继续口服吉非替尼至 2010 年 3 月，门诊定期复查，病情稳定。2010 年 3 月复查胸部 CT 示左侧胸腔积液增多，遂行培美曲塞 500mg/m^2，d1，卡铂 200mg/m^2，d1，规律化疗 3 周期。2010 年 6 月行左胸膜腔穿刺术后复查胸部 CT 左胸腔积液较前增多，纵隔淋巴结较前增大（图 33－8）。2010 年 6 月 24 日在全麻下行胸腔镜下左胸腔探查，胸膜活检术。术后病理回报为肺腺癌胸膜转移（图 33－9）。

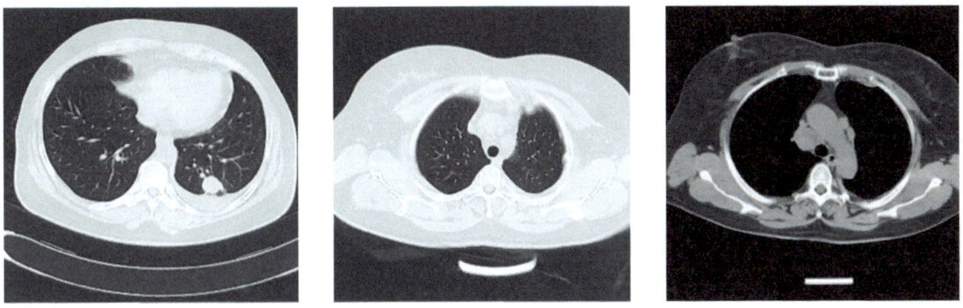

图 33－5　胸部 CT（2008 年 4 月）检查结果：可见左肺下叶病灶、左侧胸腔积液、左侧胸膜结节及纵隔肿大淋巴结较前变化不明显

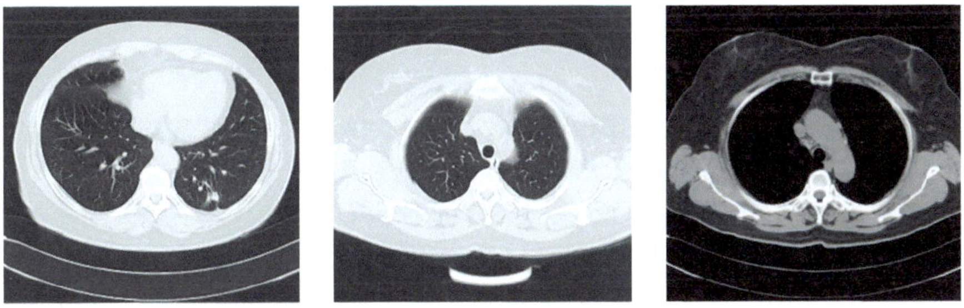

图 33－6　胸部 CT（2008 年 8 月）检查结果：可见左肺下叶病灶明显缩小，左侧胸腔积液基本吸收，左侧胸膜结节消失，纵隔肿大淋巴结明显缩小

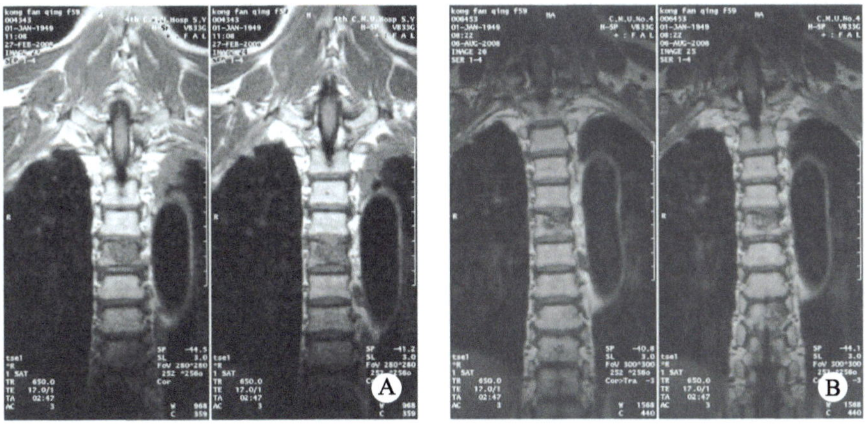

图 33－7　A. 2008 年 2 月影像；B. 2008 年 8 月，第 5 胸椎骨转移病灶有所缓解

笔记

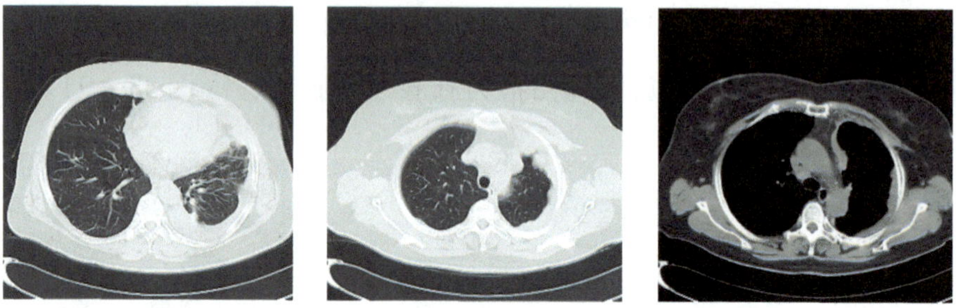

图 33－8　胸部 CT（2010 年 6 月）检查结果：可见左肺下叶病灶、左侧胸膜结节，左侧胸腔积液增多，纵隔内淋巴结增大

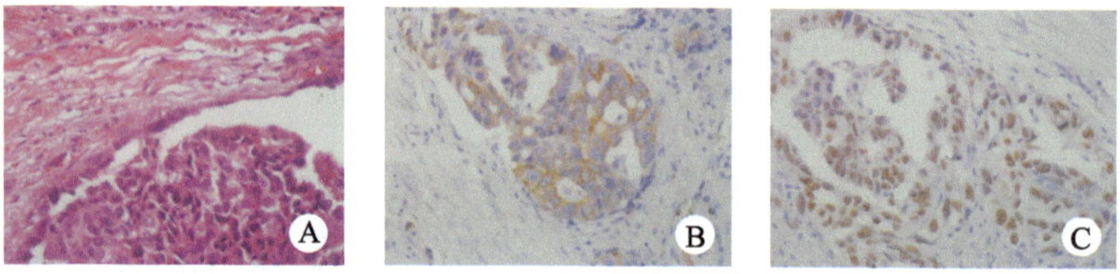

图 33－9　术后病理检查结果（HE）：胸膜内可见肿瘤细胞排列成腺管状或筛状。A. 肺腺癌胸膜转移；B. CK7(+)；C. TTF－1(+)

诊断：腺泡为主的浸润性腺癌；免疫组化：CK7(+)，TTF－1(+)。

行基因检测，提示 *EGFR E19* 突变，PE746－A750del/K745：AAG。2010 年 6 月始口服厄洛替尼。2011 年 1 月出现明显骨痛，复查全身骨扫描（ECT）及胸腰椎 MRI 和肋骨三维重建示第 9～第 12 胸椎，第 1～第 5 腰椎转移，左第 11 肋骨及右第 10 肋骨多发转移（图 33－10），肝脏彩超示肝脏多发转移，予替吉奥口服化疗。2011 年 1 月放疗科行姑息止痛放疗，DT(T12) 24Gy/8f，放疗后疼痛较前减轻。

患者于 2011 年 4 月去世。

笔记

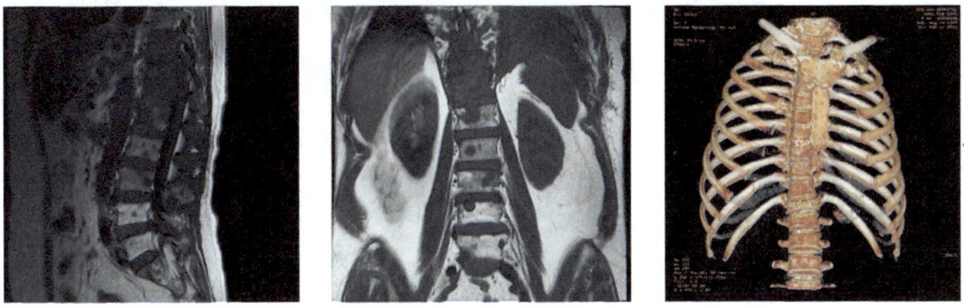

图 33-10 腰椎 MRI 和肋骨三维重建（2011 年 1 月）：
多发骨转移灶

临床讨论

肺腺癌是肺癌中较为常见类型，但多数患者确诊时已属晚期，目前尚无手段治愈晚期肺腺癌患者，但随着当前针对肺腺癌晚期治疗的研究不断深入、技术不断完善，针对晚期肺腺癌的治疗方法如化疗、分子靶向治疗、化疗与靶向药物间插联合疗法、免疫治疗等方法正逐渐精准化、个体化，能够有效延长患者的生存时间，提高其生存质量。

2008 年 JMDB 随机Ⅲ期临床实验结果的发表使临床医师认识到，对于 NSCLC 的治疗应从组织学类型上区分开来，非鳞癌患者使用培美曲塞/顺铂方案获益较鳞癌患者大，较吉西他滨/顺铂方案能获得更大的生存收益。Peterson 等进行回顾性分析显示：对于非鳞癌患者，培美曲塞治疗组与多西他赛治疗组的中位生存率分别为 9.3 个月、8.0 个月。综合上述数据培美曲塞可作为肺腺癌患者的二线方案。

随着药物活性及毒性相关基因的不断深入研究，发现不同肺腺癌患者的药物敏感和耐药相关基因在表达上存在差异，近 10 年，为进一步帮助患者筛选治疗方案、提高治疗有效率、避免不必要的

笔记

不良反应，有学者提出有助于提示化疗反应的肿瘤分子标志物，如腺苷酸合成酶（TS），TS 是培美曲塞的作用靶点之一，Takezawa 等进行的回顾性研究显示，TS 的表达水平高低与培美曲塞的疗效相关。因此对于晚期肺腺癌患者在接受培美曲塞化疗前进行 TS 表达水平检测，有助于进一步筛选治疗方案，更好的增效减毒。

NSCLC 的 *EGFR* 基因突变主要发生在酪氨酸激酶区域 18、21 外显子，其中外显子 19 的框内缺失和外显子 21 的 L858R 点突变约占 90% 。EGFR – TKI 能抑制酪氨酸激酶磷酸化和下游信号转导，进而起到抗肿瘤的作用。2009 年，美国临床肿瘤学会（American Society of Clinical Oncology，ASCO）对 INTEREST、SIGN、V – 15 – 32、ISTAN 这 4 项研究作了荟萃分析，结果显示，吉非替尼组 OS、PFS 与多西他赛组相似，但 *ORR* 却比多西他赛组显著增高；亚组分析结果显示，亚裔患者吉非替尼组 OS 与多西他赛组相似，但 PFS、*ORR* 明显高于多西他赛组，可见靶向治疗较传统化疗疗效可观。2009 年 IPASS 临床研究即证实了 *EGFR* 突变状态与 EGFR – TKI 疗效之间的关系：对于 *EGFR* 突变患者，吉非替尼的疗效优于化疗；而对于野生型 *EGFR* 患者，吉非替尼有效率显著下降，PFS 明显缩短。

目前对于晚期肺腺癌的治疗已然进入到个体化的时代，化疗、靶向治疗、化疗与靶向有效结合治疗、免疫治疗等方法随着科研和临床工作者们的努力逐渐成熟，为这部分患者带来了更多的治疗选择，使患者的生存时间得到延长，生存质量得到改善，但如何有效安全的精准治疗、避免不必要的不良反应，则需要进一步进行肿瘤的基因信息研究，继而选择特异和最佳的治疗方案，使患者能够更好地带瘤生存。

笔记

许顺教授点评

回顾本病例，对于晚期复杂的 NSCLC 患者，无论是原发病灶还是转移病灶，都应想尽一切办法明确诊断，尤其当疾病进展时，再次活检取得病理学诊断依据并行基因检测，这样可以有的放矢地进行治疗和评估疗效。当应用某个化疗方案效果不理想时，或当患者耐受性差时，应及时调整用药，改善患者的耐受性，从而提高患者的依从性，改善患者的生存质量。该患者在同时服用易瑞沙及静点培美曲塞后，病变得到有效控制，原发病灶几乎达到了完全缓解，结果令人鼓舞。而且病情稳定持续 18 个月，期间患者无不良主诉，生存状态良好。直至 2010 年 3 月出现进展，左胸腔积液增多，胸膜结节增多增大，经动员患者行胸膜活检，证实胸膜转移并行基因检测，改口服厄洛替尼，维持了 6 个月后患者病情出现难以控制的进展。该晚期 NSCLC 患者获得了较为理想的治疗效果，几乎延长了 3 年的生存期，但仍有遗憾之处，如在今日应该争取各种条件进行分子学检测，及早应用分子靶向药，再斟酌是否联合化疗药。另外，对骨转移未进行局部放射治疗。其次，整个治疗费用较高。

参考文献

张岩，刘瑞娟．晚期肺腺癌治疗方法．国际呼吸杂志，2015，(22)：1734 - 1738.

笔记

034

Ⅰ A 期微浸润性腺癌

病例介绍

患者男，58 岁，以“刺激性咳嗽，发现左肺上叶肿物 1 年，复查发现肿物增大”于2013 年1 月4 日入院。患者入院1 年前冬春季节刺激性咳嗽加重，就诊于当地医院，行胸部 CT 检查发现左肺上叶肿物，给予抗感染治疗后，咳嗽症状缓解，1 周前咳嗽加重，复查胸部 CT 发现左肺肿物较前增大。现为求进一步诊治来院，起病以来患者无发热，无胸痛、气促，体重无明显变化。

个人史：患者既往体健，无吸烟饮酒史，无粉尘及污染物接触史。

辅助检查：血生化检查、心肺功能检查未见明显异常。

胸部 CT：左肺上叶尖后段见一磨玻璃样密度片影，边界不清，直径约 1.1cm。纵隔内未见肿大淋巴结（图 34 -1）。

笔记

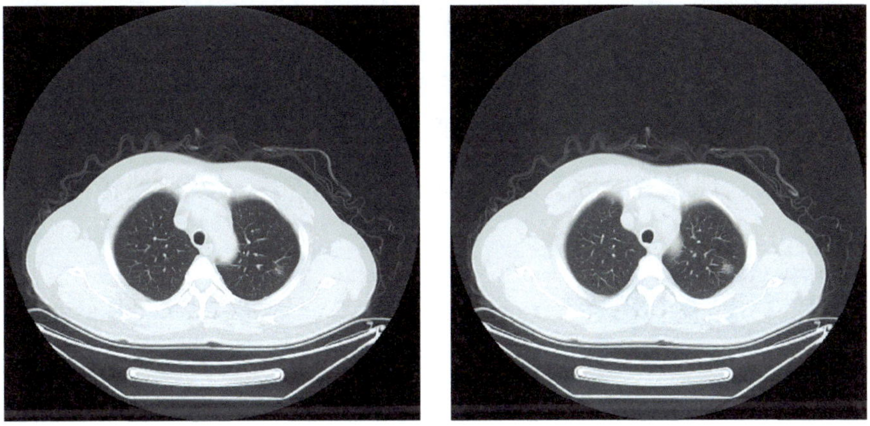

图 34 -1 胸部 CT（2013 年 1 月 5 日）检查结果

余全身各部检查均未见异常。

cTNM：T1aN0M0，Ⅰ A 期。

手术情况：2013 年 1 月 8 日全麻下行胸腔镜辅助左肺上叶切除，淋巴结廓清术。

术后病理及免疫组化（图 34 -2）。

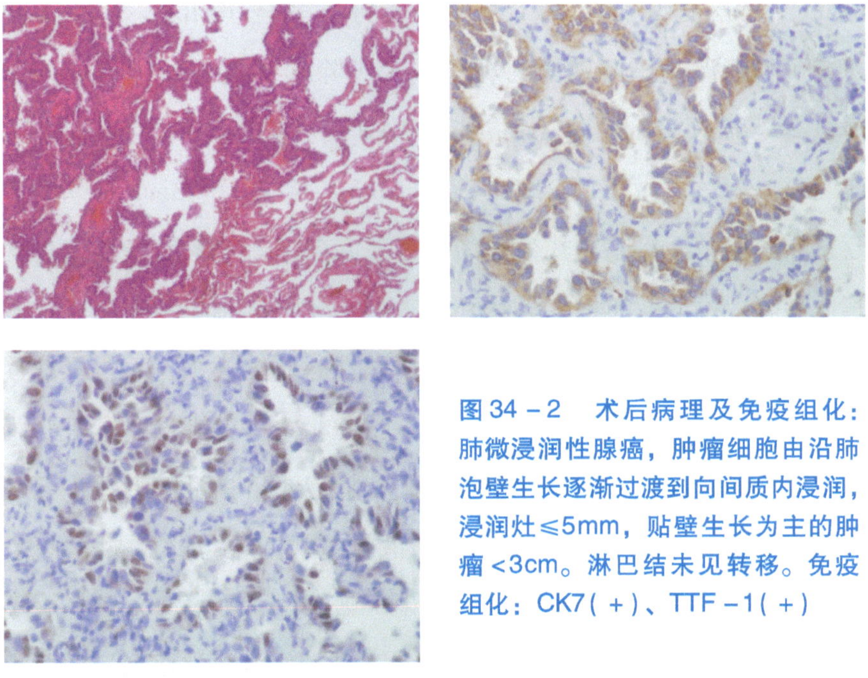

图 34 -2 术后病理及免疫组化：肺微浸润性腺癌，肿瘤细胞由沿肺泡壁生长逐渐过渡到向间质内浸润，浸润灶≤5mm，贴壁生长为主的肿瘤 <3cm。淋巴结未见转移。免疫组化：CK7(+)、TTF -1(+)

确定诊断：左肺上叶腺癌，pTNM：T1aN0M0，ⅠA 期。

术后治疗：术后予辅助化疗（多西他赛 75mg/m^2，d1，顺铂 30mg/m^2，d1～3），已完成 3 周期。

随访：现患者术后 7 月余，至今未见局部复发及远处转移。

临床讨论

临床上，腺癌以周边型多见，空洞形成罕见。肺腺癌发病年龄较小，多见于女性，一般生长较慢，但有时在早期即可发生血行转移，临床治疗效果及预后不如鳞癌。胸部 CT 平扫持续存在的磨玻璃结节，根据大小与密度多与腺癌有关。根据局限性 GGO 病灶内是否存在实质性成分，将其分为 pGGO 和 mGGO。前者的代表是 AAH，它是肺癌的癌前病变，混合型 GGO 的中央呈实质性，周围为磨玻璃密度改变。它们实际上是癌症进展中不同阶段的表现。IASLC、美国胸科学会（ATS）和欧洲呼吸学会（ERS）于 2011 年公布了肺腺癌的国际多学科分类：①废除细支气管肺泡癌诊断术语；②提出 AIS 新概念，并将其与 AAH 一并归入浸润性癌前病变；③区分出 MIA，微小浸润性腺癌（MIA）定义为≤3cm 的单发腺癌，界限清楚，以贴壁式生长为主，浸润癌形态应为贴壁式以外的其他形态，浸润间质最大径≤5mm，除外脉管侵犯、胸膜侵犯及肿瘤细胞气道内播散等危险因素；④浸润性腺癌分类中，不再推荐使用混合性亚型浸润性腺癌并独立列出贴壁状为主的腺癌，乳头状为主的腺癌的亚型；⑤原黏液型细支气管肺泡癌依据沿肺泡壁生长还是浸润生长，分为黏液性 AIS、黏液性 MIA 和浸润性黏液腺癌；⑥浸润性腺癌中其他亚型也稍有变化，黏液性囊腺癌归入胶样腺癌中，透明细胞腺癌和印戒细胞腺癌不作为单独组织学亚型，但若出

笔记

现，应给予报告其百分比，同时将胎儿型腺癌分为低度恶性和高度恶性两类。MIA 如果完整切除，总体 5 年生存率为 100%。肺部结节的 VDT 是指结节体积增大 1 倍所用时间。由于不同肺结节的个体差异，其相应 VDT 亦不尽相同。附壁生长是指肿瘤细胞沿着已存在的肺泡结构规律生长的一种模式，相关临床研究已经证实，含有不同比例附壁生长成分的肺腺癌（LPIA）患者，其预后状况不同。研究发现：AIS、MIA 的预后状况最佳，LPIA 其次，其余病理类型的肺腺癌较差。而在临床上，随着 CT 逐渐成为肺癌筛查的首选方式以来，越来越多的早期肺腺癌得以被及时发现。正确评估 0 期、Ⅰ期（包括ⅠA 各期和ⅠB 期）肺腺癌的进展状况，对早期肺腺癌手术方案的选择及肺部结节随访策略的制定，都有重要的意义。

EGFR 基因突变检测和化疗是肺腺癌两种主要的治疗手段。*EGFR* 突变属于一种致癌突变。PIONEER 研究结果证实，中国大陆地区晚期肺腺癌患者 *EGFR* 总体突变率是 50.2%，其中超过 90% 为 19 – 19del 及 21 – L858R。第一代 EGFR – TKI 制剂如吉非替尼、埃克替尼、厄洛替尼等，能明显改善 *ORR*，延长生存期，提高生存质量。IPASS、NEJ002、OPTIMAL、LUX – LUNG 3 等Ⅲ期随机对照研究都证实了一线应用 TKI 治疗 *EGFR* 突变 NSCLC 患者的有效率达 55% ~ 82.9%，PFS 为 9.2 ~ 13.1 个月，与含铂两药化疗相比，PFS 和 *ORR* 均显著提高，因此成为此类患者首选的治疗方案。肿瘤异质性的理论认为，肿瘤在演进的过程中，由于药物的选择压力，经过多次分裂增殖，其子细胞呈现出分子生物学或基因方面的改变，从而使肿瘤的生长及侵袭能力、耐药性、预后等各方面产生差异，从而出现很多不同的基因型或者亚型的细胞。因此，EGFR – TKI 联合化疗可以针对肿瘤的不同亚克隆进行治疗，可能会带来潜在的临床获益。Goldberg 的研究证实，在 EGFR – TKI 耐药的患者中，

笔记

EGFR－TKI 联合化疗可以获得 48% 的 *ORR*，而单纯化疗仅有 18% 的 *ORR*，提示联合治疗可以带来远期临床获益。两组不良反应均较轻，最常见的不良反应为血液学毒性和恶心呕吐，但发生率差异均无统计学意义，提示联合组并未增加额外的毒性，且耐受性较好。

许顺教授点评

此例属瘤细胞贴壁生长为主的微浸润性腺癌，术后应行 *EGFR* 基因突变检测。

笔记

035

ⅡA期浸润性腺癌

病例介绍

患者女，57岁，以“体检发现左肺占位1年”于2012年12月24日入院。患者入院1年前体检行胸部CT检查发现左肺上叶肿物，直径约0.5cm，未系统治疗，1周前复查胸部CT示左肺上叶肿物较前增大，现为求进一步诊治来院，起病以来患者无发热，无胸痛、气促，体重无明显变化。

个人史：患者既往体健，无吸烟饮酒史，无粉尘及污染物接触史。

辅助检查：血生化检查、心肺功能检查未见明显异常。

胸部CT：左肺上叶结节影，周围可见毛刺及磨玻璃密度影，大小约1.6cm×1.2cm。纵隔内未见肿大淋巴结（图35－1）。

笔记

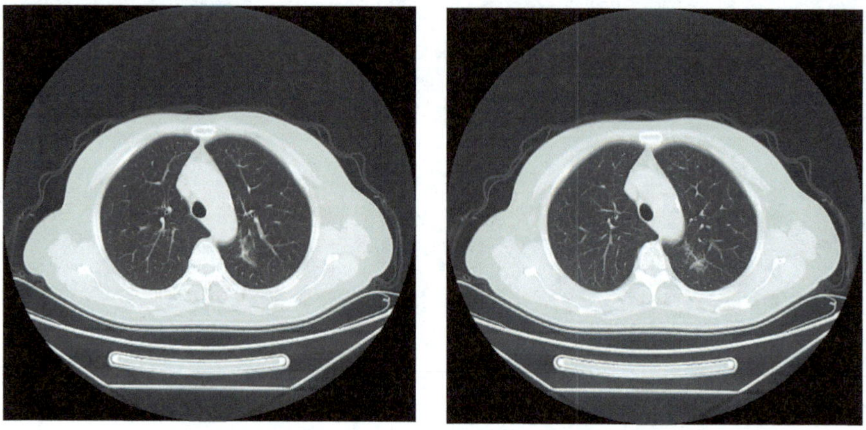

图 35－1　胸部 CT（2012 年 12 月 18 日）检查结果

余全身各部检查均未见异常。

cTNM：T1aN0M0，ⅠA 期。

手术情况： 2012 年 12 月 28 日全麻下行胸腔镜辅助左肺上叶切除，淋巴结廓清术。

术后病理及免疫组化： 浸润性腺癌，以腺泡样为主，淋巴结转移癌 1/13（分别为 5 组 0/1，10 组 0/10，11 组 1/1，12 组 0/1）。免疫组化：CKL(＋)、TTF－1(＋)(图 35－2)。

确定诊断： 左肺上叶腺癌，pTNM：T1aN1M0，ⅡA 期。

术后治疗： 术后予辅助化疗（多西他赛＋顺铂）规律化疗 4 周期。

随访： 现患者术后 8 个月，至今未见局部复发及远处转移。

临床讨论

肺腺癌早期一般没有明显的临床症状，往往在胸部 X 线检查时被发现。表现为圆形或椭圆形肿块，一般生长较慢，但有时早期即发生血行转移。淋巴转移则发生较晚。随着 CT 技术的普及，肺部

笔记

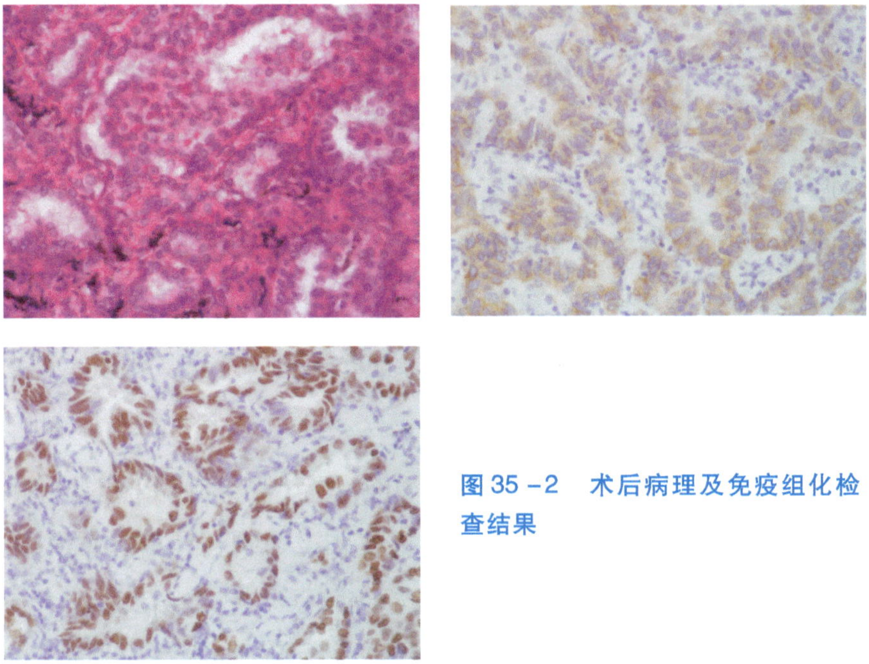

图35-2 术后病理及免疫组化检查结果

GGO检出率逐渐增高。GGO是指图像上表现为密度轻度增加，呈局灶性云雾状密度阴影，但其内的支气管及血管纹理仍可见。病理基础为肿瘤细胞沿肺泡间隔生长，肺泡壁增厚，但肺泡腔未闭，其内可有少量黏液或脱落的肿瘤细胞。GGO的特点之一是缺乏特异性，可见于各种炎症、水肿、纤维化及肿瘤等病变。GGO按照分布范围可分为弥漫性和局限性两大类。弥漫性GGO常见于各种良性病变中，而多数学者认为局限性GGO是早期肺癌，特别是肺癌的早期表现。

对于<5mm的孤立性纯磨玻璃密度结节，2018中国专家共识建议在6个月随访胸部CT，随后进行胸部CT年度随访。对于孤立部分实行结节，2018中国专家共识提出：①单个混合性磨玻璃结节直径≤8mm者，建议在3个月、6个月、12个月和24个月进行CT随访，无变化者随后转为常规年度随访；②mGGN直径>8mm者，建议在3个月重复胸部CT检查，适当考虑经验性抗菌治疗；③若结节持续存在，随后建议使用 PET - CT、非手术活检和（或）手术切除进一步评估；④对于6mm 及以上实性成分的 mGGN，应考虑 3 ~6 个月行胸部 CT 扫描随访来评估结节。对于具有特别可疑形态（即分叶或囊性成分）、连续生长或实性成分 >8mm 的 mGGN，建议采用 PET - CT、活检或切除术。

大多数肺腺癌患者在确诊时，已经属于局部晚期或出现淋巴结转移。*EGFR* 基因突变患者可以考虑行分子靶向治疗，但这些药物仅适用于少数人群，大多数患者还是选择化放疗为主的综合治疗。因此术后化疗成为治疗中晚期肺腺癌的主要手段，肺癌的化疗是以铂类为基础的联合化疗，顺铂是第一代铂类药物，具有抗癌谱广、乏氧细胞有效、作用性强等优点，与多西他赛、长春瑞滨、紫杉醇及吉西他滨联合后疗效增强，延长晚期肺腺癌的疾病进展时间（TTP）和中位缓解期（MST），多西他赛作用机制为加强微管蛋白聚合作用和抑制微管蛋白解聚作用，导致形成稳定的非功能性微管束，因而破坏肿瘤细胞的有丝分裂。多西他赛的抗瘤谱与紫杉醇类似，在人体内外进行的相关试验验证了显著的抗肿瘤作用，因此成为 NSCLC 的一线、二线化疗方案中常用药物。顺铂单药一线应用于 NSCLC 有效率为 20%~38%，作为二线化疗有效率为 7%~25%。顺铂属于细胞周期非特异性药物，主要作用部位在 DNA 的嘌呤和嘧啶碱基，从而抑制肿瘤细胞的 DNA 复制，同时能够损伤肿瘤细胞膜上结构，显示了较强的广谱抗瘤特性，在治疗晚期肺癌的化疗方案中广泛被联合应用，因此联合顺铂的化疗方案被 ASCO 推荐为 PS 评分好的晚期 NSCLC 患者的首选化疗方案。应用多西他赛 + 顺铂化疗方案常见的不良反应为中性粒细胞减少、血红蛋白减少、恶心呕吐、肌酐升高、疲乏、脱发，血小板下降、腹泻、肝功能异常、皮疹。培美曲塞是一种新型的多靶点抗肿瘤药物，其作用机制

笔记

为阻断嘌呤和嘧啶合成所需的胸苷酸合成酶、二氢叶酸还原酶和甘氨酰胺核苷酸甲酰转移酶的活性，使细胞分裂停止在S期，从而抑制肿瘤细胞生长。文献报道，培美曲塞+顺铂组与吉西他滨+顺铂组的中位生存时间相似，均为10.3个月；而培美曲塞+顺铂组中位无进展生存时间为4.8个月，吉西他滨+顺铂组中位无进展生存时间为5.1个月，亦无统计学差别。而在腺癌和大细胞癌亚组患者的生存期上行培美曲塞+顺铂组中位生存时间为11.8个月，吉西他滨+顺铂组中位生存时间为10.4个月，培美曲塞组明显优于吉西他滨组。3级、4级血液学毒性发生率上培美曲塞组明显低于吉西他滨组。基于该研究结果，2008年9月FDA批准培美曲塞与顺铂联用，为复发和转移并伴有非鳞状组织学特征的非小细胞癌的一线治疗方案。

许顺教授点评

此例在术前，因病灶很小仅0.5cm左右，而且呈GGO样所见，未能及早手术或采取其他干预手段（如放射治疗），而拖延了1年。尤其黏液型或腺泡型预后较差的肺癌应争取早诊早治，并力争取得组织学进行分子靶标测定：*EGFR*基因突变检测及非吸烟者*EML-4/ALK*融合基因检测。

笔记

036

ⅢA N2 浸润性腺癌

病例介绍

患者女，46 岁，以“咳嗽 1 个月”为主诉入院。1 个月前患者无明确诱因出现咳嗽，为干咳，未予任何治疗，症状无好转，就诊于当地医院行胸部 CT 检查提示左肺下叶软组织肿物。起病以来患者无发热，无胸痛、气促，体重无明显变化。

个人史：患者既往体健，吸烟 5 支/天 ×20 年，无粉尘及污染物接触史。

辅助检查：血生化检查、心肺功能检查未见明显异常。

胸部 CT：见图 36 – 1。

笔记

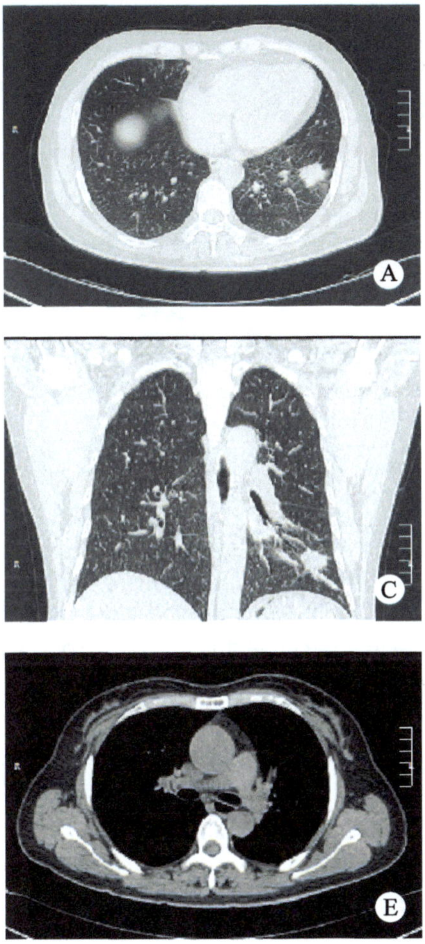

图36－1　胸部CT检查结果：A＋B，左肺下叶前外基底段见软组织肿块影，大小约为23mm×21mm，内见小透亮影，边缘分叶，可见胸膜牵拉及血管集束征，周围见索条影；C＋D，胸部CT冠状位及矢状位可以清晰准确地对肿块进行定位；E，隆突下可见略肿大淋巴结

纤维支气管镜：气管环清晰，黏膜正常，隆突锐利，血管纹理清晰。左肺支气管段以上开口正常，未见新生物。右中叶B4管口一侧壁可见一索条样隆起，大小约0.4cm×0.8cm，表面黏膜光滑，可见血管网，触之质地软，未取病理。余右肺支气管段以上开口正常，未见新生物（图36－2）。

余全身各部检查均未见异常。

cTNM：T1bN2M0，ⅢA期。

手术情况：2013年1月5日全麻下行左肺下叶切除，淋巴结廓清术。

笔记

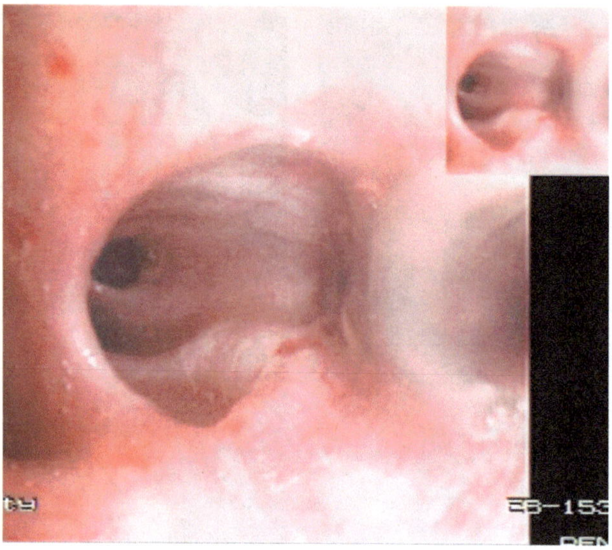

图 36－2　纤维支气管镜检查结果

术后病理及免疫组化：腺泡性为主的浸润性腺癌。L7、12、13 组见淋巴结转移，L5、6、9、10、11 组未见转移。免疫组化结果：CK5/6(－)、CK8/18(＋＋)、CK14(－)、CK7(＋＋)、p63 少数细胞(＋)、TTF－1(＋)(图 36－3)。

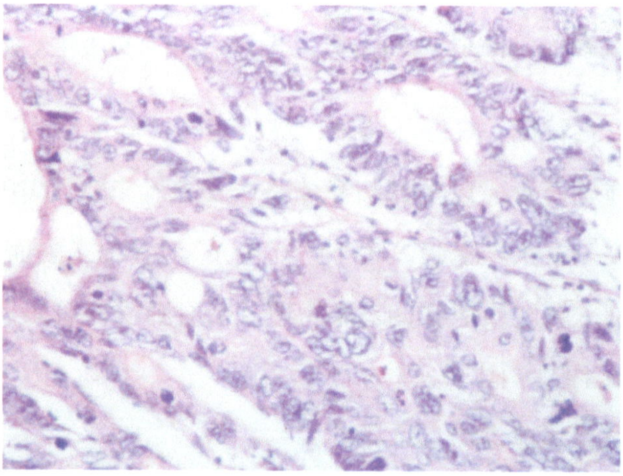

图 36－3　术后病理及免疫组化：腺泡性为主的浸润性腺癌

确定诊断：左肺下叶腺癌，pTNM：T1bN2M0，ⅢA 期。

术后治疗： *EGFR* 基因检测（表 36－1）提示 Exon－19 外显子突变。

表 36－1 基因检测结果：Exon－19 外显子突变（ARMS 法）

检测项目	外显子/密码子	突变类型	检测结果 ARMS 法
EGFR 基因 29 种突变检测	Exon－19	19del	+
	Exon－21	L858R	—
	Exon－20	T790M	—
	Exon－20	20－Ins	—
	Exon－18	G719X	—
	Exon－20	S768I	—
	Exon－21	L868Q	—

口服吉非替尼治疗，未行术后化疗。

随访： 现患者术后 7 个月余，至今未见局部复发及远处转移。

临床讨论

肺腺癌早期一般没有明显的临床症状，仅为一般呼吸系统疾病所共有的症状，如咳嗽、痰血、低热、胸痛、气闷等。胸部 CT、支气管镜及肿瘤标志物等有助于腺癌的诊断。实性结节、分叶征、毛刺征、胸膜凹陷征、空泡征、支气管充气征、空洞、空洞血管集束征为肺癌的典型影像学表现。支气管镜检查是诊断肺癌的一个重要措施。通过支气管镜可直接窥察支气管内膜及管腔的病理变化情况。窥见癌肿或癌性浸润者，可采取组织供病理切片检查，或吸取支气管分泌物做细胞学检查，以明确诊断和判定组织学类型。肺腺癌病理可分为 AAH、AIS、MIA 及浸润性腺癌，其中浸润性腺癌的

笔记

形态主要包括贴壁式、腺泡状（腺型）、乳头状、微乳头状和实体伴黏液分泌型。肺腺癌的治疗是以手术为主，辅以放疗、药物治疗等综合治疗。单从肺癌角度考虑，肺癌外科手术的绝对适应证即目前比较一致的手术指征是 T1 ~3 N0 ~1 M0 期的病变；肺癌的相对适应证即目前为多数人接受的手术指征是部分 T4N0 ~1M0 期的病变；肺癌争议比较大的手术适应证是 T1 ~3N2M0 期的病变；肺癌探索性手术适应证包括部分孤立性转移的 T1 ~3N0 ~1M1 期病变。N2 - Ⅲa 期 NSCLC 是一组异质性非常明显的疾病，既有术后镜下才发现的隐匿性 N2，也有影像学上既已肿大的单站 N2 或多站 N2，还包含了多站淋巴结融合成团的 N2。单站 N2 完整切除的预后要好于多站 N2 者，生存更接近于 N1 期患者的预后。本病例属于单站 N2 - ⅢA 期 NSCLC，且行根治性手术，预后相对较好。纵隔淋巴结病变的存在对预后和治疗决策有深远的影响，因此，在治疗开始前应尽最大努力通过影像学和创伤性分期确定有无 N2 病变，单个 N2 淋巴结小于 3cm 的患者可以考虑综合治疗，包括手术切除。肺癌的药物治疗包括化疗、分子靶向治疗及免疫治疗。化疗分为新辅助化疗、辅助化疗、姑息化疗，应当严格掌握临床适应证，并在肿瘤内科医师的指导下施行。化疗应当充分考虑患者病期、体力状况、不良反应、生存质量及患者意愿，避免治疗过度或治疗不足。应当及时评估化疗疗效，密切监测及防治不良反应，并酌情调整药物和（或）剂量。分子靶向治疗需要明确基因突变状态，依据分子分型指导靶向治疗。近年，以免疫检查点抑制剂（如 PD -1 单抗或 PD -L1 单抗等）为代表的免疫治疗取得了可喜的进展。基于免疫检查点抑制剂已被证实的生存获益，同时基于在中国人群中被证实的显著生存获益，国内首个 PD -1 抑制剂纳武利尤单抗刚刚获批上市用于驱动基因阴性的晚期 NSCLC 患者。推荐对Ⅱ ~ⅢA 期 NSCLC、

笔记

N1/N2 阳性的腺癌患者进行 *EGFR* 基因检测。对于晚期 NSCLC 患者，应在诊断的同时常规进行肿瘤组织的 *EGFR* 基因突变、*ALK* 和 *ROS1* 融合基因检测。晚期 NSCLC 的一线药物治疗方案为含铂两药化疗方案。而对于肺癌驱动基因阳性的患者，如 *EGFR* 基因突变（包括 19 外显子缺失、21 外显子 L858R 和 L861Q、18 外显子 G719X 及 20 外显子 S768I）阳性的患者，可选择 EGFR - TKI 治疗，包括吉非替尼、厄罗替尼、埃克替尼或阿法替尼治疗，一线给予吉非替尼治疗时还可考虑联合培美曲塞和卡铂。对一线治疗达到疾病控制（完全缓解、部分缓解和稳定）的患者，可选择维持治疗。目前同药维持治疗有循证医学证据支持的药物有培美曲塞（非鳞癌）、贝伐珠单抗（非鳞癌）和吉西他滨；有循证医学证据支持换药维持治疗的药物有培美曲塞（非鳞癌），对于 *EGFR* 基因敏感突变患者可以选择 EGFR - TKI 进行维持治疗。

许顺教授点评

（1）以“无痰干咳”为主要症状，不发热，女性，20 年吸烟史，46 岁。

（2）左肺下叶分叶状硬性结节，密度较大，边缘不整，血管集束征，尤其结节中有小空泡征，隆突下淋巴结增大。虽然瘤体 <3.0cm，但已具备手术条件，无特殊情况，可不行术前病理取材，直接行手术切除。

（3）术后 *EGFR* 基因突变检测 Exon - 19 外显子突变，虽然已有 N2 淋巴结转移，术中已廓清，将吉非替尼用为术后一线用药，视为合理！

笔记

037

ⅢA期空洞性浸润性腺癌

病例介绍

患者女，48岁，以“咳嗽1年”为主诉入院。患者1年前无明确诱因出现咳嗽，为干咳，间断治疗，症状持续无明显好转，2013年1月17日就诊于当地医院行胸部CT检查提示右肺上叶肿物。起病以来患者无发热，无胸痛、气促，体重无明显变化。

个人史： 患者既往体健，无烟酒嗜好，无粉尘及污染物接触史。

辅助检查： 血生化检查、心肺功能检查未见明显异常。

胸部CT： 右肺上叶见分叶状肿块影，大小约63mm×52mm，内可见空洞形成，壁厚，边缘有毛刺，增强后病灶不均匀强化。纵隔内未见明显肿大的淋巴结（图37-1）。

笔记

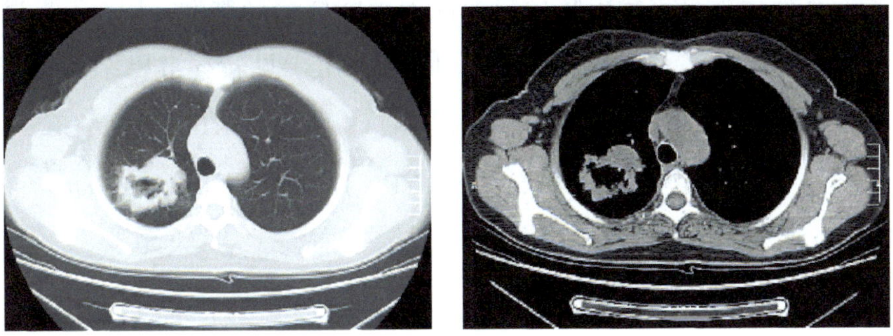

图 37－1　胸部 CT（2013 年 1 月 17 日）检查结果

纤维支气管镜（图 37－2）：气管环清晰，黏膜正常，隆突锐利，血管纹理清晰，左肺支气管段以上开口正常，未见新生物。右上叶 B3a 管口可见新鲜血迹，管口未见新生物，余右上叶管口未见新生物，右中叶管口未见新生物，右下叶管口未见新生物。

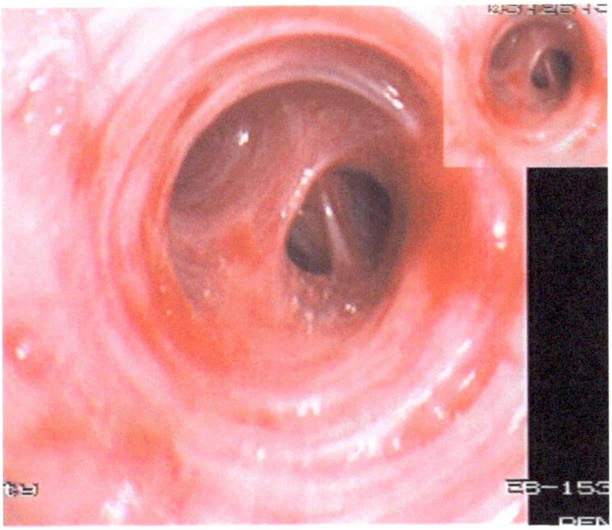

图 37－2　纤维支气管镜检查结果

余全身各部检查均未见异常。

cTNM：T3N0M0，ⅡB 期。

手术情况： 于 2013 年 1 月 23 日全麻下行右肺上叶切除，淋巴结廓清术。

笔记

术后病理及免疫组化：腺泡性为主的浸润性腺癌。L12 组见淋巴结转移，L2、3、4、7、8、9、10、11 组未见转移淋巴结。免疫组化结果：CK20 部分细胞(+)，CK7(++)，CK14(-)，CK5/6(-)，CK8/18(++)，p63(-)，TTF-1(++)(图 37-3)。

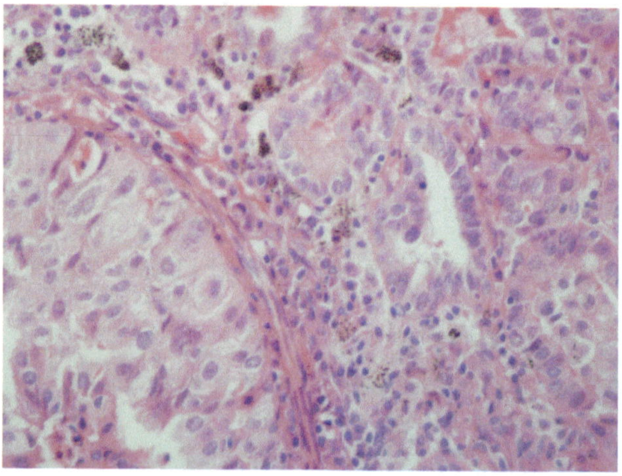

图 37-3 术后病理检查结果

确定诊断：右肺上叶腺癌，T3N1M0，ⅢA 期。

术后治疗：*EGFR* 基因检测（表 37-1）提示 Exon-21 外显子突变。

表 37-1 基因检测结果：Exon-21 外显子突变

检测项目	外显子/密码子	突变类型	检测结果 ARMS 法
EGFR 基因 29 种突变检测	Exon-19	19del	—
	Exon-21	L858R	+
	Exon-20	T790M	—
	Exon-20	20-Ins	—
	Exon-18	G719X	—
	Exon-20	S768I	—
	Exon-21	L868Q	—

笔记

口服吉非替尼治疗，未行术后化疗。

随访：现患者术后7个月，至今未见局部复发及远处转移。

临床讨论

空洞一般认为是坏死物经支气管排出后形成，可达1～10cm，可为中心性，也可为偏心性，2cm以下结节发生空洞以肺结核多见，肺癌在2cm以下较少发生空洞。4cm以上的肿块发生空洞多见于肺癌。空洞壁多为0.5～3.0cm，薄壁空洞与厚壁空洞洞壁厚度临界值一般定义为4mm。洞壁厚度可作为鉴别伴空洞形成的肺内良性病变及恶性肿瘤的一个重要指标。空洞外缘清楚者见于肺结核纤维干酪空洞、慢性肺脓肿，有的肺癌空洞外缘也光滑清楚。外缘有毛刺及放射冠影像者见于肺结核的纤维厚壁空洞和肺癌。外缘有分叶者多见于肺癌。CT的增强表现上，肺结核的纤维干酪空洞的洞壁不强化或外周有薄层强化，肺癌空洞的壁大部强化。在原发性肺癌中，低分化鳞状细胞癌最易伴有空洞形成，且多以厚壁空洞为主。而肺腺癌、大细胞癌、小细胞癌中空洞的发生率较低。近年来，腺癌已成为NSCLC中最常见的类型，周围型空洞性肺腺癌的检出率也有所增加。伴空洞形成的周围型肺腺癌需与以下疾病鉴别：①空洞性肺鳞状细胞癌：鳞状细胞癌合并空洞，其机制为肿瘤中心坏死液化被引流支气管排出所致，洞壁厚度多>4mm，厚薄不均，可有壁结节，大多位于病灶中央，其内多无间隔或血管结构，外壁常见分叶、毛刺及胸膜凹陷征等改变；②空洞性肺结核：临床表现有咳嗽、咳痰、咯血、发热、盗汗等。病理基础为干酪性液化坏死与支气管相通，坏死物由支气管排出形成空洞。肺结核空洞多表现洞壁不均匀，可多发，形状大小不一，可呈点状、裂隙状，内

笔记

壁可不规则，壁可厚可薄，洞内可见气液平面，同时病灶周围常伴有其他性质病灶，如钙化、纤维化及胸膜增厚、卫星病灶等。如痰培养、病灶灌洗液及穿刺活检组织中查到抗酸杆菌，可确诊阳性。近年来国内发表多篇报道探讨研究有关肺结核性空洞与癌性空洞之间的影像、病理及发生机制差异，研究发现周围型空洞性肺癌平均发病年龄大于空洞性肺结核患者，薄壁空洞性肺癌的分叶征、多囊、内部分隔及血管穿行、磨玻璃影等 CT 征象均具有重要的鉴别诊断价值，但两者在病灶整体形态、毛刺征、胸膜凹陷征中有很大重叠，鉴别诊断时需谨慎。一般说来伴薄壁空洞形成的肺癌其囊壁更薄、囊腔形态与张力更大。结核性薄壁空洞的内壁光整、卫星灶可作为与薄壁含囊腔肺癌的重要鉴别点；③肺囊肿或肺大疱继发肺癌：有时鉴别困难。国外研究显示多数中年男性有明显吸烟史或与促致癌物沉积有关。动态观察显示肺囊肿或肺大疱先发生，囊壁更加菲薄，随后在囊壁或大疱壁形成实性结节。多层螺旋 CT（MSCT）扫描应结合临床资料、病史特点、实验室检查、环境暴露、吸烟史等综合评估，以确保诊断的准确性。有研究表明，洞壁厚度是影响肺腺癌预后的独立因素之一。

对于 T1 ~ 3N0 ~ 1M0 期的病变，应行外科完全切除手术。NCCN 指南对于肺癌完全性切除做了专门的定义：①所有切缘包括支气管、动脉、静脉、支气管周围组织和肿瘤附近的组织为阴性；②行系统性淋巴结清扫，必须包括 6 组淋巴结，其中 3 组来自肺内（叶、叶间或段）和肺门淋巴结，3 组来自包括隆突下淋巴结在内的纵隔淋巴结；③分别切除的纵隔淋巴结或切除肺叶的边缘淋巴结不能有结外侵犯；④最高淋巴结必须切除且是镜下阴性。只有同时满足这 4 个条件才能列为完全性切除；否则为不完全性切除或不确定性切除。基于 ADJUVANT 和 EVAN 研究中靶向药物辅助治疗获

笔记

益的数据，推荐对于Ⅱ～ⅢA期的非鳞NSCLC、N1～2患者进行*EGFR*突变检测。肺癌驱动基因阳性的患者，如*EGFR*基因突变（包括19外显子缺失、21外显子L858R和L861Q、18外显子G719X及20外显子S768I）阳性的患者，可选择EGFR－TKI治疗，包括吉非替尼、厄洛替尼、埃克替尼或阿法替尼治疗。肺癌治疗后都需要定期复查。复查目的在于监测疗效，早期发现肿瘤的复发和转移。检查以影像学检查为主。对于早期、中期肺癌经包括外科手术的综合治疗后，一般主张治疗后2年内每3个月复查1次，2～5年内每半年复查1次，5年后每1年复查1次。

许顺教授点评

右肺上叶尖段>6cm空洞性结节影，壁不整性增厚，术前胸部CT纵隔淋巴结未见增大。而术后免疫组化：CK7（++），TTF－1（++），CK8/18（++）等证实为腺泡性为主的浸润性腺癌。临床上空洞性腺癌实属少见。此病例*EGFR*基因检测提示Exon－21外显子突变，作为一线即应用吉非替尼治疗，可能获得更好预后！

笔记

038

ⅢA N2 小病灶浸润性腺癌

病例介绍

现病史：患者男，59 岁，因体检发现右肺上叶占位病变，就诊于当地医院。起病以来患者无发热，无咳嗽、咳痰，无胸闷、气短，体重无明显变化。

个人史：患者既往健康，无烟酒嗜好，无粉尘及污染物接触史。

辅助检查：血生化检查、心肺功能未见明显异常。

胸部 CT：见图 38－1。

笔记

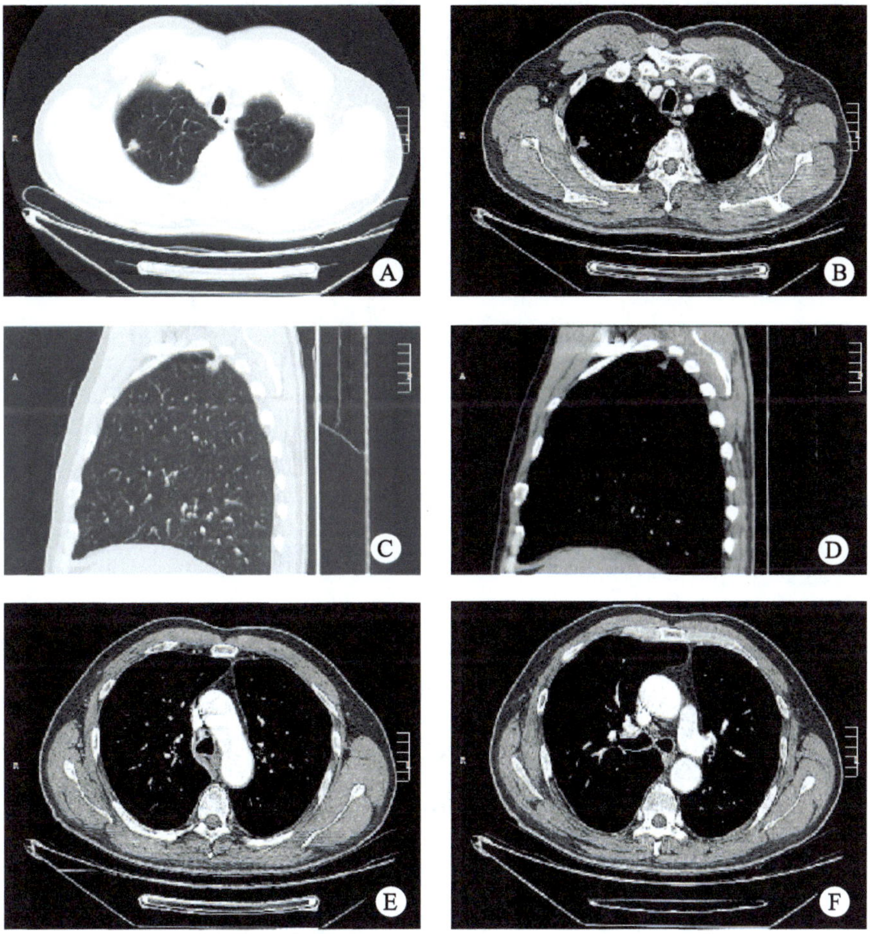

图 38－1　胸部 CT（2012 年 10 月 10 日）检查结果：A＋B，右肺上叶可见一结节影，大小约 12mm×11mm，密度不均匀，边缘可见毛刺，牵拉胸膜；C＋D，胸部 CT 矢状位可见结节位于右肺上叶尖段，局部有胸膜牵引征；E＋F，纵隔居中，未见明显肿大淋巴结

纤维支气管镜：气管环清晰，黏膜正常，隆突锐利，血管纹理清晰，左右肺支气管段以上开口正常，未见新生物（图 38－2）。

余全身各部检查均未见异常。

cTNM：T1bN0M0，ⅠA 期。

手术情况：2012 年 10 月 18 日全麻下行右肺上叶切除，淋巴结廓清术。

笔记

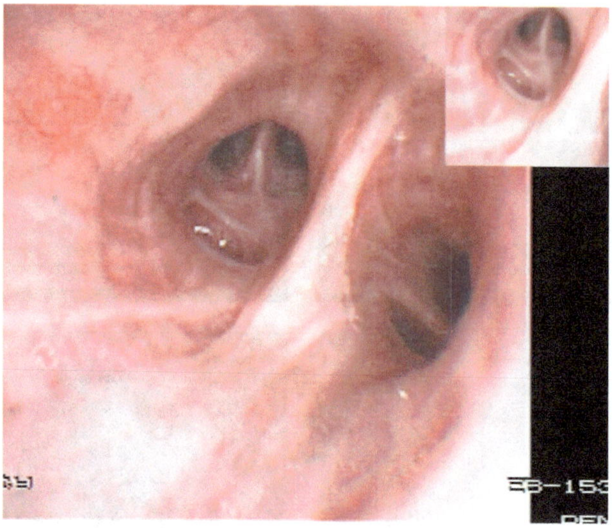

图 38-2　纤维支气管镜检查结果

术后病理及免疫组化：腺泡为主的浸润性腺癌。L2R、4R 组见淋巴结转移，L7、8、9、10、11 组淋巴结未见转移。免疫组化结果：CK5/6(-)、CK8/18(++)、CK14(-)、CK7(++)、p63 少数细胞(+)、TTF-1(+)、CD56(-)、syn(-)、CgA(-)、CEA(+++)(图 38-3)。

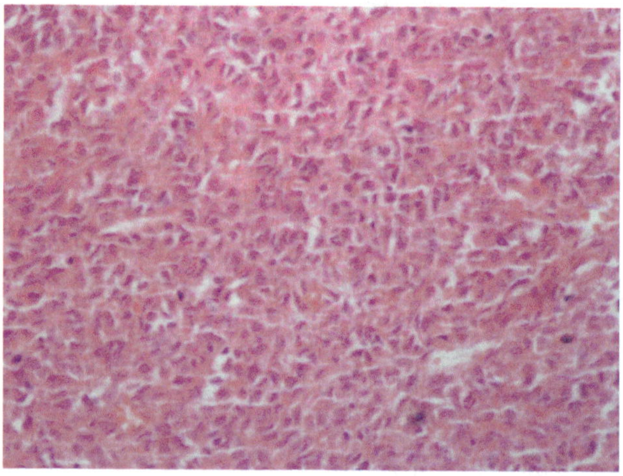

图 38-3　术后病理检查结果：腺泡为主的浸润性腺癌

笔记

确定诊断：右肺上叶腺癌，T1bN2M0，ⅢA 期。

术后治疗：术后行 *EGFR* 基因检测示无基因突变（表 38 –1），未用靶向相关治疗。

表 38 –1 *EGFR* 基因检测结果：无基因突变

检测项目	外显子/密码子	突变类型	检测结果 ARMS 法
EGFR 基因 29 种突变检测	Exon –19	19del	—
	Exon –21	L858R	—
	Exon –20	T790M	—
	Exon –20	20 – Ins	—
	Exon –18	G719X	—
	Exon –20	S768I	—
	Exon –21	L868Q	—

应用 TP 方案（紫杉醇 + 顺铂）规范化疗 1 周期，纵隔淋巴区放疗同步 TP 方案化疗 1 周期后又行 TP 方案化疗 4 周期，定期体检复查。

随访：现在患者术后 10 个月，至今未见局部复发及远处转移。

临床讨论

肺癌的临床表现具有多样性但缺乏特异性，因此常导致肺癌诊断的延误。周围型肺癌通常不表现出任何症状，常在健康查体或因其他疾病行胸部影像学检查时发现的。通常将肺内直径≤1cm 的局限病变称为小结节，1cm < 直径≤3cm 的局限病变称为结节，而直

笔记

径>3cm者称为肿物。分析影像表现时，结节或肿物的大小、形态、密度、内部结构、瘤-肺界面及VDT是最重要的诊断指征。观察结节/肿物的特征时，应常规应用薄层CT（层厚1.00~1.25mm），MPR可在各方向观察结节的形态，有助于定性诊断。对于实性结节，鉴别诊断时可以根据情况选择增强扫描、双期增强扫描和动态增强扫描。实性结节、分叶征、毛刺征、胸膜凹陷征、空泡征、支气管充气征、空洞、空洞血管集束征为肺癌的典型影像学表现。小结节肿瘤患者大多数为早期肺癌，但仍有一部分患者存在淋巴结转移。

小结节Ⅲa（T1N2M0）期患者具有独特的生物学行为，术前在临床影像学难以准确判断，但其预后优于其他N2期患者，而多站N2期患者肿瘤负荷明显高于单站N2期患者，预后也更差。研究报道，性别、肿瘤大小及病理类型可对T1期肿瘤是否存在淋巴结转移起到预测作用，并建议对女性，肿瘤直径>1cm且术中冰冻确认为腺癌的患者，必须行系统淋巴结廓清。此外，Ⅲa-N2期患者还存在某些特殊的淋巴结转移模式，例如，某些发生N2区淋巴结转移的患者没有出现N1区淋巴结的转移，这种情况被定义为“跳跃转移”。发生跳跃转移的患者比N1区淋巴结阳性的患者有更长的生存期。N2期单组纵隔淋巴结肿大并且直径<3cm或两组纵隔淋巴结肿大但没有融合，并且预期能完全切除的病例，推荐开展MDT讨论，推荐新辅助化疗+/-放疗+手术或者手术+化疗+/-放疗的治疗方案。对于*EGFR*突变阳性的患者，采用手术+辅助性EGFR-TKI治疗+/-术后放疗。推荐行术前纵隔镜、EBUS-TBNA或EUS-FNA检查，明确N2分期后行术前新辅助化疗或新辅助放化疗，然后行手术治疗。而对于N2多站淋巴结转移、同时

笔记

预期可能完全切除的患者，由于复发风险较单站 N2 明显升高，因此首先推荐根治性同步放化疗；同时也可以考虑采用新辅助化疗 +/－放疗 + 手术 +/－辅助化疗 +/－术后放疗的综合治疗方案。而对于 *EGFR* 突变阳性的患者，同样推荐可以接受手术 + 联合辅助性 EGFR－TKI 治疗 +/－术后放疗。

对于晚期 NSCLC 患者，应在诊断的同时常规进行肿瘤组织的 *EGFR* 基因突变、*ALK* 和 *ROS1* 融合基因检测。有条件者可进行 *BRAF* 突变、*C－met* 14 号外显子跳跃突变、*HER－2* 突变、*RET* 融合基因等检测和 PD－L1 免疫组化检测。晚期 NSCLC 的一线化疗方案为含铂两药方案，在化疗基础上可以联合血管内皮抑素；对于晚期无驱动基因、非鳞 NSCLC 患者，还可在化疗基础上联合贝伐珠单抗；肺癌驱动基因阳性的患者，如 *EGFR* 基因突变（包括 19 外显子缺失、21 外显子 L858R 和 L861Q、18 外显子 G719X 及 20 外显子 S768I）阳性的患者，可选择 EGFR－TKI 治疗，包括吉非替尼、厄罗替尼、埃克替尼或阿法替尼治疗，一线给予吉非替尼治疗时还可考虑联合培美曲塞和卡铂。*ALK* 或 *ROS1* 融合基因阳性的 NSCLC 患者，可选择克唑替尼治疗。对于接受手术治疗的 NSCLC 患者，如果术后病理手术切缘阴性而纵隔淋巴结阳性（pN2 期），除了常规接受术后辅助化疗外，可加用术后放疗，建议采用先化疗后序贯放疗的顺序。对于切缘阳性的 pN2 期肿瘤，如果患者身体许可，建议采用术后同步放化疗。对切缘阳性的患者，放疗应当尽早开始。建议同步放化疗方案为 EP（足叶乙苷 + 顺铂）方案或 TP（多西他赛 + 顺铂）方案。

笔记

许顺教授点评

小结节 N2 期患者较为少见，此例术前 cTNM：T1bN0M0，IA 期，肺腺癌？胸部 CT 见右肺尖近胸壁小结节有胸膜牵引征，且其中见一密度较大的点状影，未见明显肿大淋巴结。术中病理回报为腺癌，遂行右肺上叶切除，淋巴结廓清术。术后病理为低分化腺癌，见 L2、4 组淋巴结转移，免疫组化：CK7(++)、CK8/18(++)、TTF -1(+)，尤其 *EGFR* 基因检测无基因突变，故根据患者情况应同时行 *EML -4*、*ALK* 融合基因检测！

笔记

039

ⅢA N2 空洞性浸润性腺癌

病例介绍

患者男，57岁，以“咳嗽、咳痰、胸痛1个月，加重3天”为主诉入院。患者2013年7月始近1个月无明显诱因出现阵发性咳嗽、咳痰，为白色黏痰，量约50ml/天，伴有乏力，无发热，无咯血。右侧胸痛，咳嗽及深吸气时加重，活动后稍感胸闷/气短，无盗汗。近3天症状加重，就诊于我院门诊，行胸部CT检查，提示右肺空洞性病变。起病以来患者无发热，饮食及二便正常，体重约下降5kg。

个人史：患者既往体健，无烟酒嗜好，无粉尘及污染物接触史。

辅助检查：血生化检查：血沉13mm/h，结核抗体阴性。CEA：

笔记

5.35ng/L，NSE：22.81ng/L，CYFR19：4.9ng/L。心肺功能未见明显异常。

胸部 CT：右肺上叶尖段片影，边界不整，大小约 3.6cm × 2.3cm，其内见透光区形成，洞壁薄厚不均（图 39－1）。

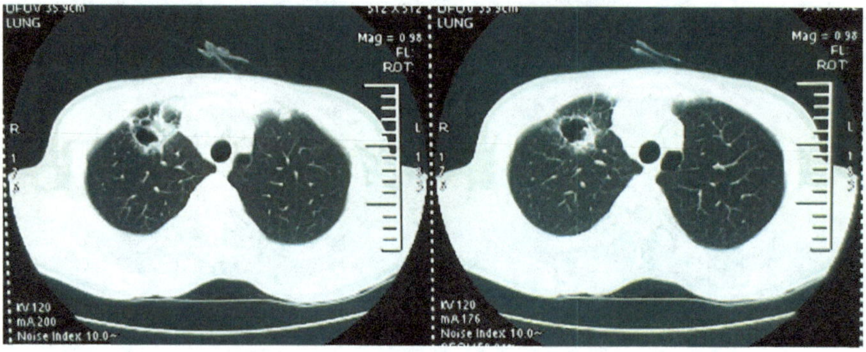

图 39－1 胸部 CT 检查结果

CT 引导下右肺上叶病灶穿刺活检病理结果及免疫组化：纵隔内多发肿大淋巴结（L3、4、7 组）。免疫组化结果：TTF－1(－)，CK7(＋)，CK8/18(＋)，EMA(＋)，p63(－)，CK5/6(部分细胞弱＋)，Syn(－)，CgA(－)(图 39－2，图 39－3)。

余全身各部检查均未见异常。

cTNM：T2aN2M0，ⅢA 期。

治疗：此患者确诊后因经济原因放弃治疗。

临床讨论

周围型支气管肺癌的空洞发生率为 2%～16%，其中：鳞状细胞癌占 80%，腺癌和大细胞癌占 20%，支气管肺泡癌可发生空洞或薄壁囊性病变，单发或多发，小细胞未分化癌一般不发生空洞。对于难以定性诊断的胸部病变，可采用 CT 引导下经皮肺穿刺活检

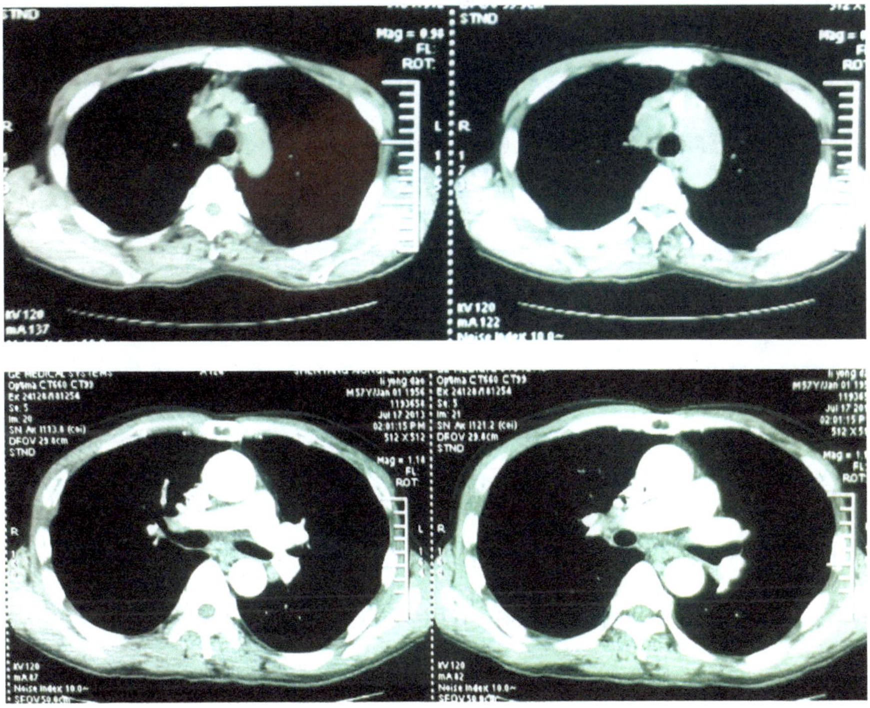

图 39－2　胸部 CT 检查结果

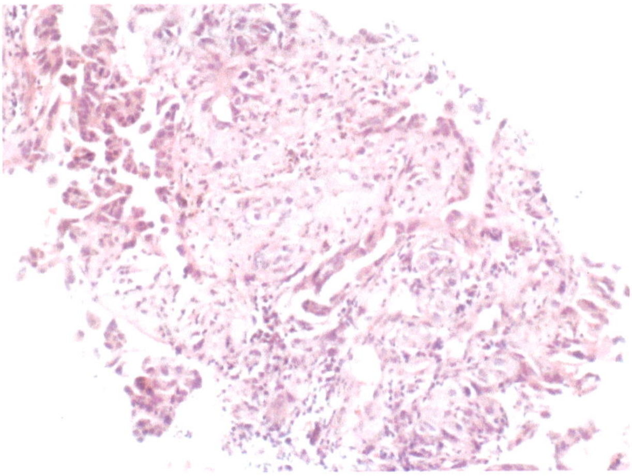

图 39－3　穿刺活检病理结果及免疫组化：
腺泡性为主的浸润性腺癌

来获取细胞学或组织学诊断。腺鳞癌只占据所有肺癌的 0.6%～2.3%，根据 WHO 新分类，肿瘤必须含有至少 10% 的腺癌或鳞癌时才能诊断为腺鳞癌，常位于外周并伴有中央瘢痕形成。转移特征

笔记

和分子生物学方面与其他 NSCLC 无差别。确诊需要切除术标本，尽管根据小活检、细胞学或切检所见可能提示该诊断。在一个鳞状细胞癌活检标本中存在任何腺癌成分均应该进行分子检测。腺癌与鳞状细胞癌鉴别的免疫组化标志物宜选用 TTF－1、Napsin－A、p63、p40 和 CK5/6，为了尽可能保留组织做分子病理检测，推荐使用限制性免疫组化指标检测进行组织学分类，如检测单一表达在鳞癌细胞上的蛋白 p63/p40，单一表达在腺癌细胞上的蛋白 TTF－A/Napsin－A，则可分类大部分 NSCLC。指南推荐对于Ⅱ～ⅢA 期 NSCLC、N1/N2 阳性的非鳞癌患者及小标本鳞癌患者进行 *EGFR* 突变检查。对于晚期 NSCLC 患者，应在诊断的同时常规进行肿瘤组织的 *EGFR* 基因突变、*ALK* 和 *ROS1* 融合基因检测。有条件者可进行 *BRAF* 突变、*C－met* 14 号外显子跳跃突变、*HER－2* 突变、*RET* 融合基因等检测和 PD－L1 免疫组化检测。

许顺教授点评

此病例空洞性病变发生在肺尖，但空洞壁部分增厚；病变以外肺野无病灶无陈旧性炎症迹象。另纵隔区多站淋巴结增大。临床诊断多考虑为肺癌（cTNM：T2aN2M0）。经皮穿刺肺活检病理：CK7（＋），CK8/18（＋），而无 Syn（－），CgA（－）神经内分泌表达。故病理定位：肺腺癌分化为主。TTF－1（－），CK5/6（部分细胞弱＋），有部分鳞癌分化。所以形成空洞性肺腺癌——实则为肺腺鳞癌混合！建议行 *EGFR* 基因突变检测。

笔记

040

ⅠA 期小细胞癌

病例介绍

患者女，70 岁，以“体检发现右肺下叶占位性病变 1 天”为主诉入院。1 天前于外院体检行胸部 CT 检查示右肺下叶占位性病变，现为求手术来诊。起病以来患者无发热，无咳嗽、咳痰，无胸痛、气促等不适症状，体重无明显变化。

个人史：无肿瘤病史；吸烟史：20 支/日 ×50 年；无粉尘、工农业毒物及放射线物质接触史。

辅助检查：血生化检查、心肺功能未见明显异常。

胸部 CT 平扫 + 增强：右肺下叶见一圆形占位，大小约 21mm ×16mm，周边少量毛刺，右肺下叶后底段支气管截断。平扫 CT 值约 35HU，增强扫描轻度强化，平均 CT 值升高约 10HU（图 40 - 1）。

笔记

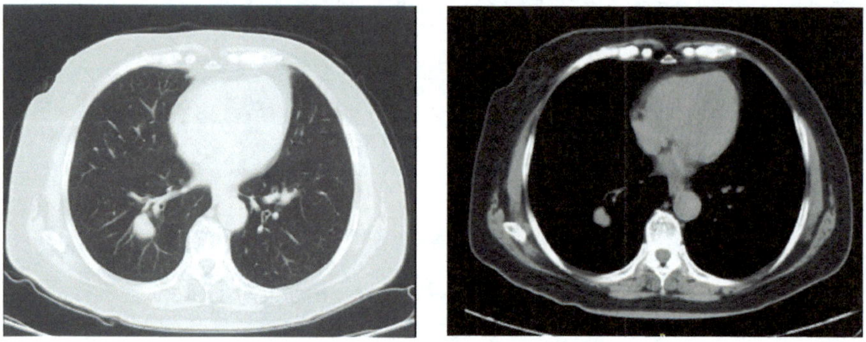

图 40－1　胸部 CT 检查结果

余全身各部检查均未见异常。

肿瘤系列：CEA、NSE 及 CYFRA21－1 均无异常。

cTNM：T1cN0M0，ⅠA3 期。

手术情况：胸腔镜下右肺下叶切除，纵隔淋巴结廓清术。

术后病理：镜下所见：癌细胞呈团巢状密集排列，侵袭性生长，细胞胞质少，核深染，异型性明显（图 40－2）。

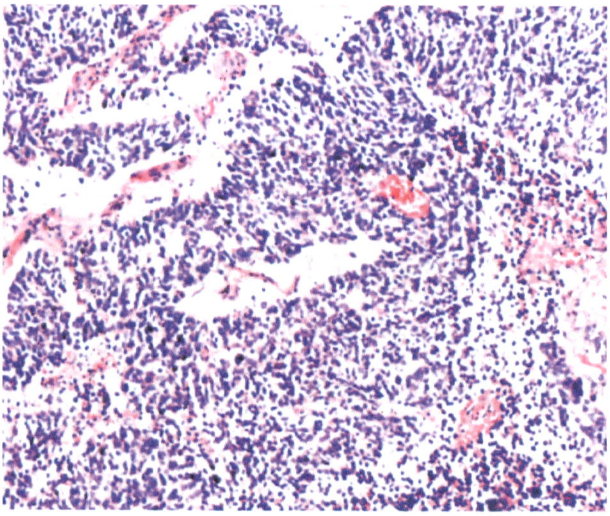

图 40－2　病理检查结果

免疫组化：CK5/6（－），CK7（－），p63（散在＋），TTF－1（＋），CD56（＋），Syn（＋），Ki－67（80%）。

笔记

诊断意见：（右肺下叶）SCLC；L7(0/1)，L8(0/1)，L9(0/1)，L10(0/3)，L11(0/1)，L12(0/3)：淋巴结组织。

确定诊断：右肺下叶 SCLC，T1cN0M0，ⅠA3 期。

术后治疗：已行“依托泊苷 100mg/m^2 + 顺铂 30mg/m^2”方案化疗 2 周期，仍于进一步治疗中。

随访：现患者术后 3 个月，至今未见局部复发及远处转移。

临床讨论

原发性支气管肺癌分为 SCLC 和 NSCLC，其中 SCLC 发病率占所有支气管肺癌的 15%～20%。

SCLC 因细胞形态与小淋巴细胞相似，旧称燕麦细胞癌，目前临床上主要包含三种类型，淋巴细胞型、中间细胞型和混合型。三种亚型间预后均无明显差异。SCLC 的发生与吸烟的关系密切。老年男性，中心型多见。相较于 NSCLC，SCLC 具有肿瘤倍增速度快、恶性程度高、较早发生广泛转移和易伴发异常内分泌综合征的特点。SCLC 临床表现多为刺激性干咳、胸闷、气短等，中心型的肿物由于临近气道，呼吸道症状可能较周围型明显，周围型的肿物除了有胸痛外，往往没有其他临床症状，同时有少数患者也会出现副肿瘤综合征的表现。主要体现在一些激素分泌异常综合征及对神经系统的影响：①抗利尿激素分泌异常；②促肾上腺皮质激素分泌导致的库欣综合征；③副肿瘤性小脑退化；④Lambert - Eaton 肌无力综合征，体检可以发现锁骨上淋巴结肿大、胸腔积液、肺叶萎缩、迁延性肺炎及慢性阻塞性肺疾病等相关疾病的体征。诊断方法通常包括病史、体格检查、实验室检查及影像学检查，其中胸部 HRCT 及支气管镜占据主要地位。SCLC 为神经内分泌起源，恶性程度高，

笔记

较早会出现淋巴和血行转移，故约有67%的SCLC患者确诊时有明显的肺外转移灶，而仅有33%的局限期患者的病变局限于胸腔的单一放射野内。

SCLC对放疗、化疗尤其敏感，但其可对化疗药物迅速耐药，因此联合化疗加胸部放疗是该病的主要治疗手段，该类肿瘤的预后极差，全身化疗能延长生存期，改善症状，但由于耐药，通常的缓解期不足1年，因此，综合治疗是达到根治的关键。手术切除只能在极少数的局限期患者中实施，但同时有文献研究表明，手术切除是影响预后的独立因素，可根治性手术的Ⅱ～ⅢA期SCLC患者手术切除疗效能够延长患者的无进展生存时间及总生存时间。同时对于SCLC引起的副肿瘤综合征通过行手术切除结合化疗可明显改善副肿瘤综合征的症状。

本例患者为70岁女性患者，体检发现右肺下叶病灶，并无明显的临床表现。CT提示右肺下叶占位性病变，周边少量毛刺，右肺下叶后底段支气管截断，均提示肿物恶性可能性大。患者虽然高龄，但心肺储备较好，且术前检查也没有提示有远处转移的可能，所以手术方案为胸腔镜下右肺下叶切除＋纵隔淋巴结廓清术。术后病理虽证实为SCLC，但并无淋巴结的侵袭，术后病理分期为T1cN0M0，ⅠA3期。术后给予患者“依托泊苷100mg/m^2＋顺铂30mg/m^2”方案化疗，目前在进一步治疗中。

许顺教授点评

体检中发现，右下叶后基底段近圆形结节影（<3.0cm），边缘锐利，密度均匀，二级肺门未见增大淋巴结。手术后病理：镜下见癌细胞成团密集排列，核深染；免疫组化CD56

笔记

(+), Syn(+), TTF-1(+), p63(散在+), CK7(-), 均提示为SCLC。此例ⅠA期(T1cN0M0)SCLC极为少见，经手术切除后又未见局部纵隔淋巴结转移。为了慎重，考虑SCLC的预后特殊性，虽然属ⅠA期，仍应用EP方案作为辅助化疗，并严密观察预后经过。

笔记

041

ⅢA 期小细胞肺癌

病例介绍

患者女，71 岁，以“咳嗽伴乏力 1 个月，检查发现右肺上叶肿物 1 天”为主诉入院。1 个月前无明确诱因出现咳嗽伴乏力，无咳痰及痰中带血，未治疗，症状无缓解，1 天前就诊于我院胸外科门诊行 CT 检查发现右肺上叶肿物入院。起病以来患者无发热，无胸痛、气促，体重变化不明显。

个人史： 40 余年前肺结核病史；无吸烟饮酒史，无粉尘及污染物接触史。

辅助检查： 血生化检查、心肺功能未见明显异常。

胸部 CT： 肺上叶后段见椭圆形肿块影，边缘呈分叶状，周边见模糊片状影；邻近胸膜牵拉、增厚，大小约 5.22cm × 3.5cm，CT

笔记

值25HU；增强扫描明显强化，CT约为45HU。双侧肺门不大，纵隔居中，其内未见肿大淋巴结（图41－1）。

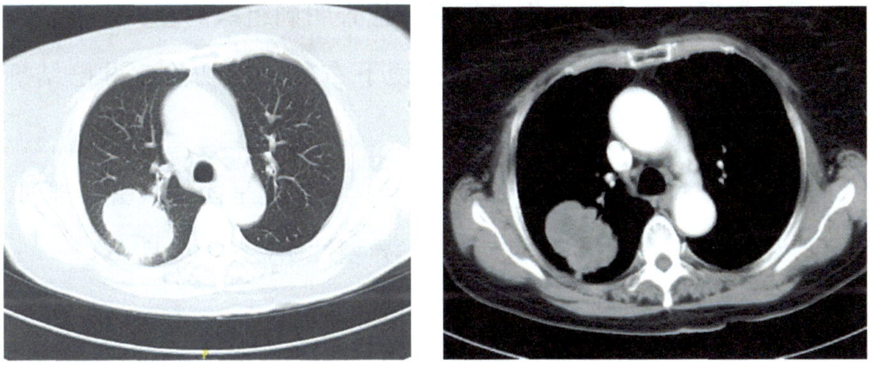

图41－1　胸部CT检查结果

纤维支气管镜：右肺上叶支气管黏膜稍充血（图41－2）。

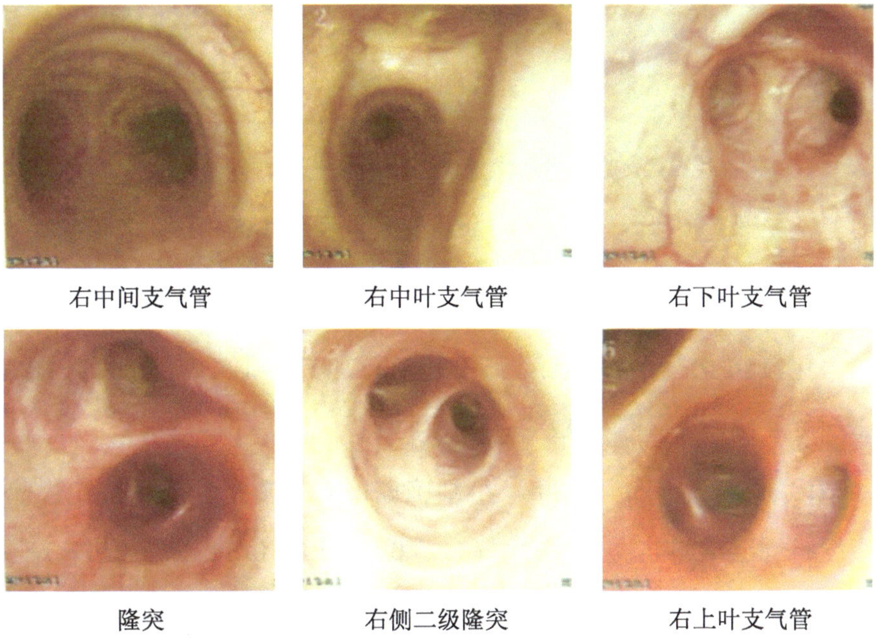

图41－2　纤维支气管镜检查结果

余全身各部检查均未见异常。

肿瘤系列：神经元特异性烯醇化酶测23.83ng/ml(High)，余无异常。

笔记

术前诊断及分期：右肺上叶占位性病变，恶性可能性大；cTNM：T2bN0M0，ⅡA 期（第七版）；T3N0M0，ⅡB 期（第八版）。

手术情况：患者术前拒绝行穿刺检查明确组织病理，术前诊断不明，于 2012 年 6 月 4 日行胸腔镜下右肺上叶切除，淋巴结廓清术。

术后病理：镜下所见（肿瘤组织）：癌细胞呈团巢状密集排列，侵袭性生长，细胞胞质少，核深染，异型性明显（图 41－3）。

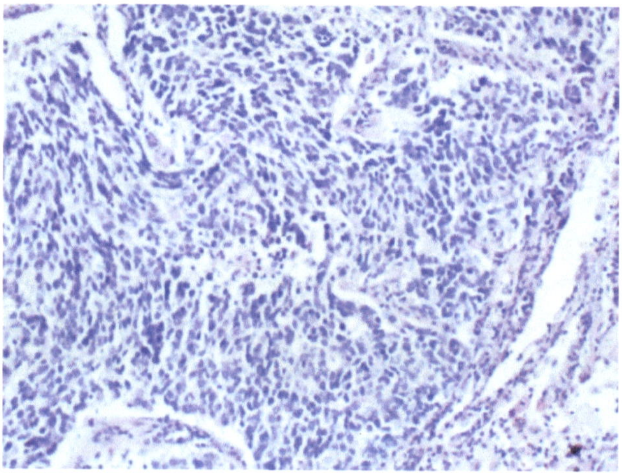

图 41－3　术后病理检查结果

免疫组化（肿瘤组织）：CK（＋）、TTF－1（＋）、p63（－）、CD56（＋）、Syn（＋）、Ki－67、（约 30%＋）、p63（＋＋＋）。

诊断意见：（右肺上叶）小细胞癌；（支气管切缘）支气管壁组织；淋巴结淋巴组织增生（L2，0/3；L4，0/1；L7，0/4；L8，0/1；L9，0/1；L10，0/1；L11，0/2；L12，0/2）；L13、L14 为癌结节。

术后诊断及分期：右肺上叶小细胞癌；T2bN1M0，ⅡB（第七版）；T3N1M0，ⅢA 期（第八版）。

术后治疗："依托泊苷 $100mg/m^2$，d1～3＋顺铂 $30mg/m^2$，d1

笔记

~3”方案化疗，第4周期化疗时患者出现右下肢深静脉血栓，抗凝后好转，终止化疗。

随访：现患者术后14个月，至今未见局部复发及远处转移。

临床讨论

在病因方面，大部分的SCLC与吸烟有关，其余可能与环境或遗传有关。SCLC的临床表现与NSCLC相似，如咳嗽、咯血、胸痛、胸闷、气喘等，少数情况下，SCLC患者也会出现副肿瘤综合征的症状和体征：①抗利尿激素分泌异常；②促肾上腺皮质激素分泌导致的库欣综合征；③副肿瘤性小脑退化；④Lambert - Eaton肌无力综合征，体检可以发现锁骨上淋巴结肿大、胸腔积液、肺叶萎缩、迁延性肺炎及慢性阻塞性肺疾病等相关疾病的体征。与NSCLC相比具有早期转移倾向及对一线细胞毒性化疗药物敏感的特点。AJCC（第7版）的最新分期定义认为，局限期SCLC（limited - stage SCLC，LS - SCJC）是包括TNM分期的Ⅰ~Ⅲ期（任意T、任意N、M0）能耐受确定剂量放疗，除外多发肺结节的T3~4或肿瘤过大不能耐受放疗的患者；广泛期SCLC（extensive - stage SCLC，ES - SCLC）定义为：TNM分期的Ⅳ期（任意T、任意N、M1a/b）和多发肺结节或肿瘤过大不能耐受放疗的T3~4患者。LS - SCLC和ES - SCLC患者的MST分别为15~20个月和8~13个月。LS - SCLC患者2年生存率为20%~40%，而ES - SCLC不到5%。

尽管SCLC对化疗、放疗高度敏感，但大部分患者最终会转移扩散。几乎所有的SCLC患者诊断时有全身扩散的趋向，因此联合化疗加胸部放疗是该病的主要治疗手段，手术切除只在极少数局限期患者中实施。SCLC对化疗敏感，因此化疗为SCLC首选治疗方

笔记

式，联合化疗为 LS - SCLC 的基础治疗方式。对于身体条件较好的 LS - SCLC 患者，顺铂 + 依托泊苷（EP）化疗方案联合胸部放疗为标准治疗方案。其中化疗不良反应小且无禁忌证的患者可序贯以预防性脑放疗。LS - SCLC 的 *ORR* 为 80%，中位 OS 为 17 个月，12% ~25% 的患者可获得 5 年无疾病生存时间。化疗是 ES - SCLC 的标准治疗，以 4 ~6 个疗程的顺铂/卡铂联合依托泊苷（EP 或 CE）方案应用最广，其 *ORR* 为 50%~90%，中位 OS 只有 7 ~9 个月，5 年生存率仅为 2%。该类肿瘤的预后极差，全身化疗能延长生存期，改善症状，但由于耐药问题，通常的缓解期不足 1 年。拓扑替康单药为标准二线化疗，拓扑替康是 FDA 唯一认可的 SCLC 标准二线治疗，可经口服或静脉给药，相关的临床试验均显示，两种给药方式在临床疗效及耐受性上均无显著性差异。口服拓扑替康的有效率及中位 OS 优于“环磷酰胺 + 阿霉素 + 长春新碱（CAV）”方案及最佳支持治疗（BSC），不仅延长了 OS，且提高了患者的生存质量。数据显示，拓扑替康应用于敏感复发 SCLC 二线治疗时 *ORR* 及 MST 分别为 6.4% ~ 38.0% 和 6.4 ~ 8.7 个月；在耐药复发组分别为 2.4%~6.4% 和 4.1 ~5.1 个月。而拓扑替康治疗相关的不良反应主要为骨髓抑制，一般无积累效应，给予骨髓辅助用药后可改善。新型的靶向和免疫治疗等疗效均欠佳，SCLC 的治疗亟待有新的突破。

许顺教授点评

术前临床诊断为肺癌（可能为鳞状细胞癌），由于属Ⅱ期，故术前行脑 CT 检查。此例术中病理诊断为 SCLC，行右肺上叶切除 + 纵隔淋巴结廓清术。术后病理诊断为 SCLC，并 L13、L14 组转移。术后推荐化疗：EP 方案（依托泊苷 100mg/m^2，

笔记

d1～3＋顺铂30mg/m^2）自术后第4周开始，并在化疗第1周期后与纵隔放疗同步。同时行PET－CT全身检查。放射量为50Gy。在化疗第4周期后患者出现右下肢深静脉血栓，用抗凝药（速碧林＋华法林）治疗，由于患者全身状态（PS）不佳，未能继续化疗及行预防性脑放疗。

笔记

042
肺原发印戒细胞癌

病例介绍

患者女，58 岁，以“咳嗽伴咳痰带血 1 个月”为主诉入院。胸部 DR 正位像及肺部 CT 检查可见左肺上叶肿物，直径 5.3cm（图 42－1）。肿瘤标志物中 CEA、NSE、CYFRA21－1 及鳞状细胞癌相关抗原（squamous cell carcinoma antigen，SCC）测定均位于正常范围。患者既往史等无特殊，术前各项检查提示心肺等器官功能良好，颅脑 CT 检查、ECT 检查及腹部超声检查未见肿瘤周身器官转移证据。麻醉 ASA 分级为 I 级，并于全麻下行“无气管插管自主呼吸麻醉，单孔胸腔镜下左肺上叶切除，纵隔淋巴结廓清术”，术中可见表面胸膜受累，并廓清 5、7、10、11、12、13、14 组淋巴结。手术过程顺利，术后恢复良好。术后病理诊断为：印戒细胞腺

笔记

癌（图 42 -2）；弹力纤维染色未见胸膜受累；支气管残端及距离肺肿物 5cm 肺组织未见癌；第 5、7、10、11、12、13、14 组淋巴结未见癌。免疫组化：CK（ + ），CK7（ + ），p63（ - ），TTF - 1（ + ），CK20（ - ），Napsin - A（ + ），CD56（ - ），Synaptophysin（ - ），Ki - 67（约 30% + ），CDX2（ - ），beta - Catenin（胞质 + ），PAS - AB（ + ），Melan A（ - ），HMB - 45（ - ），S - 100（ - ）。TNM 分期为 pT3N0M0，ⅡB 期（UICC/AJCC 第 8 版）。患者针对肿瘤组织进行了多基因检测，结果提示与肺癌靶向用药相关的 *EGFR/KRAS/RET/ALK/ERBB2/BRAF/MET/ROS1* 基因均未发生突变。

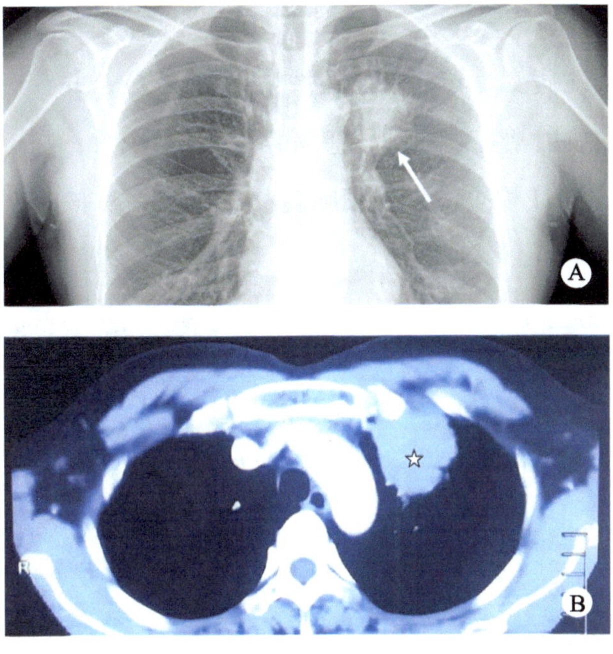

图 42 - 1　A. 胸部 DR 正位片可见左肺中上野团块影，边缘毛糙（白色箭头）；B. 肺部 CT 检查可见左肺上叶实性团块影（白色星号）

患者随后进行了术后 4 周期的奈达铂 + 培美曲塞联合化疗（培美曲塞：700mg/m²，d1；奈达铂：120mg/m²，d1）。术后 7 个月复查时骨扫描检查发现骶骨部位骨代谢增高，进一步完善增强 MRI

笔记

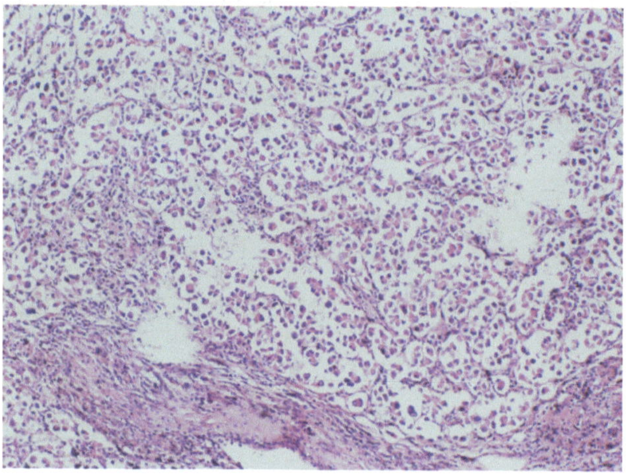

图 42－2　术后病理检查结果：镜下所见癌细胞散在分布，
细胞胞体较大，核位于一侧，呈印戒样

检查考虑恶性病变骨转移可能性大（图 42－3），并针对骨转移部位进行调强放射治疗。目前该患者术后近 10 个月，在近期的复查中颅脑增强 MRI 检查未发现颅脑转移，我们针对该病例继续密切随访中。

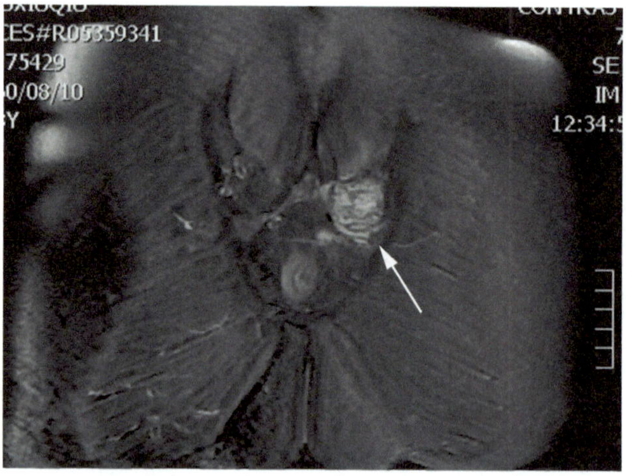

图 42－3　增强 MRI 检查结果：左侧骶骨 S3～4 水平骨质破坏，
可见软组织肿块，范围约 4.2cm×4.0cm×2.8cm，
增强后明显强化（白色箭头）

笔记

临床讨论

印戒细胞癌（signet - ring cell carcinoma，SRCC）由 Shimosato 等人在 1973 年首次报道，由 Kish 等人在 1989 年首次确定可以作为原发肺部肿瘤存在于肺组织中。与肺腺癌相比，肺原发 SRCC 具有发病年龄小、预后较差、早期易转移的特点。发病年龄与肿瘤中印戒细胞的比例呈负相关。患者通常无特征性临床表现，肺部 CT 检查以周围型占位多见，各个肺叶均可分布，可有分叶征、毛刺征及胸膜凹陷征，增强扫描后肿瘤可有不同程度的强化。PET - CT 检查对疾病分期具有一定意义。

肺原发 SRCC 的诊断金标准为光镜下可见印戒细胞，一旦发现印戒细胞成分，应对印戒细胞的出现及成分比例予以记录。因 SRCC 常见于胃、结肠、乳腺及尿路，因此肺原发 SRCC 需同上述器官的 SRCC 进行鉴别诊断。免疫组化中 SPA 与 TTF - 1 有助于鉴别 SRCC 的组织来源。国际上对于肺原发 SRCC 与肺腺癌关系的界定经历了不同的认识。WHO 2004 年版《肺、胸膜、胸腺及心脏肿瘤病理学和遗传学》一书中认为 SRCC 是伴有黏液分泌的实性腺癌的一种亚型。而 2011 年 IASLC/ATS/ERS 关于肺腺癌的国际多学科分类则指出印戒细胞是一种细胞形态改变，在多种组织学生长方式中均可出现，并建议将 SRCC 从肺腺癌亚型中移除，不再作为一种独立的肺腺癌亚型。2015 年 WHO 第 4 版《肺、胸膜、胸腺及心脏肿瘤病理学和遗传学》一书则将 SRCC 命名为肠型腺癌。

肺原发 SRCC 对放、化疗均不敏感，手术作为首选的治疗方法可以使部分患者获得治疗收益，肿瘤的根治性切除可影响患者的预后。对于已经失去手术机会需接受非手术治疗的晚期患者，虽然目

笔记

前化疗尚缺乏规范化治疗流程，但有病例报道肺原发 SRCC 患者在应用培美曲塞联合卡铂化疗 6 个周期后瘤体明显缩小，经过 6 个周期培美曲塞的巩固治疗后，肿瘤在 10 个月内呈现无进展状态，具有一定的参考价值。另外的病例报道则针对已经存在脑转移的肺原发 SRCC 患者在应用 6 周期顺铂联合多西他赛化疗后，经 PET－CT 检查前后对比肿瘤大小明显缩小，代谢明显减低，该病例提示顺铂联合多西他赛化疗也是治疗肺原发 SRCC 的好选择。

目前针对 *ALK*，尤其是 *EML4－ALK* 融合基因研究的开展使肺原发 SRCC 的靶向治疗成为可能。Rodig 等人在一项研究中发现对于存在 *EML4－ALK* 融合基因的患者，其中高达 56% 的患者为印戒细胞占比超过 10% 的实体型肺腺癌，提示肺原发 SRCC 与 *EML4－ALK* 融合基因存在相关性。作为 *ALK* 最常见的融合形式，*EML4－ALK* 基因重排约占 NSCLC 的 5%，中国大陆的研究显示 *EML4－ALK* 融合基因在肺癌中的发生率为 11.6%，在腺癌中的发生率为 16.3%，在非吸烟者为 19.23%。2011 年 8 月 FDA 批准 ALK/MET－TKI 药物克唑替尼用于 *ALK* 融合突变型 NSCLC 的临床治疗。目前已有个案报道已经机械通气的晚期肺原发 SRCC 患者，肿瘤组织的基因检测提示 *ALK* 突变阳性，在应用克唑替尼治疗后病情逐渐改善，复查肺部 CT 检查可见肿瘤明显减小并成功脱机。该病例提示靶向治疗对于肺原发 SRCC 具有良好的前景。因此，对于肺原发 SRCC 患者应常规进行基因检测，指导靶向用药。

肺原发 SRCC 的总体生存率较低，有文献指出 5 年生存率仅为 28%。影响预后的因素包括吸烟、肿瘤大小、肿瘤完整切除和 TNM 分期。肿瘤中 SRCC 的成分与肿瘤的侵袭性及不良预后呈正相关。但血管和淋巴管侵犯、淋巴结转移是否与患者的不良预后相关尚存在争议。Castro 等人针对 11 例肺原发 SRCC 患者进行了随访，其中

笔记

超过半数病例在 1 年内死亡，而最长生存时间未超过 3 年。

许顺教授点评

肺原发 SRCC 是一种较为罕见的腺癌亚型，好发于年轻患者，且易于早期转移。目前该病缺乏规范化的诊疗指南。但不可否认的是，印戒细胞成分的出现在不同程度上影响了患者的治疗及预后。因此肺原发 SRCC 一经确诊应引起临床医师的足够重视，并采取多学科综合治疗为患者争取最大的治疗获益。

参考文献

1. Iwasaki T, Ohta M, Lefor AT, et al. Signet - ring cell carcinoma component in primary lung adenocarcinoma: potential prognostic factor. Histopathology, 2008, 52 (5): 639 - 640.
2. 靳琦，梁乃新，李单青．肺原发印戒细胞癌的诊疗进展．中华临床医师杂志（电子版），2013，7（2）：776 - 781.
3. Tsuta K, Ishii G, Yoh K, et al. Primary lung carcinoma with signet - ring cell carcinoma components: clinicopathological analysis of 39 cases. Am J Surg Pathol, 2004, 28 (7): 868 - 874.
4. 李振辉，董兴祥，高德培，等．原发性肺印戒细胞癌 5 例 CT 特征分析．放射学实践，2015（11）：1107 - 1110.
5. Inamura K, Satoh Y, Okumura S, et al. Pulmonary adenocarcinomas with enteric differentiation: histologic and immunohistochemical characteristics compared with metastatic colorectal cancers and usual pulmonary adenocarcinomas. Am J Surg Pathol, 2005, 29 (5): 660 - 665.
6. Kaufmann O, Dietel M. Thyroid transcription factor - 1 is the superior immunohistochemical marker for pulmonary adenocarcinomas and large cell carcinomas compared to surfactant

笔记

proteins A and B. Histopathology, 2000, 36 (1): 8-16.

7. Travis WD, Brambilla E, Muller-Hermelink HK, et al. Pathology and Genetics. Tumors of the Lung, Pleura, Thymus and Heart. Lyon: IARC Press, 2004: 9-87.

8. Travis WD, Brambilla E, Noguchi M, et al. International Association for the Study of Lung Cancer/American Thoracic Society/European Respiratory Society: international multidisciplinary classification of lung adenocarcinoma: executive summary. Proc Am Thorac Soc, 2011, 8 (5): 381-385.

9. Travis WD, Brambilla E, Burke AP, et al. WHO classification of tumors of the lung, pleura, thymus and heart (4th edition). Lyon: IARC Press, 2015: 42-43.

10. Ou SH, Ziogas A, Zell JA. Primary signet-ring carcinoma (SRC) of the lung: a population-based epidemiologic study of 262 cases with comparison to adenocarcinoma of the lung. J Thorac Oncol, 2010, 5 (4): 420-427.

11. 宁晖，谢档，王承志，等. 肺原发性印戒细胞癌22例临床特征和预后因素分析. 肿瘤，2009，29 (7)：684-686.

12. Korpanty G, Mulligan N, Carney DN. Complete radiological response of metastatic anaplastic lymphoma kinase-positive signet ring lung adenocarcinoma to systemic chemotherapy. J Thorac Oncol, 2011, 6 (5): 963-965.

13. Kocas O, Selcukbiricik F, Bilici A, et al. Primary signet ring cell carcinoma of the lung with cerebellar metastasis showing full response to Cisplatin and docetaxel therapy. Case Rep Oncol Med, 2014, 2014: 968723.

14. Rodig SJ, Mino-Kenudson M, Dacic S, et al. Unique clinicopathologic features characterize ALK-rearranged lung adenocarcinoma in the western population. Clin Cancer Res, 2009, 15 (16): 5216-5223.

15. Zhang X, Zhang S, Yang X, et al. Fusion of EML4 and ALK is associated with development of lung adenocarcinomas lacking EGFR and KRAS mutations and is correlated with ALK expression. Mol Cancer, 2010, 9: 188.

16. 李桂梅，杨志慧，梅佳，等. 原发性肺印戒细胞癌6例临床病理分析. 临床与实验病理学杂志，2014，30 (2)：163-165，170.

笔记

17. Hao YQ, Tang HP, Liu HY. Primary signet – ring cell carcinoma of the lung treated with crizotinib: A case report. Oncol Lett, 2015, 9 (5): 2205 – 2207.

18. Tsuta K, Ishii G, Yoh K, et al. Primary lung carcinoma with signet – ring cell carcinoma components: clinicopathological analysis of 39 cases. Am J Surg Pathol, 2004, 28 (7): 868 – 874.

19. Castro CY, Moran CA, Flieder DG, et al. Primary signet ring cell adenocarcinomas of the lung: a clinicopathological study of 15 cases. Histopathology, 2001, 39 (4): 397 – 401.

笔记

043
肺巨细胞癌

病例介绍

患者女，58 岁，以“胸闷、胸痛及关节疼痛 1 个月”为主诉入院。患者入院 1 个月前无明显诱因出现胸闷胸痛及关节疼痛，未行特殊治疗，症状未见好转。于 2011 年 5 月 11 日入我院综合内科，行胸部 CT 检查发现左肺下叶可见一不整形软结节影，可见胸膜牵引，其内密度不均，纵隔内未见明显肿大淋巴结（图 43 - 1），后转入胸外科治疗。起病以来患者无发热，无咳嗽、咳痰，无气短、乏力，饮食及二便正常，体重无明显变化。cTNM 分期为 T1bN0M0，ⅠA 期。2011 年 5 月 30 日全麻下行左肺下叶切除，淋巴结廓清术。术后病理及免疫组化瘤细胞多角形排列成片巢状结构，细胞核大深染，异型性明显，胞质丰富嗜酸，核仁明显。病理诊断为巨细胞癌

笔记

向腺癌分化倾向。各组淋巴结转移情况：5 组 0/1；7 组 0/1；8 组 0/1；10 组 0/1；11 组 0/1；免疫组化结果：CKH(+)，CKL(++)，Vim (−)，CgA (+/−)，VEGF (+/−)，EGFR (+15%)，Syn (+/−)，VEGFR −1(+50%)，TTF −1(+)(图 43 −2)。术后确定诊断为左肺下叶巨细胞癌，pTNM 分期为 T1bN0M0，ⅠA 期。术后行基因检测提示：*EGFR* 19/21 基因突变，根据化疗敏感试验选择 GC 方案（吉西他滨 + 卡铂）规范化疗 4 周期。后定期复查，并间断口服卡莫氟片抗肿瘤治疗。

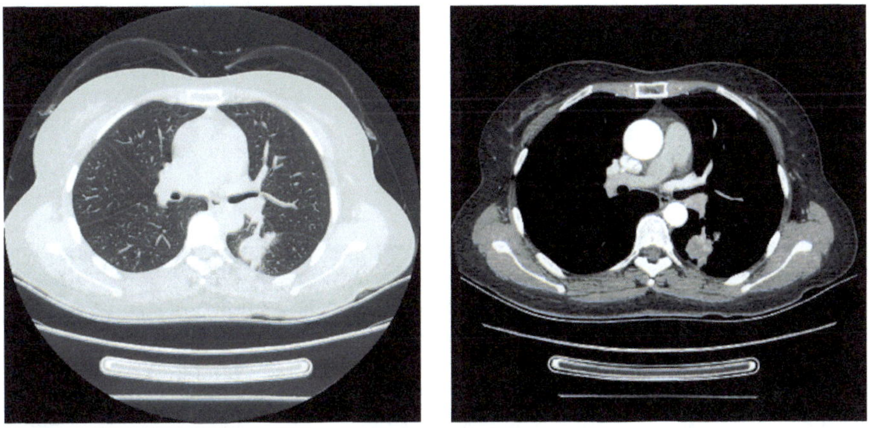

图 43 −1 胸部 CT（2011 年 5 月 16 日）检查结果：左肺下叶可见一不整形软结节影，可见胸膜牵引，其内密度不均，纵隔内未见明显肿大淋巴结

2012 年 9 月复查胸部 CT 提示上纵隔多组淋巴结肿大，彩超提示双侧锁骨上淋巴结肿大，考虑淋巴结转移（图 43 −3）。应用靶向药物吉非替尼治疗，2012 年 10 月复查胸部 CT 提示纵隔淋巴结明显缩小，彩超示锁骨上淋巴结缩小（图 43 −4）。

随访期间患者持续口服吉非替尼，至 2013 年 3 月复查仍无复发及转移。

笔记

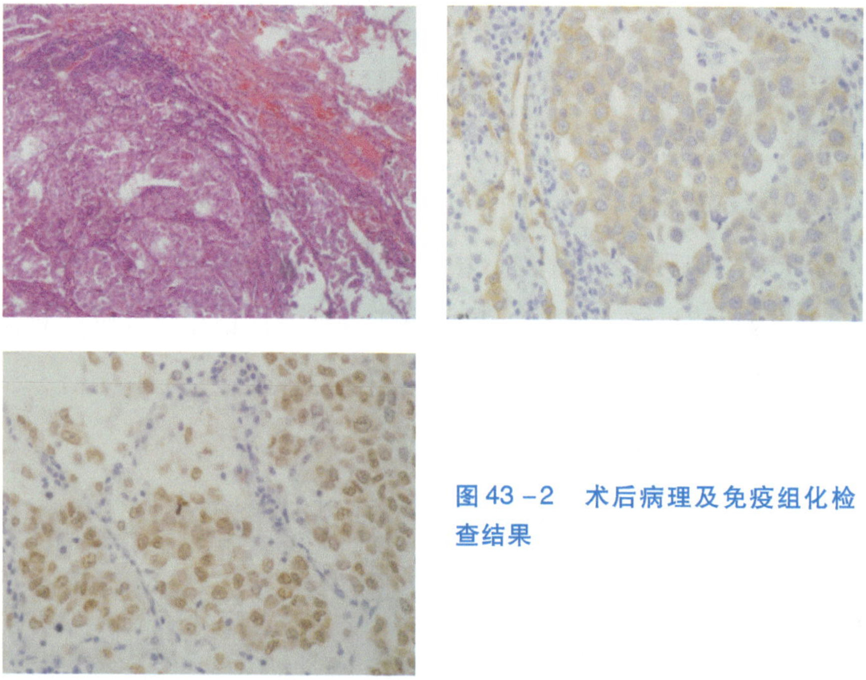

图 43－2　术后病理及免疫组化检查结果

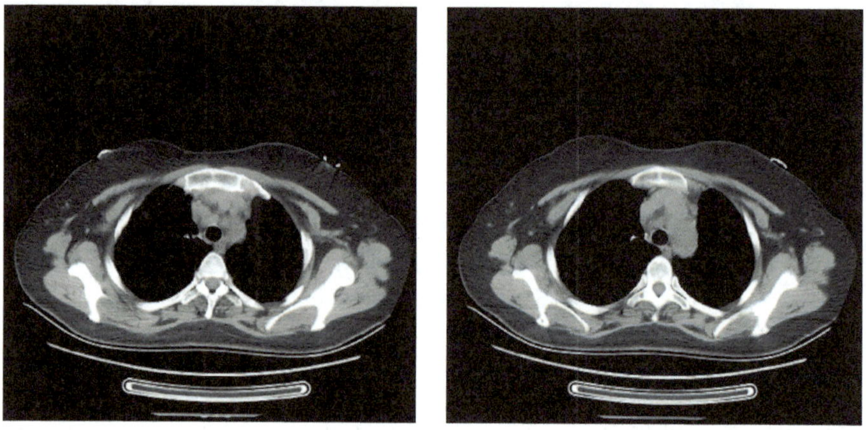

图 43－3　胸部 CT（2012 年 9 月 11 日）：上纵隔淋巴结肿大

临床讨论

肺巨细胞癌（GCC）是一种罕见的肺癌类型，常以侵犯性的临床过程为特征，其具体分型存在争议，曾被认为是腺癌，1953 年

笔记

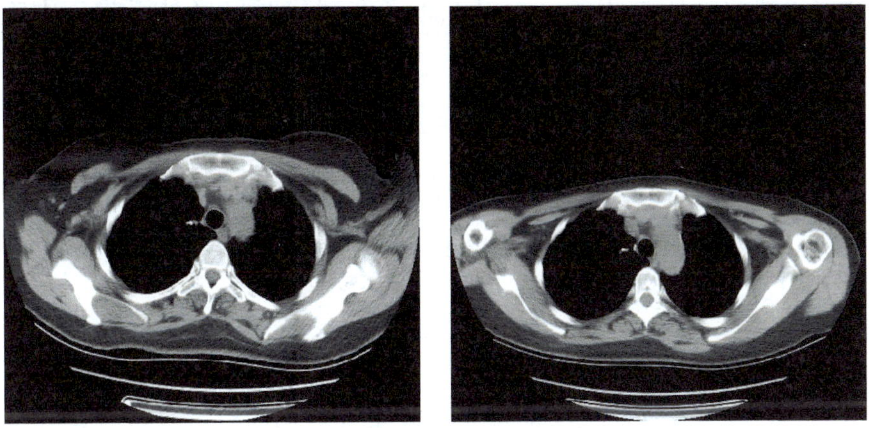

图 43-4 胸部 CT（2012 年 10 月 19 日）：应用吉非替尼后，上纵隔淋巴结较前缩小

Hadley 和 Bullock 第一次报道了肺巨细胞癌，其组织学以体积巨大、形态各异的肿瘤细胞为特征，早期认为其是肥大细胞癌的一种亚型，1981 年将其定义为大细胞癌的一个变型，1999 年又将其定义为含多形性、肉瘤样或肉瘤成分癌的一个亚型。2004 年 WHO 肺肿瘤组织学分类将肺肉瘤样癌定义为一组含有肉瘤形态细胞或肉瘤样分化的 NSCLC，包括多形性癌、巨细胞癌、梭形细胞癌、癌肉瘤及肺母细胞瘤 5 种亚型。研究发现 *c-myc* 基因重组、*CYP1A1* 等位基因突变、*TGF-βR2* 突变可能特异性参与 GCC 的发生。GCC 临床上罕见，占所有原发性肺癌的1%~5%，发病年龄平均62 岁，男女比例2.7:1，80% 的患者表现出非特异性的肺癌症状，如咳嗽、胸痛、咯血等，既往多有吸烟史；肺癌症状，如咳嗽、胸痛、咯血等，既往多有吸烟史。值得注意的是，部分 GCC 还能够异位分泌 β-HCG，造成男性乳腺发育，因此，对于那些由于乳腺发育而就诊的男性患者，应考虑到存在的可能性。

影像学上，GCC 多表现为直径较大的、边缘锐利的圆形或椭圆形的肺肿块，中央型和外周型 GCC 之比约为1:2.2。本病具有高

笔记

度侵犯性的临床过程，一半以上患者在就诊时已经处于临床中晚期。肺巨细胞癌常见的转移器官与其他非小细胞癌转移器官相似，包括脑、骨、肝、肾上腺，亦有学者报道一些不常见的转移部位，包括胃肠道、肾、心脏。通常肺结核合并肺癌的患者才能得到早期发现、早期诊断和早期治疗，可以延长患者的生存期，节省大量医疗费用和医药资源。

肺巨细胞癌的确诊依靠病理学检查，主要病理特征是癌细胞体积巨大，形态多样，呈弥散分布，核大且异型明显，常有巨核和多核，胞质丰富，具有吞噬现象及特征性巨细胞。Fishback 等提出肺巨细胞癌诊断标准是巨细胞应占肿瘤细胞的 10% 以上，这种界定有助于区别其他含巨细胞的肺癌。

肺癌中出现瘤巨细胞并不少见，但这些巨细胞大多分散于癌组织中，一般不会成片出现，再根据 GCC 的诊断标准及免疫组化可以判断。肺原发性绒癌形态上与肺 GCC 相似，肺 GCC 也可以对 HCG 呈阳性反应，但肺 GCC 缺乏 2 种滋养层细胞的形态和呈丛状排列的组织学图像；另外，肺 GCC 总体上表现为细胞学的多形性及与其他癌成分的共存，均与绒癌不同，再根据 GCC 相关免疫表型鉴别。

肺 GCC 的治疗原则是手术为主，术后根据情况辅以放疗、化疗及免疫等综合治疗方法。尽管手术切除是首选的治疗方法，但很多情况下在发现时已经出现了转移，失去了手术机会。因此不少学者对该肿瘤的术后辅助治疗、复发或转移的晚期肿瘤的治疗和预后进行了探索，由于病例数量有限，仍存在争议。此类肿瘤恶性程度高，预后差，平均生存期为 1 年左右。肿瘤组织有部分坏死、纵隔淋巴结的转移及病理分期晚都预示患者生存期缩短，因此早期诊断，选择合适的治疗方案可延长生命。

笔记

许顺教授点评

此例属 pTNM：T1bN0M0，ⅠA 期肺腺癌病例。术后各组淋巴结未见转移。但术后 *EGFR* 基因检测 19、21 突变，而化疗敏感试验示 GC 方案敏感，故应用 GC 方案辅助化疗 4 个周期。1 年后由于纵隔淋巴结增大，应用吉非替尼作为二线用药，收到了明显效果。就临床ⅠA 期肺腺癌根治术后的患者，提倡 *EGFR* 基因检测发现突变就应一线应用分子靶向药（TKI），而是否联合化疗再根据患者条件而定！另外，此病例原病理诊断为腺癌，后经多方病理专家会诊，考虑为肉瘤样癌中的巨细胞癌，其特点是：由高度多形的多核和或单核瘤细胞组成的 NSCLC，无鳞癌、腺癌或大细胞癌的特殊排列方式，细胞非黏附性生长伴丰富中性粒细胞浸润。

参考文献

1. 江文洋，付向宁，廖永德．肺巨细胞癌 6 例分析．临床肺科杂志，2012，17（2）：358－359.
2. 蔡畅，刘繁荣，苏晓燕，等．肺巨细胞癌 1 例．诊断病理学杂志，2017，24（2）：152－153.
3. 李巧珍，张才金，王爱民．阿帕替尼治疗肺巨细胞癌 1 例并文献复习．现代肿瘤医学，2018，26（4）：530－533.

笔记

044 肺内淋巴瘤

病例介绍

患者女，59 岁，以“体检发现左肺上叶占位性病变 2 天”为主诉入院。2 天前于外院体检行胸部 CT 检查提示“左肺上叶占位性病变”来诊。起病以来患者无发热，无咳嗽、咳痰，无胸痛、气促，体重变化不明显。无肿瘤病史，无吸烟饮酒史，无粉尘及污染物接触史。辅助检查：血生化检查、心肺功能未见明显异常；胸部 CT 平扫 + 增强：左肺上叶浓淡不均结节（图 44 - 1）；纤维支气管镜：左肺上叶前段黏膜充血性增厚（图 44 - 2）；余全身各部检查均未见异常；肿瘤系列未见异常。结合临床表现及检查结果，考虑患者左上肺叶占位性病变恶性可能性大。于 2012 年 11 月 21 日在全麻下行胸腔镜辅助下左肺上叶切除、纵隔淋巴结廓清术。石蜡病理

笔记

回报：MALT 型边缘区 B 细胞淋巴瘤，ⅠE 期（图 44－3）。术后予以 CHOP 方案规律化疗 6 周期。9 个月后随访，未见局部复发及远处转移。

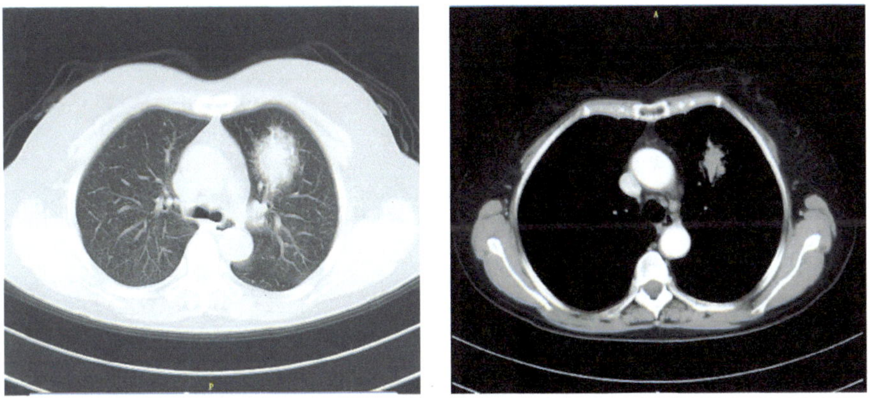

图 44－1　胸部 CT 平扫＋增强检查结果：左肺上叶可见浓淡不匀结节，范围约 3.0cm×2.2cm，增强后可见强化，边缘模糊，内可见支气管影。两肺可见多发密度不一致的小结节影。纵隔内未见肿大淋巴结

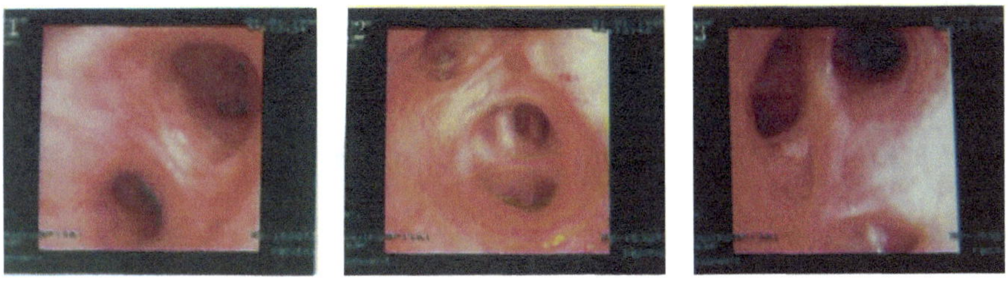

左侧二级隆突　　左肺上叶前段　　左肺上叶舌段

图 44－2　纤维支气管镜检查结果

免疫组化： bcl－2（＋），CD20（＋），CD21（＋），CD23（灶状＋），CD3（散在＋），ck（PAN）（－），CyclinD1（－），Ki－67（5%～10%），Pax－5（＋），TTF－1（－），轻链 lambda（－），轻链 kappa（＋），CD5（散在＋），TDT（－），CD68（散在＋）。

诊断意见：（肺）MALT 型边缘区 B 细胞淋巴瘤。

笔记

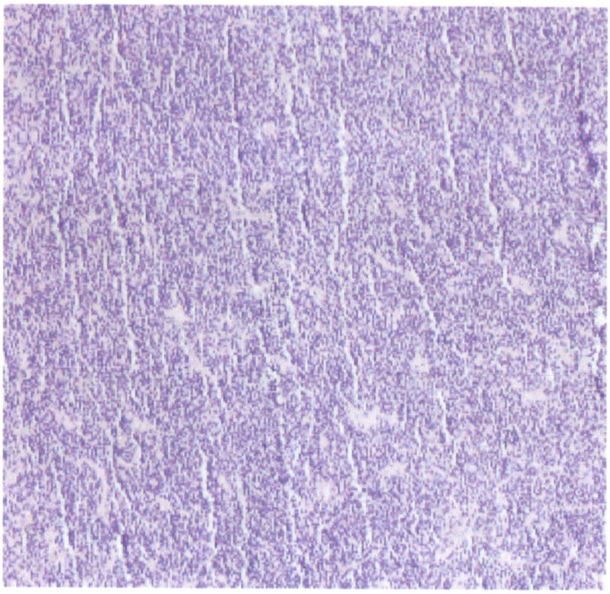

图 44－3　病理检查结果：镜下所见（肿瘤组织）：
瘤细胞弥漫分布，大小相似，排列紧密

临床讨论

原发性肺淋巴瘤（primary pulmonary lymphoma，PPL）是原发于肺内淋巴组织的恶性淋巴瘤，是结外淋巴瘤的一种罕见类型，绝大多数为非霍奇金淋巴瘤（Non－Hodgkin lymphoma，NHL），其中多数起源于支气管黏膜相关的淋巴结组织（mucosa－associated lymphoid tissue，MALT）。

黏膜相关淋巴组织淋巴瘤（mucosa－associated lymphoid tissue lymphoma，MALTL）是起源于黏膜相关淋巴组织的 B 细胞淋巴瘤，属非霍奇金淋巴瘤的一种独立类型，约占非霍奇金淋巴瘤的 8% 左右。其被认为是一种具有独特病因、病理和临床预后特征的低度恶性淋巴瘤。其主要发病部位在胃（70%），其次是肺、眼附件、甲

笔记

状腺。根据肿瘤发病部位，临床将 MALTL 分为胃 MALTL 和非胃 MALTL。

原发于肺的淋巴瘤少见，肺黏膜相关淋巴组织淋巴瘤是原发性肺淋巴瘤的常见类型，占 70%~78%。该病好发于中老年人，该病起病隐匿，病程长，发展缓慢，临床症状无特异性，甚至可以无任何症状。常见症状为咳嗽（51.7%），其次是发热（20.7%），另外少见的症状包括胸闷、胸痛、消瘦等。肺 MALT 淋巴瘤的影像表现多种多样，主要影像表现为实变影和结节影。特征性表现有病灶周围晕征及内部血管造影征、空气支气管征、支气管扩张；其他表现还有小结节、磨玻璃影、树芽征、胸腔积液、肺门或纵隔淋巴结增大等。若病变为实变伴有支气管充气征可能病变累及气道，气管镜下可能看到气道黏膜的改变、气道狭窄。肺 MALTL 的确诊需要依靠组织病理学检查，镜下病理可以表现为淋巴细胞浸润及向间质扩张、压迫临近的淋巴滤泡，淋巴上皮病变，肿瘤细胞浸润至反应性滤泡的中心，转化母细胞等；典型的免疫组化表型包括：CD20(+)、CD79α(+)、CD5(-)，CD10(-)。肺 MALT 淋巴瘤没有特异性的临床表现，在影像学上同其他肺部疾病不易区别，特别要注意与肺部其他疾病鉴别，包括肺炎、肺结核、肺癌和肺真菌病等。

肺 MALT 淋巴瘤病情进展缓慢，该疾病惰性的临床表现带来了良好预后，5 年生存率 90%，10 年生存率可达 72%，但年龄 >60 岁及病理出现淀粉样沉积预后较差。2010 年 NCCN 非霍奇金淋巴瘤治疗指南推荐，对于Ⅰ~Ⅱ期或者结外多部位病变的非胃 MALT 淋巴瘤患者，宜行局部区域性放疗，对某些部位（如肺、皮肤、甲状腺、结肠、小肠和乳腺）的局限性病变可考虑手术，如果手术后无残留病灶，可进行观察，而手术切缘阳性者行局部区域性放疗。手术治疗后复发及晚期病变的患者处理与滤泡性淋巴瘤相同。当组织

笔记

学呈侵袭性，MALT 淋巴瘤与大细胞淋巴瘤共存时，按照弥漫性大 B 细胞淋巴瘤治疗。所以肺 MALT 淋巴瘤的治疗视具体情况而定，对于能够切除病变的行外科手术切除，若切缘阴性可观察，若切缘阳性可行局部放疗。对于病变广泛无法切除的患者，可行化疗，利妥昔单抗（美罗华）联合化疗（CHOP 方案）仍是主要的化疗方法。

许顺教授点评

原发于肺的恶性淋巴瘤罕见，其中以 MALTL 最为常见，多数 MALTL 为低度恶性，发展缓慢，预后较肺癌好。本病多发于 40 岁以上中老年人，无明显或轻度呼吸道症状，肺部表现为团块状或大片状阴影，边界模糊，并有“支气管充气征”，增强后明显强化，全身常无淋巴结肿大。需与肺癌、肺部感染、炎性假瘤、肺结核等鉴别，需病变组织学明确诊断。鉴于本病发病率低，属于少见病，临床医师对其认识不足，易出现误诊、漏诊情况。本例患者提示我们在遇到临床表现、影像学、化验检查无特异性且抗感染等常规治疗效果不佳时，尤其是疾病进展缓慢的患者要尽早进行活检同时积极行免疫组化检查以明确有无肺 MALT 淋巴瘤的可能。

参考文献

1. Graham BB, Mathisen DJ, Mark EJ, et al. Primary pulmonary lymphoma. Ann Thorac Surg, 2005, 80 (4): 1248 – 1253.

2. 张艳，余建群，朱洪基，等．肺黏膜相关淋巴组织淋巴瘤的 CT 和临床表现及其病理学基础．放射学实践，2016，31（8）：734 – 738.

3. Clinical practice guidelines in oncology (non – Hodgkin's lymphoma). National Comprehensive Cancer Network, 2010. http: //www. nccn. org/.

笔记

045

肺黏膜相关型淋巴瘤

病例介绍

患者女，50 岁，以“前胸部肋骨疼痛 1 个月”为主诉入院。2012 年 12 月 23 日于当地医院行胸部 CT 检查示右肺及左肺上叶多发致密斑片影，行左氧氟沙星及头孢米诺钠等药物抗感染治疗后复查 CT，未见明显变化。现为求进一步诊治来我院。入院行胸部 CT（图 45－1），PET－CT：右肺中叶纵隔旁片状密度增高影内伴支气管影，代谢增高，最大 *SUV* 为 8.7；双肺多发斑片影，代谢增高，左肺上叶斑片影，最大 *SUV* 为 5.2；左肺门淋巴结影 FDG 摄取增高，最大 *SUV* 为 2.9；双肺肺大疱。余部未见异常。2013 年 4 月 27 日于当地医院行 CT 引导下经皮肺穿刺活检及病理：肺间质淋巴组织非典型增生，不除外低度恶性淋巴瘤。后经我院病例会诊，

笔记

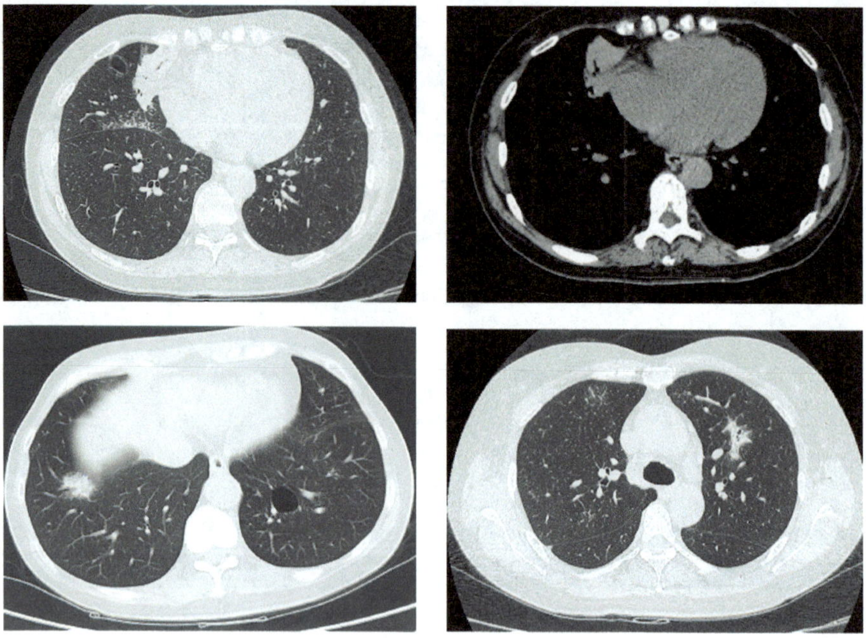

图 45－1　胸部 CT：右肺及左肺上叶内多发斑片影，部分内可见支气管影，双肺内另可见多发大小不等的囊状透光影。双侧肺门不大，纵隔居中，其内未见肿大淋巴结

诊断为：慢性炎症伴淋巴组织异型增生，局部考虑 MALT 淋巴瘤。余全身各部检查均未见异常。术前分期：cTNM：T4N0M1a，Ⅳ期。2012 年 5 月 23 日为明确病理，指导治疗，于全麻下行开胸活检术，术中切除右肺中叶及右肺下叶局部病变，据术后病理及免疫组化（图 45－2）确定诊断：淋巴瘤样肉芽肿病。后患者于 2013 年 6 月 14 日至 2013 年 6 月 19 日，先后前往北京大学第三医院、首都医科大学附属北京友谊医院、北京协和医院进行病例会诊，结论分别为：北京大学第三医院：肺淋巴组织增生，目前难以诊断淋巴瘤，建议行 PCR－IgH 检测以助诊；首都医科大学附属北京友谊医院：肺黏膜相关淋巴组织边缘区 B 细胞淋巴瘤；北京协和医院：考虑为黏膜相关淋巴组织淋巴瘤。2013 年 7 月 9 日，于中国医学科学院血液病医院再次进行病例会诊，结论为：肺黏膜相关组织边缘带 B 细

笔记

胞淋巴瘤。患者确诊后行 CHOP 方案化疗至今。现患者已化疗 2 周期，病情控制良好。

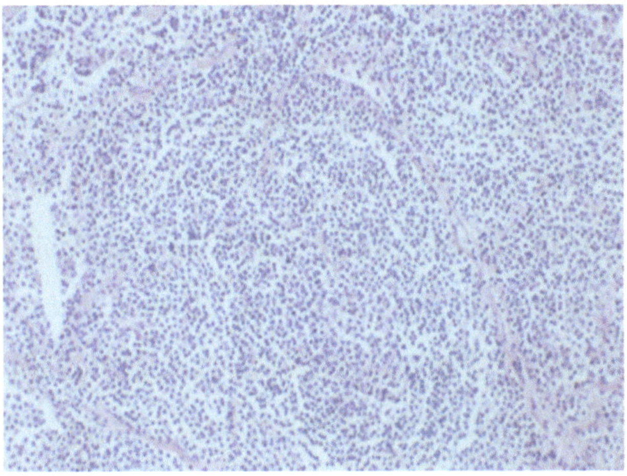

图 45-2 术后病理及免疫组化：淋巴瘤样肉芽肿病。免疫组化：E2：CK(+)，CD3(+)，CD20(+)，Pax-5(+)，*bcl-2*(+)，CD21(+)，CD10(-)，CD5(+)，CyclinD1(-)，bcl-6(-)，MUM1(-)，CD138(-)，Ki-67(3%)，CD68(+)，EBV(-)。

临床讨论

MALT 型淋巴瘤易侵犯消化系统、涎腺、眼眶、甲状腺等，起源于肺的约占 15% 。MALT 型淋巴瘤的影像学表现变化很大，病灶可以是单个，亦可为多个，肿块位于中心或边缘，病灶密度变化各异，故很难据此将其与肺癌相鉴别。纤维支气管镜检查对 MALT 型淋巴瘤亦有较大价值，大约有 50% 的患者可显示支气管狭窄和炎症。肺 MALT 型淋巴瘤的预后取决于占主导的淋巴细胞类型和疾病的阶段，大多数低度恶性的肺 MALT 型淋巴瘤发展缓慢，病变局限于肺叶内宜手术切除，切缘和淋巴结无肿瘤浸润可不作其他治疗。如有转移，不宜手术或手术切除不彻底，需行放疗和化疗。其预后

笔记

明显好于肺癌，但仍需强调加强术后的随访，因为肺 MALT 型淋巴瘤有局部或肺外复发，大多数有复发经历的患者在 2 次复发之间可有较长的间歇期。

肺 MALT 型淋巴瘤，好发于有长期吸烟史和反复呼吸道感染史的老年男性，该病发病率低，临床表现、影像学改变缺乏特异性，易误诊。而林斌等人的研究提出，利用影像组学的方法，对肺 MALT 淋巴瘤与肺腺癌进行鉴别，其研究结论：通过定量的方式鉴别肺 MALT 淋巴瘤与肺腺癌，可能将成为鉴别肺 MALT 淋巴瘤的有效方式。这一点给了临床医师诊断 MALT 淋巴瘤另一种新思路。

而病理学诊断为确诊 MALT 淋巴瘤的最主要方式，据张江兰等人的研究，全身 MALT 淋巴瘤存在的共同的组织学特点：①除小肠外首先形成获得性 Peyer 小结样结构的 MALT（即获得性 MALT）。小结中心为反应性生发中心，周围有套细胞，在套区外为边缘区 B 细胞增生，演变成黏膜相关淋巴组织恶性淋巴瘤（mucosa – associated lymphoid tissue malignant lymphoma，MALT – ML），因此 MALT – ML 中反应性淋巴滤泡是诊断 MALT – ML 重要佐证；②MALT – ML 中 CCL 细胞侵犯黏膜上皮或腺体形成淋巴上皮病变（LEL），在胃最常见，肺次之，具有重要的诊断价值；③MALT – ML 中 CCL 细胞植入生发中心形成滤泡克隆化，类似滤泡性淋巴瘤，需通过免疫组化进行鉴别；④以低度恶性为最常见，肺以 CCL 细胞型多见。不同组织 MALT – ML 有不同的组织学特点，肺 MALT – ML 有以下几点：①瘤细胞弥漫或大片浸润肺组织；②肿块周围瘤细胞沿细支气管浸润肺泡腔，形成串珠状肺泡小结或破坏肺泡间质与邻近肺泡融合呈稍大的肺泡小结，小结内可见小血管；③瘤细胞侵入肺泡间质使间质呈不规则条带状增宽，肺泡腔仍可见；④肺 MALT – ML 可沿支气管在肺内扩散至其他支气管或肺叶。以上特征均有重要诊断价值。

笔记

而治疗方面，Burke 等认为肺 MALT－ML 局限于肺叶内局部切除，切缘和淋巴结无肿瘤浸润可辅助小剂量化疗，如有转移或手术不易切除干净或高恶性肺 MALT－ML，需进行放疗和化疗，但仍比肺癌预后好，生存率高。临床上肺炎性假瘤（inflammatory pseudotumor of the lung，IPL）和肺 MALT－ML 均易诊断为癌，过去对肺炎性假瘤是否手术有不同的看法，近年来学者认为 IPL 与肺 MALT－ML 密切有关，因此，也主张手术切除，既有明确诊断又有预防肺 MALT－ML 发生的意义。

许顺教授点评

原发于肺的恶性淋巴瘤比较少见，但其中以黏膜相关性淋巴瘤（MALT）最为多见。多数 MALT 淋巴瘤为低度恶性，发展缓慢，预后较肺癌好。本病多发于 40 岁以上中老年人，无明显或轻度呼吸道症状，肺部表现为团块状或大片状阴影，边界模糊，并有“支气管充气征”，增强后明显强化，全身常无淋巴结肿大。需与肺癌、肺部感染、炎性假瘤、肺结核等鉴别，需病变组织学明确诊断。

参考文献

1. 褚海青，李惠萍，何国钧．肺粘膜相关型淋巴瘤 1 例报道并文献复习．中国癌症杂志，2003，13（6）：601－602.

2. 张江兰，徐天蓉，范钦和，等．肺粘膜相关型淋巴瘤与肺炎性假瘤临床病理及免疫组化研究．临床与实验病理学杂志，2000，16（2）：100－103.

笔记

046

肾透明细胞癌肺转移

病例介绍

患者女，63 岁，以“左肾癌术后 20 个月，发现右肺中叶结节”于 2013 年 4 月 14 日入院。患者 2011 年 8 月 25 日接受左肾癌根治术，术后病理示左肾细胞癌（透明细胞癌为主），术后定期复查，未应用任何药物及治疗。10 天前复查时发现右肺中叶单一结节。现为求进一步诊治来院，起病以来患者无发热，无咳嗽、咳痰，无胸痛、气促，近 20 天体重下降约 3.0kg。

个人史：2011 年 8 月 25 日接受左肾癌根治术，无吸烟饮酒史，无粉尘及污染物接触史。

辅助检查：血生化检查、心肺功能检查未见明显异常。

胸部 CT：右肺中叶内侧段见直径约 0.8cm 小结节影，边界清，

笔记

可见浅分叶，密度中等均匀（图 46－1）。

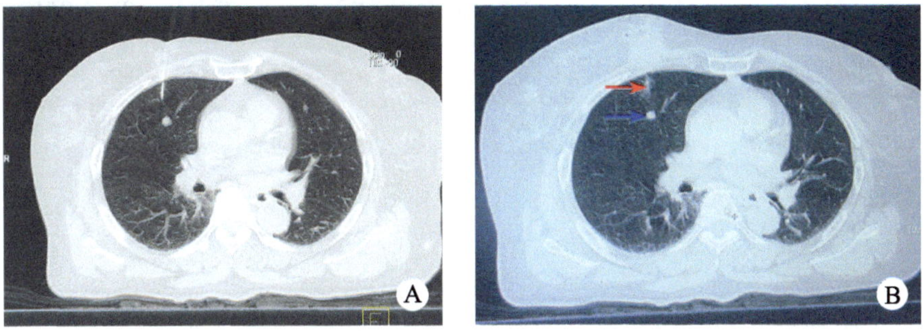

图 46－1 胸部 CT（2013 年 4 月 23 日）检查结果：A. 术前经皮肺穿刺医用胶注射，肿物定位术过程中 CT，可见穿刺针；B. 术前经皮穿刺注射医用胶定位肿物后 1 分钟，可见肿物前方片状高密度影像（红色箭头）

余全身各部检查均未见异常。

cTNM：T1aN0M0，ⅠA 期。

手术情况：2013 年 4 月 23 日全麻下行胸腔镜辅助微创右肺中叶包括病灶的切除术，淋巴结廓清术。

术后病理及免疫组化（图 46－2）。

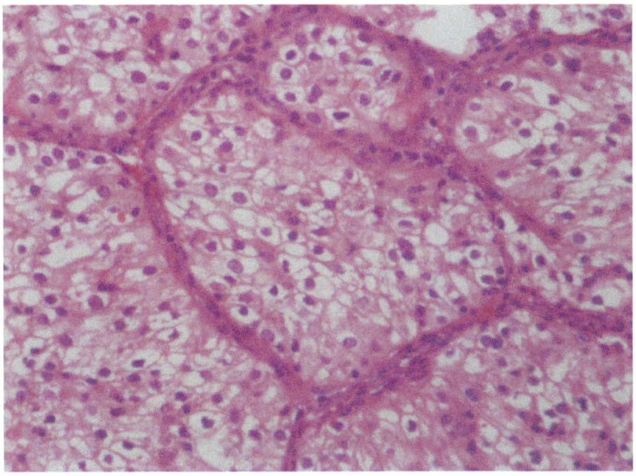

图 46－2 术后病理及免疫组化：（右肺中叶）透明细胞癌

结合病史，符合肾透明细胞癌转移（病史：肾透明细胞癌。二

笔记

级肺门未见可疑淋巴结）。

确定诊断：左肾癌术后，右肺中叶转移癌。pTNM：T1aN0M0，ⅠA期。

临床讨论

在肺部转移中，血行肺转移为恶性肿瘤转移至肺的最常见途径，而消化系统、呼吸系统、乳腺血行丰富，因此较易发生肺部转移。肿瘤细胞在瘤体中或瘤体附近经肺动脉、支气管动脉等侵入血管，随循环血液转移至身体其他部位，后生长为转移瘤，同时淋巴道转移也较常见。肺具有丰富的血供及淋巴管，是全身血液循环必经之地，且肺循环压力较低，血流缓慢，癌栓会长时间停留而形成机械性栓塞，因此成为恶性肿瘤常见转移部位，CT扫描检出肺内多发结节患者大部分为转移瘤，同时不同组织学类型及不同来源的肺转移瘤表现各不相同，有时较难与其他肺部弥漫性病变鉴别，因此认识肺转移瘤的影像表现十分重要。CT可提供更多图像信息，有分辨率高、无结构重叠等优点，尤其行MSCT检查时扫描信息量大，通过容积扫描后多方位重建观察，是显示肺部病变较好的影像学方法，CT对肺癌的精准定位、定量诊断有较高价值。

肺转移瘤是原发性恶性肿瘤全身性转移的一种表现，虽然转移往往表示肿瘤全身性生长和肿瘤生长失控，预示疾病进展迅速，但是，局限于肺内转移的患者比起多器官转移的患者更适合局部治疗或局部治疗加全身治疗。单纯肺转移不应视为不治之症。

肺转移肿瘤很少发生症状，因此转移肿瘤是根据原发肿瘤术后常规影像检查发现的。转移瘤可以表现为单发或多发的结节影，外观上可以是粟粒状或团块状，但无特异性，在已知原发恶性肿瘤患

笔记

者中多而小的边界清楚地外周结节很可能是转移瘤。

采用 MSCT 扫描时可观察到肺转移癌内部密度均匀，少数内部不均匀，可出现分叶征、毛刺征、钙化、支气管征象、晕征等典型表现，同时也需正确认识不典型转移瘤的形态学特点，内部、周边结构及 CT 强化方式，为其临床诊断提供依据，关于 MSCT 诊断不典型肺部转移癌的价值也在进一步开展研究。在诊断效能方面，研究结果显示 MSCT 增强扫描诊断肺部转移癌的灵敏度、准确度均明显高于 MSCT 平扫，而特异性比较差异无统计学意义，这与郭俊等人的研究结果相近，因此 MSCT 增强扫描对肺部转移癌的诊断效能高于 MSCT 平扫，原因可能是 MSCT 平扫通常对典型征象诊断率高，若无典型肺癌征象，则可能误诊，而 MSCT 增强扫描能较好显示肺内结节血供，有助于进行准确诊断。

许顺教授点评

患者为老年女性，左肾癌术后 1 年 8 个月，常规体检胸部 CT 发现右肺中叶单一结节，因患癌史，转移性癌可能性大，各项检查无多点及远处转移征象，且各器官系统功能在允许范围内，应积极考虑手术治疗，其手术指征明确。在手术方式的选择上，由于结节 <10mm，决定行胸腔镜辅助下病理取材及中叶切除术。且纵隔窗未显影，术中有可能触摸不到或触摸不清该小结节，对于术前该小结节的定位问题成为了本病例的难点和重点。有文献报道对于肺小结节可应用 CT 引导下注射染料标记，且吲哚菁绿染料优于靛胭脂染料。也有文献报道对于周边 <10mm 的肺结节可术前应用 CT 引导下铂金线圈定位、X 线透视引导胸腔镜切除。针对胸腔镜

笔记

手术中，较难探查或触及肺部的单一 GGO 这一问题，有文献采用术中超声定位的方法。本病例中，我们在术前借助 CT 引导下用穿刺针在小结节附近注射康派特医用胶对肿瘤局部定位，医用胶在注射后很快凝固，在小结节附近形成的硬结可作为手术的标志点。医用胶安全，无过敏，且对肺及胸膜腔无任何损伤。本病例中所运用的 CT 引导下在病灶周边注射康派特医用胶定位的方法，可应用于病灶直径 <10mm、密度较小、术中不易触摸到的肺转移瘤、早期原发性肺癌、原位癌的手术中。本次手术后建议患者行关于肾癌的基因检测（*RRM1*、*TYMS*、*VEGFR1*、*VEGFR－2*、*PDGFR*、*VEGF*），以决定患者是否适合靶向药物等其他手段治疗。

参考文献

1. Chino S, Kuriyama K, Isohashi K, et al. Percutaneous localization of pulmonary nodules with CT guidance for lung resection: use of dyes. Nihon Igaku Hoshasen Gakkai Zasshi, 2003, 63 (6): 308－310.
2. Powell TI, Jangra D, Clifton JC, et al. Peripheral lung nodules: fluoroscopically guided video－assisted thoracoscopic resection after computed tomography－guided localization using platinum microcoils. Ann Surg, 2004, 240 (3): 481－418, discussion 488－489.
3. Kondo R, Yoshida K, Hamanaka K, et al. Intraoperative ultrasonographic localization of pulmonary ground－glass opacities. J Thorac Cardiovasc Surg, 2009, 138 (4): 837－842.

笔记

047

肺结核伴纵隔淋巴结结核

病例介绍

患者男，46 岁，以“咳嗽伴发热”为主诉入院。患者 2013 年 2 月无明显诱因于午后及夜间出现明显的发热，体温至 38.0℃，并伴有咳嗽，咳少量白色黏痰，偶有鲜红色血丝，无胸痛，于当地医院行胸部 CT 检查，提示右肺上叶占位性病变，考虑肺结核，就诊当地结核病研究所行抗结核治疗。静脉注射利福霉素及左氧氟沙星 1 月余，口服异烟肼、吡嗪酰胺、乙胺丁醇 3 个月后，复查胸部 CT 示右肺上叶病灶较前变化不大。起病以来患者无胸闷、气促，饮食及二便正常，体重变化不明显。

个人史：患者自述 2 年前曾无明确诱因出现间断胸痛，位置固定不剧烈，未予任何治疗。无烟酒嗜好，无粉尘及污染物接触史。

笔记

辅助检查：血生化检查：血沉 18mm/h，结核抗体弱阳性。痰查结核菌涂片阴性，NSE：28.52ng/ml。心肺功能未见明显异常。胸部 CT 见图 47－1，肺病灶穿刺活检见图 47－2，病理结果见图 47－3。余全身各部检查均未见异常。患者确诊为肺结核，现行抗结核治疗中。

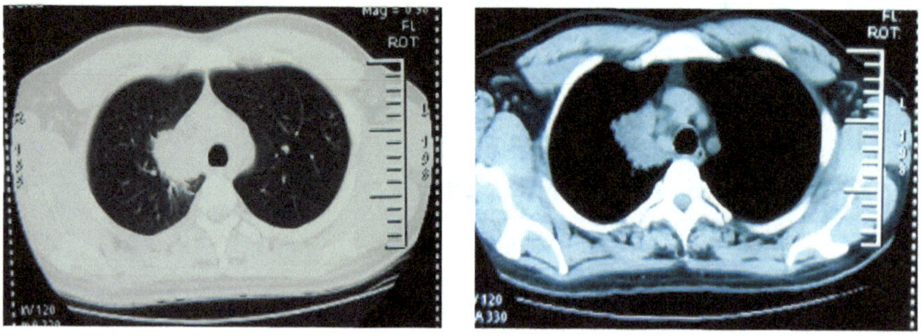

图 47－1　胸部 CT 检查结果：右肺上叶纵隔旁可见一不规则软组织团块影，大小约 4.8cm×3.2cm，浅分叶状，周围可见毛刺及胸膜牵引，纵隔内可见淋巴结显示

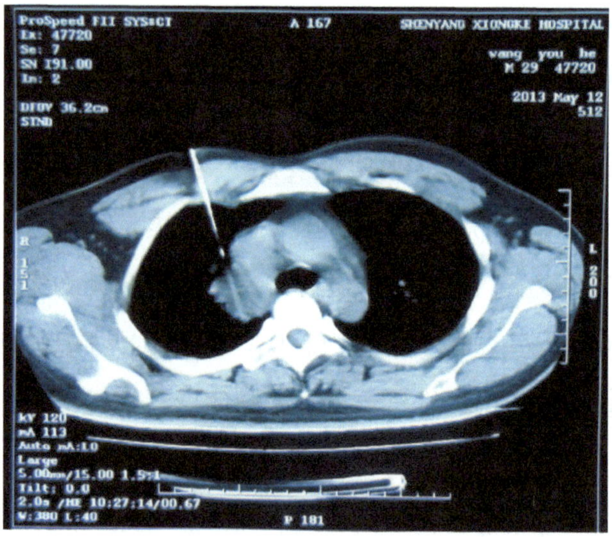

图 47－2　CT 引导下肺病灶穿刺活检，可见穿刺针入径

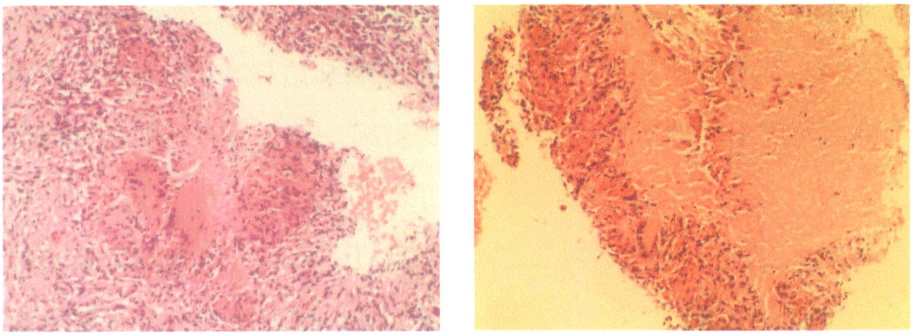

图 47－3 穿刺病理检查结果：肉芽肿性炎，伴灶状坏死，考虑结核

临床讨论

近年来临床上常出现成人原发型肺结核与中心型肺癌的相互误诊。此时，结合患者病史及临床表现、穿刺活检等手段显得异常重要。在鉴别诊断上，主要有以下几点：

（1）肺结核球与周围型肺癌：结核球大小多在 3cm，边缘多数规整，周围常有子灶，CT 扫描病灶内有钙化者多考虑良性，CT 值 >160HU，局部有脂肪成分或囊肿者为错构瘤。周围型肺癌，形态如土豆，或桑葚样，直径 >4cm，边缘有毛刺、分叶、可见空泡征、胸膜凹陷征、周围无子灶。

（2）成人原发型肺结核或肺门淋巴结核与中心型肺癌：在 CT 表现上，两种病相同点是肺门阴影增大，浓密或肺门块影，肺内可有原发灶或无，临床上均可出现发热、咳嗽、痰血、乏力症；由于肺癌患病率的逐渐升高，青壮年人肺癌病例时有发生。

（3）粟粒型肺结核与细支气管肺泡癌：二者在 CT 胸片上均表现为双肺野弥漫性粟粒状、阴影有时容易混淆。粟粒型肺结核以双肺上、中肺野分布较密，下野较疏少，典型者为“三均征”。患者发病急骤，常伴有高热、寒战、全身不适、气促等全身中毒症状与肺部症状，体检肺部无明显体征，痰检抗酸杆菌阳性率不高。

（4）浸润型肺结核与癌浸润：浸润型肺结核在 CT 表现上多为上肺部密度不均的絮片状或小结节状阴影，容易与有些肺癌浸润性生长或阻塞小支气管合并感染，亦可表现为边缘模糊不清的小片状阴影（局限性阻塞性肺炎）或小结节病灶，在影像学表现方面易混淆，应提高警惕，加以鉴别，如追踪复查、检验痰菌、痰查脱落细胞、纤维支气管镜检查等。

（5）肺结核空洞与肺癌空洞：肺结核渗出性病变若未能早期发现及治疗，病变恶化进展干酪坏死、溶解液化，随引流支气管排出形成空洞，有薄壁、干酪、纤维空洞，空洞周围或多或少的有病灶扩散，痰中可排出大量结核杆菌。空洞大多位于两肺上叶尖后段或下叶背段，空洞形态各异，大小不一，一般不超过叶间隙界限。肺癌空洞，多见于鳞状细胞癌，其 CT 特点无明显的好发部位。癌性空洞多为厚壁，洞壁厚薄不均，内缘凹凸不平，常可见壁上结节凸向腔内。癌性空洞多位于肿块中央或外侧，不同于结核空洞近肺门方向（向心性）脱腔，癌性空洞外缘成分叶状，并可见细毛刺。

（6）肺结核与肺转移性肿瘤：有少数肺结核患者，X 线片显示两肺多个团块阴影或结节，为多发性结核球，与肺转移性肿瘤 X 线片棉花团样块影极其相似，亦易导致相互误诊。应该结合病史做多部位多器官检查，加以鉴别，及早发现原发肿瘤的部位。

（7）肺结核肺不张与癌性肺不张：肺不张不是一种独立的疾病，而是多种胸肺部疾病的并发症。由肺结核而并发的肺不张，常伴有低热、盗汗、咳嗽、胸闷、气短等症状。胸部 X 线检查，后前位及侧位片显示病变部位肺体积缩小按肺段、肺叶分布的密度增高的条片状，或类似三角形状，尖端指向肺门方向的影像，肺结核引发肺不张，周围可见浸润、干酪、空洞及结节状阴影，常有胸膜增

笔记

厚。中心型肺癌患者，由于肿瘤原发于支气管内，肿瘤生长堵塞或压迫支气管，引发肺不张或肺萎缩。年龄在 40 岁以上者合并肺不张，首先应排除肺癌所致，特别是右上肺不张的肺裂呈横“S”形时，往往是肺癌的特征，应做纤维支气管镜检查、胸部 CT 扫描。

许顺教授点评

此病例的胸部 CT 所见与肺癌表现非常相似。但从年龄、夜间发热 38℃、肿块中间见低密度区、无分隔现象等方面，以及 CT 引导下穿刺活检及镜下所见灶状坏死并似有多核巨细胞，增加了肺结核诊断的可信度。此例供临床诊断参考很有意义！

笔记

048 肺结核伴纵隔淋巴结结核

病例介绍

患者男，47 岁，以“刺激性干咳半个月”为主诉入院。患者 2013 年 4 月无明显诱因出现刺激性干咳，阵发性，无明显胸痛，无发热，无咯血及痰中带血，无乏力、盗汗，对症治疗不缓解，就诊当地医院行胸片检查提示左肺上叶占位，为求进一步诊治来我院。起病以来患者无发热，无胸闷、气短，饮食及二便正常，起病以来体重下降约 2. 5kg。

个人史：既往体健，吸烟史：5 支/天 ×20 年，无粉尘及污染物接触史。

辅助检查：血生化检查：NSE：19. 63ng/ml，心肺功能未见明显异常。胸部 CT 见图 48 - 1。CT 引导下左肺上叶病灶穿刺活检病

笔记

理结果见图 48 –2。现患者行抗结核治疗中。

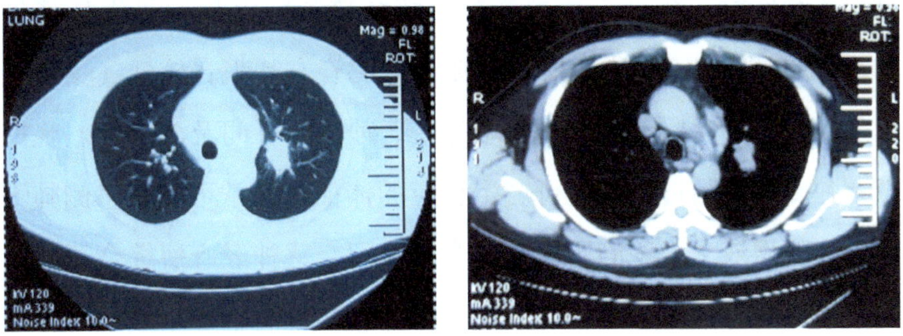

图 48 –1　胸部 CT（2013 年 5 月 20 日）检查结果：左肺上叶软组织肿块影，大小约 3. 0cm ×4. 1cm，边界不清，可见分叶，边缘见毛刺。左肺门及纵隔内见肿大淋巴结

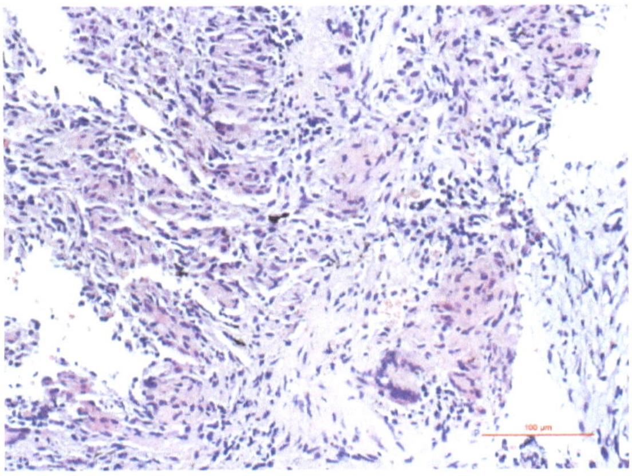

图 48 –2　CT 引导下左肺上叶病灶穿刺活检病理结果：肺间质纤维组织增生，可见灶状坏死组织、增生组织细胞、多核巨细胞（朗格汉斯巨细胞）

诊断： 肉芽肿性病变，倾向结核。

临床讨论

肺结核和肺癌临床上都可有咳嗽、咳痰、咯血或痰中带血、胸痛、呼吸困难、发热、疲乏及消瘦等症状，并取决于其发生部位、类型、发展阶段和并发症而有不同的症状和体征。肺癌早期常有刺

笔记

激性咳嗽和痰中带新鲜血丝，肺结核的咳嗽无特异性，常为整口痰血，并有低烧、盗汗、乏力症状。肺结核和肺癌早期可无任何体征，后期一般可有持久不变的局限性哮鸣音，呼吸音较低（支气管全部阻塞后则呼吸音消失）。继发感染时局部可闻及湿啰音。晚期患者肿瘤压迫附近脏器时可产生相应的体征：如常可发现患侧肺不张、胸腔积液、上腔静脉压迫综合征、颈交感神经麻痹综合征或骨转移等体征。浅表淋巴结以颈部、锁骨上和腋窝淋巴结肿大最为常见。肺结核的早期诊断其实不易，痰结核菌涂片和培养是诊断肺结核的金标准，然而痰涂片的阳性率只能达到30%，也就是说70%的肺结核患者早期得不到诊断，需要经血清免疫学检查、经皮肺穿和纤维支气管镜检查才能确诊，甚至有些患者需要开胸肺活检确诊。这类结核病我们称之为菌阴结核病。其诊断要点是：①具有典型肺结核临床症状和胸部CT表现；②抗结核治疗有效；③临床可排除其他非结核性肺部疾患；④（支气管肺泡灌洗液BACF）检出抗酸杆菌；⑤支气管或肺部组织病理检查证实结核性改变；⑥结核菌皮肤试验（PPD 5U）强阳性，血清抗结核抗体阳性；⑦痰结核分枝杆菌PCR加探针检测阳性；⑧肺外组织病理检查证实结核病变。诊断菌阴肺结核以①~⑤项为主要指标，⑥~⑧项为参考指标。具备①~⑥中3项或⑦~⑧条中任何1项可确诊。NSE升高提示SCLC可能性大，SCLC与肺门处肺结核的鉴别诊断点主要为：中央型SCLC主要CT表现：大支气管周围的弥漫性或局限性肿块，肿块与支气管长轴一致，肺门及纵隔淋巴结肿大，而支气管阻塞改变少见，随访1~2个月，肿块增大1倍以上，是SCLC的CT表现特点；SCLC倾向于黏膜下广泛生长，不累及黏膜表面，常侵犯管外肺实质，平片和CT表现肺门肿块相当明显而肺内无阻塞改变，少数病例表现为支气管周围局限性肿块或管壁增厚，伴有阻塞性肺

笔记

气肿，肺炎或肺不张；中间型在向管壁深层浸润的同时，常可波及黏膜表面，肿瘤主要在管壁和向管内生长，容易见到肺部阻塞性改变，阻塞性肺炎和肺不张多在肿瘤晚期出现；SCLC 发病年龄偏年轻，男性占绝大多数，与吸烟有明显关系；SCLC 转移率高，发生早，肺内原发灶小，转移灶大，也是其影像学特征之一，有时甚至肺内病灶不明显，而远处转移相当严重。肺结核的 CT 表现特点：肺内单个或多个结节灶伴有肺门及纵隔淋巴结肿大时，其表现与 SCLC 非常相似，若能在肺内结节灶周围或两肺其他部位找到结核病灶，随访 1~2 个月病灶无明显改变，抗结核治疗有效，则有助于肺结核的诊断；而 SCLC 的肿块倍增时间是 1 个月，若肺内肿块在 1~2 个月增大 1 倍以上，则有助于 SCLC 的诊断。NSE 是神经元和神经内分泌细胞所特有的一种酸性蛋白酶，是神经内分泌肿瘤的特异性标志，如神经母细胞瘤、甲状腺髓质癌和 SCLC（70% 升高）患者的 NSE 就会升高，在此例患者中 NSE 升高，可用于鉴别诊断、病情监测、疗效评价和复发预报。但是，在良性肺部和脑部疾病中，NSE 浓度也可较正常值升高（>12ng/ml），肿瘤标志物只能作为参考，不能作为肿瘤的依据，有些情况下健康人群也有出现某项肿瘤标志物偏高的情况，而病理诊断才是确诊肿瘤的金标准！因此，胸部引导下穿刺是正确的选择。

许顺教授点评

胸部 CT 示左肺上叶尖段不整形密度较大结节，纵隔窗见结节上方另一密度较大的点状影。主动脉弓下及弓旁分别可见增大的淋巴结影（L5、6 组），临床上难以做出诊断，故行 CT 引导下左肺上叶病灶穿刺活检，示病灶由大量纤维组织形成，并见到坏死组织及朗格汉斯巨细胞，故得以做出结核的诊断！

笔记

049 肺癌结核并存

病例介绍

患者男，58 岁，以“胸痛 1 个月”为主诉入院。于 2012 年 2 月 28 日行胸部 CT：左肺上叶见软组织团块影，其内密度不均，远端可见不张肺组织。右肺上叶另可见以类圆形团块影，内可见小支气管影，周围可见毛刺，病灶与胸膜相连。纵隔内未见明显肿大淋巴结（图 49－1）。CT 引导下经皮右肺上叶病灶穿刺活检病理示良性病变。三小条组织中一小条为肺组织，大部分为坏死组织，仅有少量残存肺组织，未见瘤组织，另两小条为横纹肌组织（图 49－2）。

行纤维支气管镜检查示左肺鳞状细胞癌，首先就诊于我院肿瘤内科，肿瘤科考虑为左肺癌，右肺转移癌，拟行化疗，请我科会

笔记

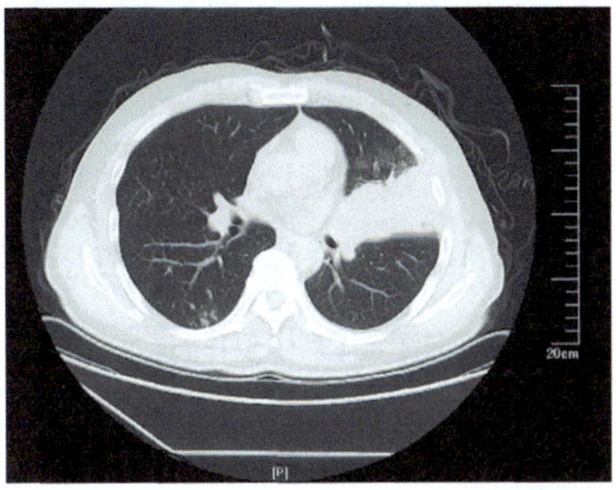

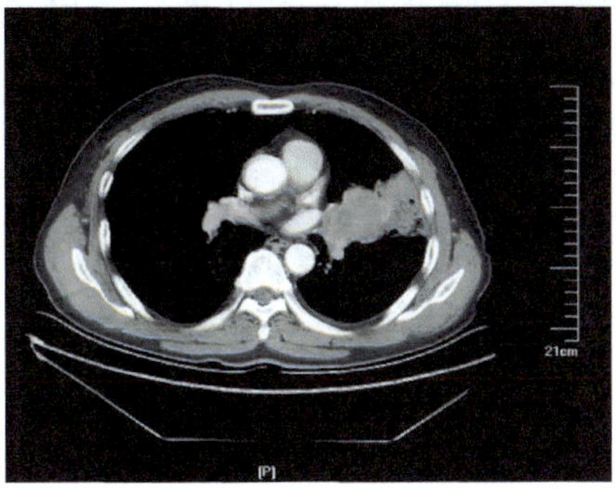

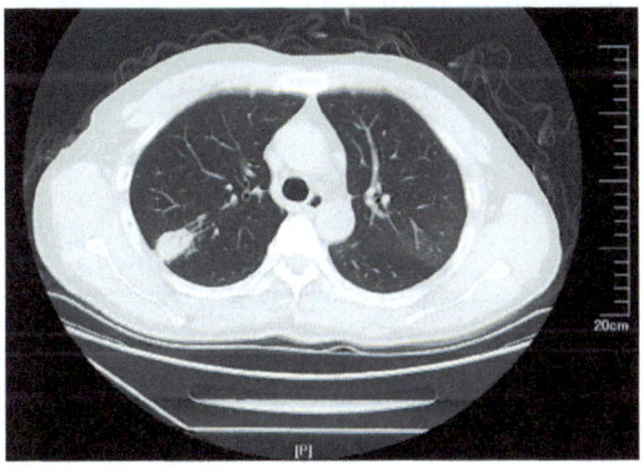

图 49－1 胸部 CT（2012 年 2 月 28 日）：A＋B，左肺上叶见软组织团块影，其内密度不均，远端可见不张肺组织；C. 右肺上叶另可见以类圆形团块影，内可见小支气管影，周围可见毛刺，病灶与胸膜相连。纵隔内未见明显肿大淋巴结

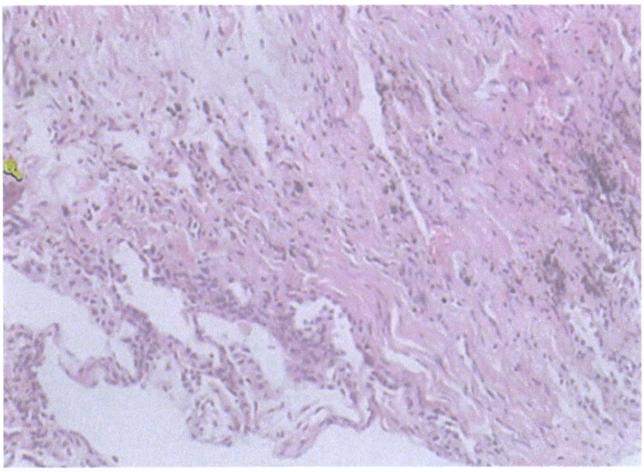

图 49－2 右肺上叶病灶穿刺活检病理：良性病变

诊，行经皮肺穿刺明确右肺病灶为良性，诊断为左肺上叶癌，右肺结核。起病以来患者无发热，无咳嗽、咳痰，无气促，体重无明显变化，存在吸烟史 20 支/天 × 40 年。cTNM 分期为 T3N0M0，ⅡB 期。

笔记

2012 年 3 月 8 日首次全麻下行左肺上叶切除，淋巴结廓清术。术后病理及免疫组化提示（左肺上叶）鳞状细胞癌（中等分化）。各组淋巴结转移情况（5 组 0/1，8 组 0/1，10 组 0/1，12 组 0/1，14 组 0/1）。免疫组化：CKH(+)，CKL(-)，p63(++)，TTF-1(-)，Ki-67(+10%)，EGFR(-)，VEGFR-1(+50%)，VEGF(-)(图 49-3)。确定诊断为左肺上叶鳞癌，pTNM 分期为 T3N0M0，ⅡB 期。术后应用 GC 方案规律化疗 4 周期后，定期体检复查，未见复发及转移。

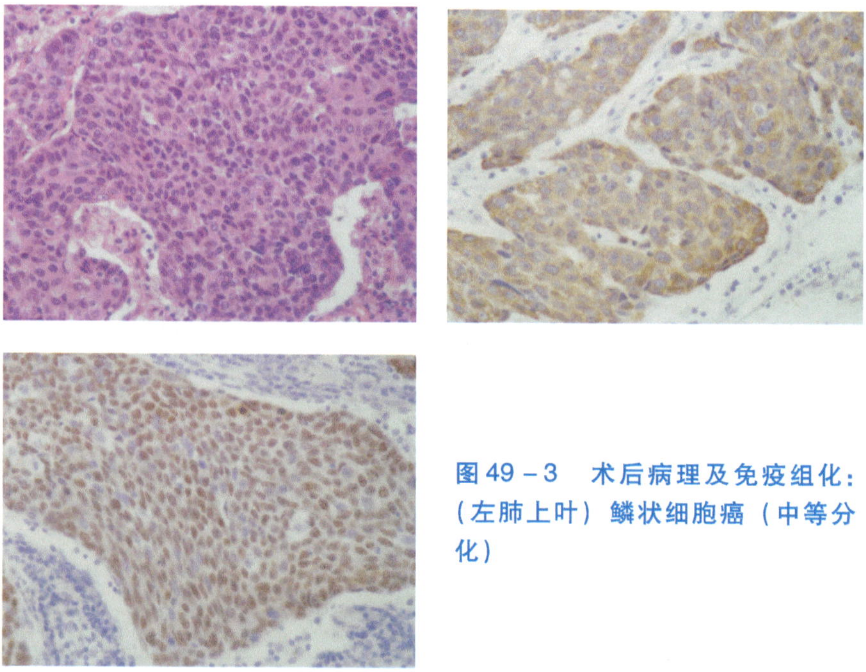

图 49-3　术后病理及免疫组化：（左肺上叶）鳞状细胞癌（中等分化）

2013 年 1 月 4 日二次全麻下行右肺上叶肿物切除术。术后病理显示坏死组织及肉芽肿形成，结核可能性大（图 49-4）。确定诊断为右肺上叶结核球，建议患者术后抗结核治疗。

笔记

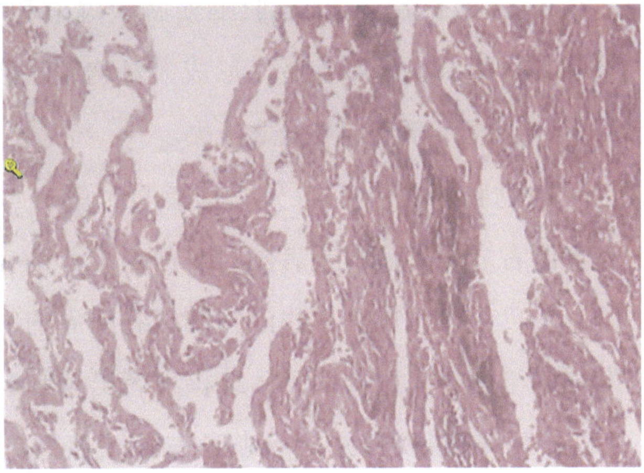

图 49－4 术后病理：坏死组织及肉芽肿形成，结核可能性大

临床讨论

肺鳞状细胞癌又称肺鳞状上皮细胞癌，包括梭形细胞癌，是最常见的类型，占原发性肺癌的 40%～51%。肺鳞状细胞癌多见于老年男性，与吸烟有密切关系。肺鳞状细胞癌以中央型肺癌多见，并有胸管腔内生长的倾向，肺鳞状细胞癌早期常引发支气管狭窄，或阻塞性肺炎。肺鳞状细胞癌生长缓慢，转移晚，手术切除机会较多，5 年生存率较高，但对放疗、化疗不如小细胞未分化癌敏感。

结核病是由结核分枝杆菌引起的慢性传染病，可侵及许多脏器，以肺部结核感染最为常见。肺结核起病可急可缓，多为午后低热、盗汗、乏力、纳差、消瘦、女性月经失调等；呼吸道症状有咳嗽、咳痰、咯血、胸痛、不同程度胸闷或呼吸困难。肺部体征依病情轻重、病变范围不同而有差异，早期、小范围的结核不易查到阳性体征，病变范围较广者叩诊呈浊音，语颤增强，肺泡呼吸音低和

笔记

湿啰音。晚期结核形成纤维化，局部收缩使胸膜塌陷和纵隔移位。在结核性胸膜炎者早期有胸膜摩擦音，形成大量胸腔积液时，胸壁饱满，叩诊浊实，语颤和呼吸音减低或消失。

肺结核合并肺癌临床上并不少见，是指同时患有肺结核和肺癌，患者可表现两者之一的症状或者同时有两者合并的症状。近年由于环境污染及不良生活习惯等，我国肺结核和肺癌的发病率日益升高，研究发现，与健康人群相比，肺结核患者出现肺癌危险度增高 50% 。文献报道，肺结核合并肺癌患者占肺结核人群的 2. 6% ，而在老年人这一数据则升至 9. 95% 。随着医学技术的发展，肺结核和肺癌的诊断率不断提高，但两者合并发生时，由于临床表现及影像学表现有很多相似之处，临床上常常因诊治一种疾病而导致另一种疾病的漏诊，延误最佳治疗时机。

肺结核合并肺癌患者，主要临床表现为咳嗽、咳痰、咯血、发热、胸痛、声嘶，消瘦、浅表淋巴结肿大。除声音嘶哑和胸痛症状多于单纯性肺结核外，其余症状和体征并无明显特异性。

目前外科手术较少应用于肺结核治疗。对大于 3cm 的结核球与肺癌难以鉴别时，复治的单侧纤维厚壁空洞、长期内科治疗未能使痰菌转阴者，或单侧的毁损肺伴支气管扩张、已丧失功能并有反复咯血或继发感染者，可作肺叶或全肺切除。结核性脓胸和（或）支气管胸膜瘘经内科治疗无效且伴同侧活动性肺结核时，宜作肺叶 - 胸膜切除术。手术治疗禁忌证有：支气管黏膜活动性结核病变，而又不在切除范围之内者全身情况差或有明显心、肺、肝、肾功能不全。只有药物治疗失败无效时才考虑手术。手术前后患者无例外也要应用抗结核药。

笔记

许顺教授点评

此病例属少见病例，从影像学方面，左侧病变属典型肺癌，而且多见于肺鳞状细胞癌表现。右上叶病变虽远离肺门，但仍似有少许条索影向肺门延伸，而非表现为常见的转移结节型孤立结节状，故临床上有怀疑。此时，经皮穿刺病灶活检证实并非转移灶，而是独立的“炎性结节”，而依靠 PET－CT 检查有时也有两难的可能。因此，选择经皮穿刺病灶活检取得病理组织学诊断才具有“确切诊断”的价值！

参考文献

张籍．老年肺结核合并肺癌的 CT 分析．世界最新医学信息文摘，2017，17（99）：201－202.

笔记

050

浸润性腺癌与胸膜结核同侧并发

病例介绍

患者男，48 岁，以“咳嗽咳痰半年”为主诉入院。患者 2012 年 4 月起无明显诱因出现间断性咳嗽，咳黄白色痰，量约 10ml/d，伴有乏力及夜间盗汗症状，此症状持续近 6 个月。期间应用头孢类抗生素治疗 5 天，症状有所好转。就诊 3 周前出现发热，多于午后发热，体温 37.5℃左右，无寒战。偶有活动后气短。行胸部 CT 检查提示右肺上叶及下叶近胸膜处团块影。现为求进一步诊治来诊。起病以来患者无心悸，无胸痛，无咯血及痰中带血，饮食及二便正常，体重变化不明显。

个人史：17 年前曾患结核性胸膜炎，抗结核治疗 1 年。无吸烟史，无粉尘及污染物接触史。

笔记

辅助检查：血生化检查：血沉60mm/h，PPD强阳性，痰查结核菌涂片阴性。心肺功能未见明显异常。胸部CT和CT引导下病灶穿刺活检病理结果见图50－1和图50－2。患者最后确诊为右肺上叶腺癌，右侧胸膜结核，于当地医院行手术治疗，术后行NP方案规律化疗4周期，原方案抗结核治疗至今，未见复发及转移。

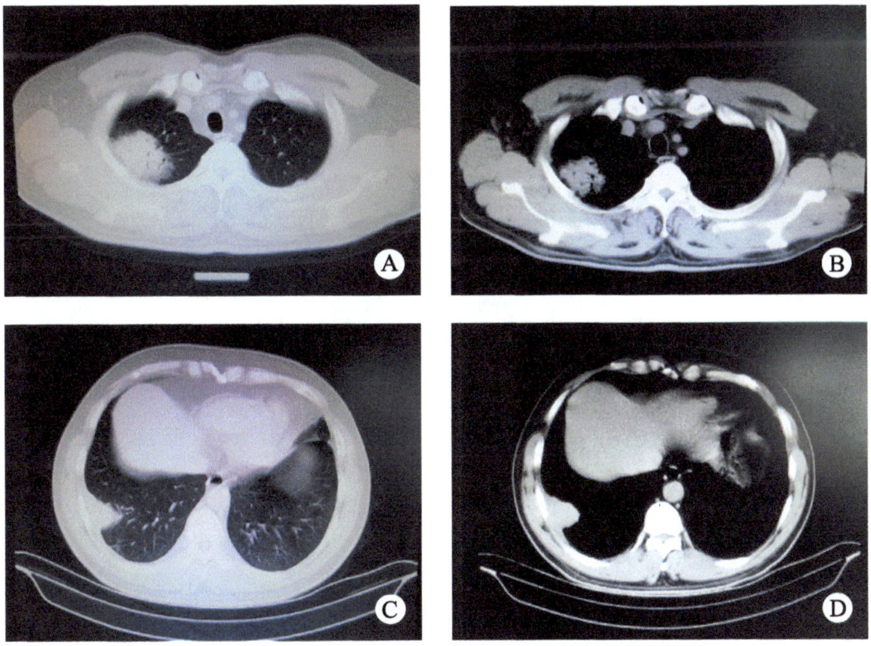

图50－1 胸部CT（2012年5月）检查结果：A＋B，右肺上叶肿块影，周围可见毛刺，其内可见多个小透光区；C＋D，右肺下叶部病变，与右侧胸膜广基相连，并向肺野内突出

治疗：予抗结核治疗（对氨基水杨酸异烟肼、吡嗪酰胺、利福喷丁、乙胺丁醇）5个月后，复查胸部CT见图50－2。

2012年10月26日行CT引导下右肺上叶病灶穿刺活检术，病理回报为腺癌（图50－3）。

笔记

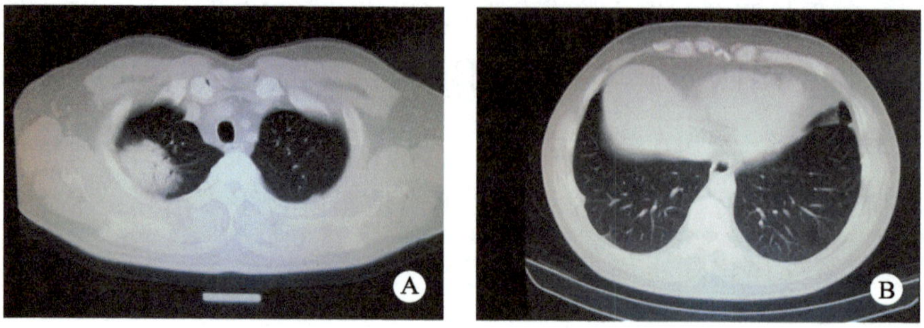

图 50－2　胸部 CT（2012 年 10 月）检查结果：
A. 抗结核治疗后，右肺上叶病变未见明显
变化；B. 右侧胸膜病变几乎完全消失

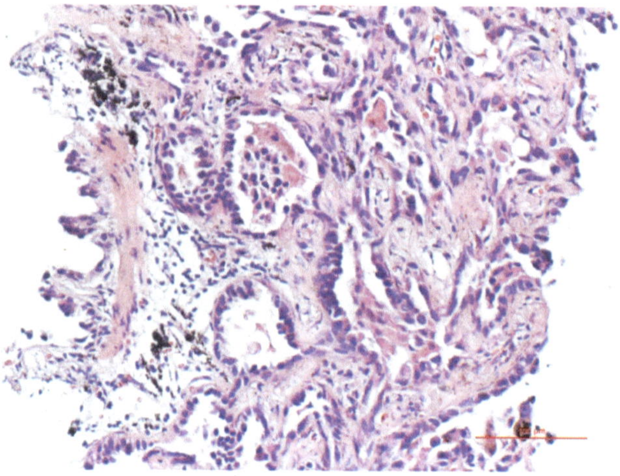

图 50－3　穿刺病理检查结果：（右肺上叶）
贴壁状为主的浸润性腺癌

临床讨论

肺结核与肺癌并存 CT 诊断较为困难，特别是在肿瘤的早期，两者的 CT 表现缺乏特征性，有学者认为下列征象应疑有肺癌与肺结核并存之可能。

（1）肺结核患者 CT 复查时，应与前片对比，一旦发现有病灶扩大，不管是否抗结核治疗都应高度警惕，以区别是结核的恶化还

笔记

是并发肺癌。

(2) 对于有多年肺结核病史且已达癌龄的患者虽经治疗，CT显示胸部病灶反而增大或出现新的阴影，不能简单认为是结核的耐药性所致。

(3) 在抗结核化疗的过程中，肺内某一部位的浸润性病灶吸收，而其他部位的浸润性病灶持续存在或扩大倾向，此时应做痰菌检查，如痰菌阴性，则应考虑与癌并存的可能性。

(4) 肺部原有的结核灶经复查无变化，但一侧肺门影增大，经复查有持续增大倾向时，应疑有癌的发生。

(5) 结核病灶愈合过程中由于纤维瘢痕组织的牵拉收缩，易导致肺不张，如肺部病灶纤维化不明显，或在非结核部位出现肺不张，应考虑肺癌的可能。

肺结核与肺癌并存的治疗原则：非活动性肺结核患者，以治疗肺癌为主。活动性肺结核或排菌患者，则应进行抗结核治疗，可按初始、复治化疗方案给予治疗，以改善患者机体抵抗力，有利于治疗肺癌各项措施的落实，减轻患者痛苦，提高疗效及生存质量，延长生存期。

该学者将肺结核、肺癌并存分为如下几种情况，以利于临床分类治疗：

(1) 非活动性肺结核并存肺癌：以治疗肺癌为主，治疗肺结核为辅。如患者为 NSCLC，则应先进行 TNM 分期，后根据分期确定治疗方案。原则上讲，如患者心、肺、肝、肾功能许可，Ⅰ～Ⅲa 期的 NSCLC 可考虑做肺癌根治术；Ⅲb 和Ⅳ期的患者则考虑保守治疗，全身情况允许的话，肺癌的化疗和抗结核的化疗同时进行，如患者身体较虚弱，耐受不了肺癌的化疗，则可考虑用中医和免疫疗法。如患者为 SCLC，则建议直接化疗和抗结核治疗。

笔记

（2）活动性肺结核并存肺癌：①如患者为 SCLC，全身状况许可，建议患者直接化疗和抗结核治疗，化疗过程中应密切观察患者的肝肾功能变化和血象；②如患者为 NSCLC，按肺癌术前准备常规进行纤维支气管镜、肺功能、血气分析检查，并对肺癌进行分期。如无肺切除禁忌证，可考虑手术。A. 如患者为Ⅰ～Ⅲa 期，肺癌病变和肺结核病变位于同一肺叶，且无支气管内膜结核者，可考虑行肺癌根治术。B. 如患者为Ⅰ～Ⅲa 期，肺癌病变和肺结核病变位于同一侧，但不同叶且无支气管内膜结核者，如结核病变轻微而不耐药者，可直接行单叶肺癌根治术，如肺结核病变为大块干酪样变或厚壁空洞或是耐药性肺结核，可行全肺切除术。C. 如患者为Ⅰ～Ⅲa 期，肺癌病变和肺结核病变分别位于不同侧别，或是具有双肺具有结核病变，如肺功能许可，可行单叶肺切除术，尽量避免全肺切除。年龄大的患者应另作考虑。

总之，不管是肺癌还是肺结核，只要病变局限，都是可以考虑切除的，但是从治疗方面考虑，肺癌对患者的危害更大，因此应主要考虑，但是也应因人、因病而宜。肺癌的应根据病理学类型、病期、病变部位、大小、范围及全身情况等来选择一种或多种治疗方法的综合疗法。最大限度地合理应用包括手术、放疗、抗肿瘤药物化疗、免疫疗法、中药、选择性支气管动脉药物灌注和激光等多种治疗方法，以提高存活率。而肺结核的化疗仍应根据肺结核的化疗原则，完成疗程。

许顺教授点评

此病例同时患有肺癌及肺结核，较为少见。初诊误诊为肺结核原因：

笔记

（1）病史符合结核病：患者发病时有乏力、午后发热、盗汗等结核中毒症状，既往曾患结核性胸膜炎。

（2）化验指标支持：血沉 60mm/h，PPD 强阳性。

（3）胸部 CT 病灶不典型：右肺病灶靠近胸膜，斑片状。

（4）抗结核治疗有效：抗结核治疗后结核中毒症状好转，仍有咳嗽、咳痰。

右肺下叶部病变抗结核治疗 5 个月后基本消失。右肺上叶肿块影经抗结核治疗 5 个月未见明显变化，故考虑肺癌诊断，并经穿刺证明，手术治疗是正确的策略！

笔记

051

小细胞癌与肺结核同侧并发

病例介绍

患者男，49 岁，以“胸痛半年”为主诉入院。患者于 2012 年 7 月始无明显诱因出现右侧胸痛，为持续性钝痛无放散，并伴有干咳及痰中带血，量为 10 ~ 20ml/d。自觉乏力，偶有气短及午后低热盗汗，体温波动范围是 37.0 ~ 38.0℃，无寒战。于当地医院行胸部 CT 检查，提示右肺门肿物，多组淋巴结广泛增大。并行纤维支气管镜检查，未取得阳性结果。现为求进一步诊治来我院。起病以来患者饮食及二便可，体重变化不明显。

个人史： 患者既往体健，吸烟 20 支/天 ×30 年，未戒，无粉尘及污染物接触史。

笔记

辅助检查： 血生化检查：NSE：69.41ng/ml，结核菌涂片检查：

找到抗酸杆菌(+)。心肺功能未见明显异常。胸部 CT 见图 51 －1，纤维支气管镜检查示隆突增宽，黏膜表面可见颗粒样结节，右主支气管黏膜粗糙，二级隆突增宽，右肺上叶及中叶支气管被肿物阻塞，取材后病理回报为可疑 SCLC（图 51 －2）。TBNA 涂片查结核菌：阳性。CT 引导下经皮肺穿刺活检病理回报：小细胞癌（图 51 －3）。余全身各部检查均未见异常。患者最后确诊为右肺 SCLC，T4N2M0，ⅢB 期；继发性肺结核右上叶中涂(+) 初治。后予患者行 HRZE 方案持续抗结核治疗，同时行 EP 方案化疗 3 周期（第一周期后自行停药 1 个月）后，低热、乏力、盗汗症状消失，但仍偶有咳嗽及胸痛。2013 年 4 月复查胸部 CT 示病变部位范围明显缩小，病变有所吸收（图 51 －4）。

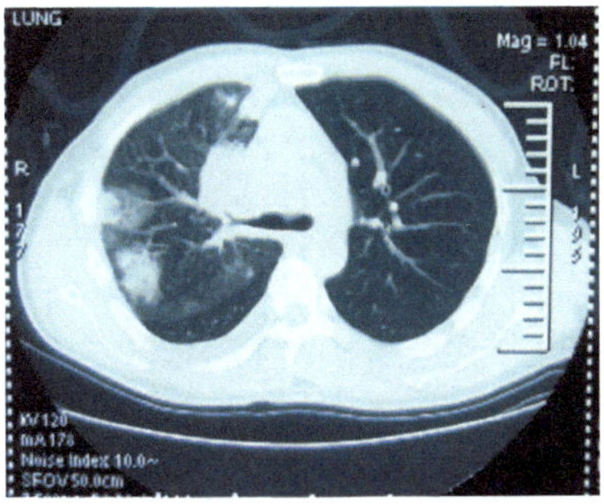
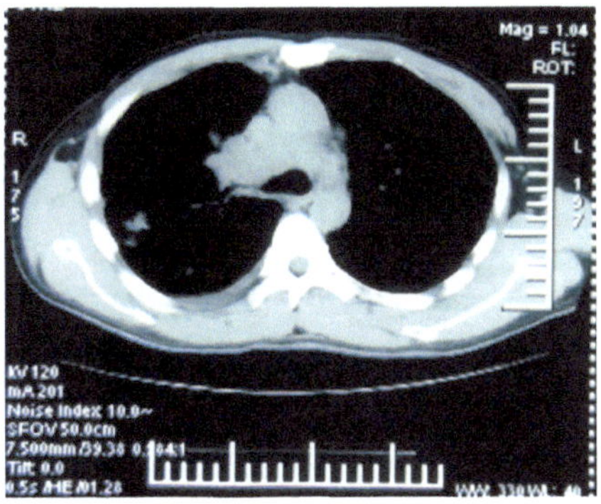
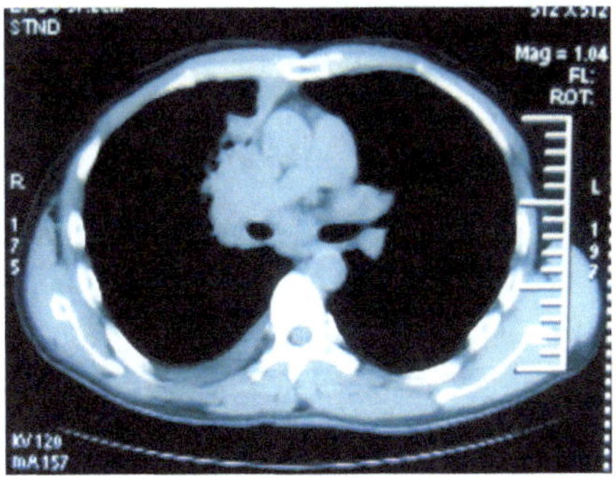

图 51 －1 胸部 CT（2013 年 1 月 7 日）检查结果：右肺门肿块影，大小约 4. 2cm ×3. 2cm，右上叶支气管受压变窄，支气管截断。肿块侵及上腔静脉及心包。右侧少量胸腔积液，纵隔内可见肿大淋巴结融合

笔记

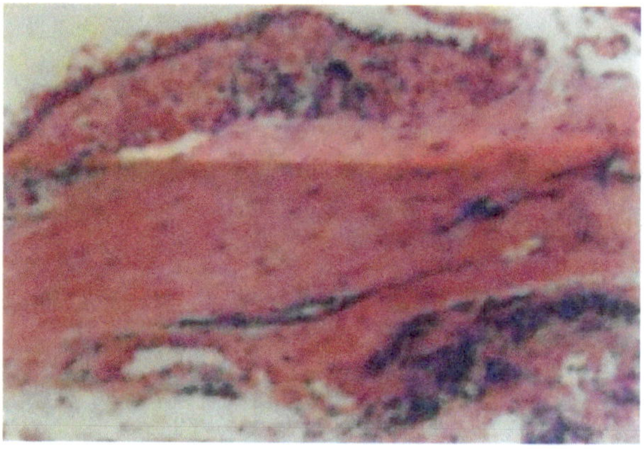

图 51－2　纤维支气管镜与病理检查结果（2013 年 1 月）：
可疑小细胞肺癌

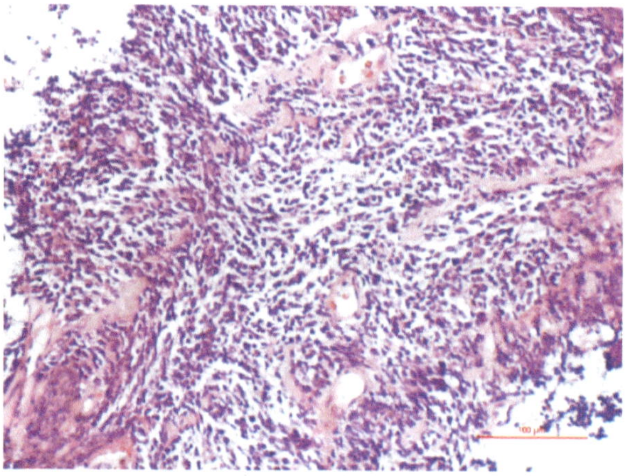

图 51－3　经皮肺穿刺活检病理检查结果：肺小细胞癌。免疫组化：
LCA(－)，Syn(＋)，TTF－1(＋)，CD56(＋)，
p63(部分细胞＋)，CK5/6(－)，Ki－67(＋)

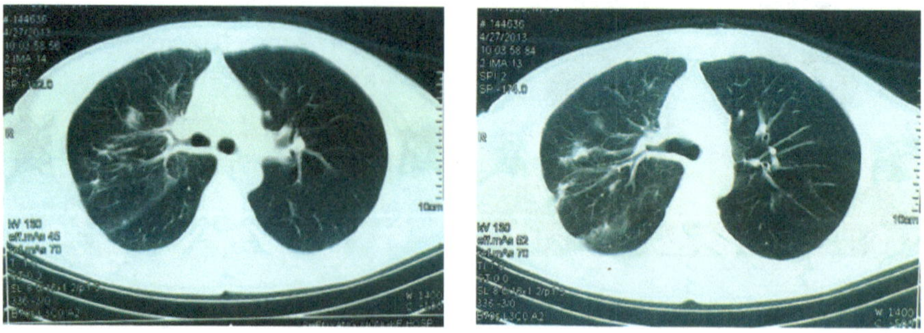

图 51－4　胸部 CT（2013 年 4 月 27 日）
复查胸部 CT 见病灶明显缩小

笔记

临床讨论

近几十年来，随着结核病化疗的进展，结核患者寿命延长、老年肺结核增多，而肺癌发病率亦呈上升趋势，两病并存机会增多，所以肺结核与肺癌之间的关系也日益受到学者的重视和警惕。肺结核并发肺癌与肺癌并发肺结核呈逐年增多的趋势，学者一致认为与以下原因有关：①结核病发病率回升，老年结核患者相对较多；②肺癌患者逐年急剧增多；③老年肺结核与肺癌的好发年龄互相偶合，肺结核向老年推移，老年是肺癌的好发年龄，部分肺结核与肺癌的发病年龄互相偶合。

肺结核与肺癌并存从病理上可分为两种类型。①混合型：为两种病变位于同一肺叶，互相混杂存在，即癌细胞与干酪坏死灶，结核性肉芽组织和瘢痕组织等相互交织成索状物的瘤体，结节中心常有钙化；②非混合型：为两种病变孤立存在，分布于同侧肺叶不同部位或对侧肺叶。从组织类型分析，混合型以腺癌和肺泡癌多见，非混合型以鳞癌为多。

肺结核与肺癌并存从肺结核活动程度上观察，在病理上亦可分为两种类型。①非活动性肺结核并发肺癌：约61.1%残余结核病变没有活动性，有明显的纤维化陈旧硬结病灶者占53.1%，肺或肺门淋巴结钙化者占31.5%，肺硬化或纤维化者占13.6%，有1.8%胸膜等硬变；②活动性肺结核并发肺癌：以慢性纤维增殖性结核为多见，空洞或纤维空洞性占38.9%，纤维局灶型占32.1%，其他类型少见。患者往往有明显的结核中毒症状。在结核瘢痕组织、陈旧性结核病灶、结核性肉芽肿或厚壁空洞内，肺泡上皮呈显著增生和癌变。癌变组织分化程度较低，细胞呈索状覆衬于瘢痕组织条索的

笔记

边缘，越远离瘢痕其分化程度越高。当癌变侵及结核病灶或使其恶化时，可见明显炎症反应，主要呈现以淋巴细胞为主的炎性细胞浸润。

肺结核和肺癌本身的鉴别就具有一定的难度，特别是和菌阴肺结核病的鉴别。如肺结核和肺结核合并肺癌的鉴别更属不易。由于肺结核与肺癌并存的临床表现及 CT 表现错综复杂，且两病的症状、体征和 CT 表现有相同之点，也有不同之点。因此，为避免临床上的误诊，特别是肺结核合并肺癌时的误诊，一定要有如下认识：①认识菌阴肺结核临床表现的不典型和肺癌的多变性，特别是肺腺癌；②掌握肺结核和肺癌的影像学特点；③综合分析菌阴肺结核和肺癌的症状、体征、影像学及实验室检查结果的相关性；④密切进行鉴别诊断，排除其他肺部疾病；⑤诱导痰检查；⑥支气管镜检查：涂片、吸取液、洗涤液、肺泡灌洗液、刷检、活检及术后痰检做细菌学及组织细胞学检查；⑦分子生物学诊断：PCR；⑧病理学检查；⑨诊断性抗结核试验治疗，即使有效也不能绝对排除肺癌。

其实最为关键的是：①临床医师在诊断疾病时，思路要开阔，确诊为肺结核后，始终要有肺结核、肺癌并存这个概念；②如发现 40 岁以上肺结核患者出现剧烈刺激性咳嗽、痰中带血丝的肺癌专属症状，胸片显示有阻塞性肺炎、肺不张影像，胸部 CT 显示结核病变同侧或病变内部出现和以往不同的块影时，即应考虑到肺癌的可能性；③经过各种检查仍不能确诊的患者，观察时间最好不要超过 1 个月，必要时行开胸肺活检。

笔记

许顺教授点评

此病例同一病灶内同时发现肺结核与肺小细胞癌，实属罕见。病灶穿刺查到结核分枝杆菌，又在病理及免疫组化方面支持肺小细胞癌，并且抗结核治疗及应用 EP 方案化疗收到明显效果，体现了多学科诊治的意义！

笔记

052

肺错构瘤

病例介绍

患者男，48 岁，以“体检发现右肺上叶占位 6 天”为主诉入院。体检行胸片检查示右肺结节，进一步行胸部 CT 检查提示“右肺上叶结节”来诊。起病以来患者无发热，无咳嗽、咳痰及咯血，无胸痛、气促，体重无明显变化。

个人史：无肿瘤病史，无饮酒吸烟史，无粉尘及污染物接触史。

辅助检查：血生化检查、心肺脑等检查未见明确异常。胸部平扫 + 增强 CT 提示：右肺上叶前段 1.1cm 结节影，边缘光滑，无强化效应（图 52 – 1）。

笔记

手术情况：2013 年 5 月 15 日在全麻下行胸腔镜下右肺上叶肿

瘤切除术，术后病理：右肺上叶错构瘤（图 52－2）。术后恢复良好出院，3 个月后随诊，未见局部复发及远处转移。

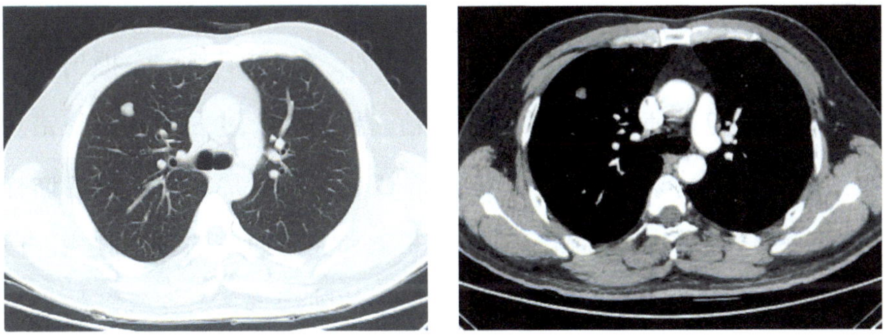

图 52－1 胸部平扫＋增强 CT 检查结果：右肺上叶前段可见一直径约为 1.1cm 小结节影，边缘光滑呈浅分叶状，平扫 CT 值约 31HU，增强扫描未见明显强化。双侧肺门不大，纵隔居中，其内未见肿大淋巴结

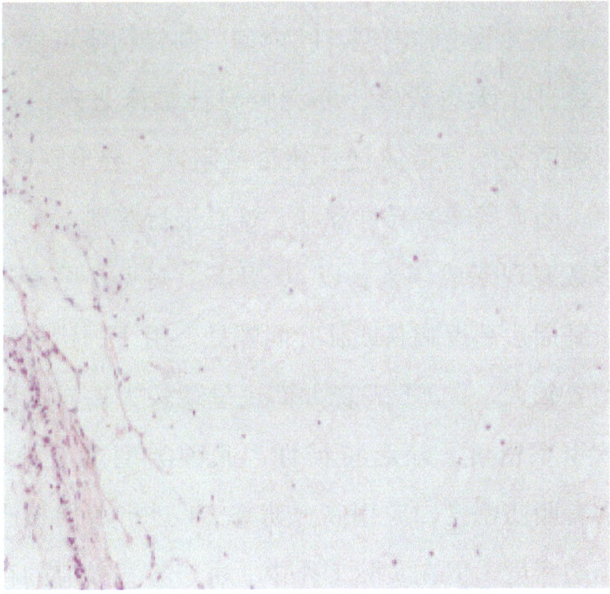

图 52－2 大量软骨及脂肪组织

笔记

临床讨论

错构瘤（hamartoma）一词由 Albrecht 在 1904 年首先提出，常见发病部位包括肺、肾、肝、下丘脑、乳腺等。过去曾认为肺错构瘤（pulmonary hamartoma）是由正常肺组织不正常发育形成的瘤样畸形，或是由组成正常肺的各组织非正常混杂而成的真性肿瘤。但近年来多数学者认为错构瘤是一种真正的肿瘤，其自支气管的未分化间质细胞，是一种间叶性良性肿瘤，主要成分为软骨、纤维和平滑肌，另含有脂肪及钙化。仅有约 8% 的肺部肿瘤为良性肿瘤，较罕见，而有 75%～77% 的肺内良性肿瘤为肺错构瘤，居于首位。肺错构瘤按照瘤体内各组织成分的差别，又分为软骨型与纤维型，根据肿瘤生长位置又分为肺内型与腔内型。肺错构瘤可发生在肺组织各叶段，发病部位无特异性，亦无特异性临床表现，若因肿瘤巨大，压迫或刺激支气管造成气管狭窄或阻塞，会出现咳嗽、发热、气短、血痰、咯血等非特异性症状，难以进行鉴别。

本病多数发现于成年人，以 40 岁以上多见，男多于女。发病部位常位于肺周边部近胸膜或肺叶间隙处。由于肺错构瘤瘤体内成分及比例差异较大，在 CT 表现方面也呈现较大差异。主要表现类型有：①软组织密度，缺乏特征性，此种类型难与肿瘤相鉴别；②病灶内含有脂肪密度，应用高分辨率 CT 进行薄层扫描，部分病灶可显示脂肪密度，但在实际工作中，由于容积效应的存在，对于少量脂肪的病灶有时难以判断；③病灶内含有钙化成分，因此错构瘤典型征象为密度不均的“爆米花”样钙化，另外肺上叶及下叶背段错构瘤极易误诊为陈旧性肺结核。大多数肺错构瘤缺乏典型征象，作者认为以下特点可供诊断参考：①常为肺内单发球形，或轻

笔记

度分叶结节状阴影，直径常 <40mm，肿块周围肺组织无异常，虽离胸膜较近，但肺错构瘤基本无胸膜牵拉及胸膜凹陷征象，提示病灶本身对胸膜无直接侵犯；②肿瘤体内可有点样、线样或爆米花样钙化，肿瘤直径越大，钙化可能越多，部分瘤体内可能有低密度脂肪影；③腔内型为左右支气管内，或各叶支气管内可见软组织样密度影，瘤体边缘光滑完整，瘤体生长处支气管壁无增厚；④肺内型表现为肺内单发肿块，肿物常呈圆或扁圆形，边界清晰且无缺损，少有分叶，偶有轻度不规则状阴影，肺部增强检查时肿块无强化。肺错构瘤需与常见病肺恶性肿瘤、肺结核、肺转移瘤鉴别，与少见病，如支气管腺瘤、纤维瘤、平滑肌瘤、炎性假瘤等鉴别诊断。

肺内型错构瘤多为肺周围小肿块，普通实验室辅助检查诊断肺错构瘤阳性率不高，如痰细胞相关检查、肺穿刺肿瘤组织活检等。开胸探查创伤较大，不宜作为首选检查。应用胸腔镜手术检查的创口较小、并发症少、伤口愈合较快，且准确率和可靠率均为 100% 。对于腔内型肺错构瘤，因其临床少见，易漏诊或误诊，纤维支气管镜检查对诊断腔内型肺错构瘤具有很高的价值，应用纤维支气管镜可以客观、清晰地观察各段支气管腔内肿物，还可以钳取管腔内瘤体进行活检，此方法不仅能升高腔内型肺错构瘤的诊断率，而且还具有治疗作用。外科手术（肺或瘤体切除）是良性肺肿瘤（包含错构瘤）的主要治疗手段，甚至某些支气管内良性肿瘤（包括错构瘤）可以成功地通过支气管镜下切除。故提前行支气管镜检查可提早确诊肺错构瘤，避免误诊带给患者额外的经济及心理负担，尽早确定术式，避免过度医疗。

由于肺错构瘤的临床表现及影像学特征特异性差，误诊率高，虽然极少数情况下会恶变，但是由于其有时难以与周围型肺癌相鉴

笔记

别，因此多主张早期诊断、早期手术，手术是目前肺部肿瘤的主要治疗方法。

许顺教授点评

（1）结节 <1cm，又无明显强化，CT 平扫 + 增强肺窗与纵隔窗病灶大小相似，可以观察 3 ~6 个月。本病例中结节已具有手术指征，应尽早行手术治疗。

（2）本病例为周围型错构瘤，常无明显临床症状，多为体检时发现。若为中央型错构瘤，患者可伴有咳嗽、发热、肺部阻塞性感染等。

053
硬化性血管瘤

病例介绍

患者女，以“检查发现右肺结节 1 周”为主诉入院。患者 1 周前因胸闷、气短就诊于外院行 CT 检查提示“右肺占位性病变”来诊。起病以来患者无发热，无咳嗽、咳痰及咯血，无胸痛、气促，体重无明显变化。入院行胸部 CT 平扫 + 增强见图 53 – 1。患者于 2012 年 12 月 5 日在全麻下行胸腔镜下右肺中叶病灶局部切除术。术后病理：（右肺中叶）硬化性血管瘤（图 53 – 2），右肺中叶硬化性血管瘤，术后无特殊治疗。现患者术后 8 个月，未见局部复发及远处转移。

笔记

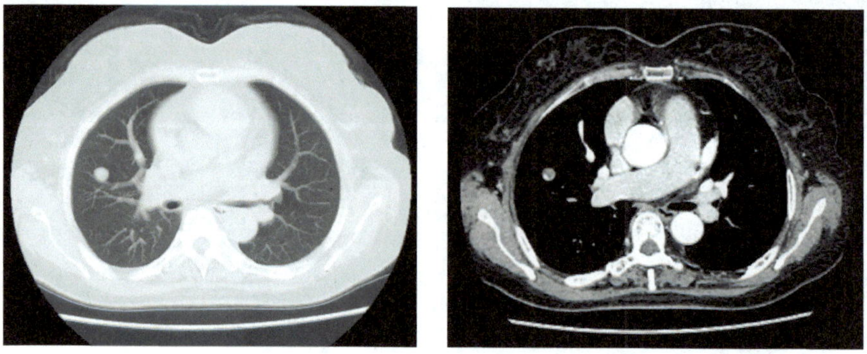

图 53－1　胸部 CT 平扫＋增强检查结果：右肺中叶见类圆形结节影，大小约 1.2cm，边缘清晰锐利，增强后可见强化，边缘可见小血管走行；双侧肺门不大，纵隔居中，其内未见肿大淋巴结

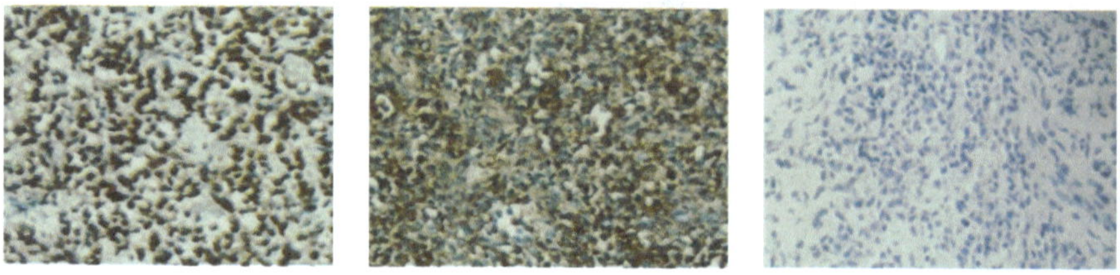

100×　TTF-1　　　100×　VIM　　　100×　HE染色

图 53－2　术后病理检查结果：瘤组织由乳头状及实性区构成，其中实性区瘤细胞呈圆形，大小一致，弥漫排列，胞质淡染或嗜酸性，未见明显不规则核分裂象，局部间质纤维化

临床讨论

肺硬化性血管瘤（pulmonary sclerosing hemangioma，PSH）是一种罕见的良性肿瘤，其起源及发病机制目前尚不十分清楚，过去曾认为其是非特异炎症所致的肺内瘤样增生病变，因此又称为肺腺瘤或假乳头型及硬化性血管瘤型肺炎性假瘤。PSH 好发于中年女性，发病高峰年龄约为 50 岁，男女发病比例约为 1∶5，患者一般

无临床症状，极少数患者可表现为胸痛、胸闷、气促、发热、咳嗽、咯血等，亦无特征，对于手术治疗的患者，术后可出现复发、转移，但其并不会影响患者的术后生存率。

（1）肺硬化性血管瘤 CT 表现

肺硬化性血管瘤大小不一，平均直径约 2.8cm，较大者直径达 11cm，甚至可占据胸腔。PSP 各叶均有分布，多见于肺野外带、叶裂旁或近胸膜下，少数也可见于叶间裂、支气管及纵隔内。

①“晕征”：病灶周围出现的斑片状磨玻璃影，其出现可能与肿瘤局部出血有关，也有观点认为病灶沿Ⅱ型肺泡上皮播散形成了这一征象。

②“空气新月征”：表现为病灶周围半月形或新月形无肺纹理区域，形成机制可能有：未分化的肺泡间质细胞增生和透明样变；肿瘤旁出血经气道排出后在瘤旁形成的空气间隙，病灶周围出现的肺气肿及巨大气囊腔也可以用此机制来解释。

③“肺动脉为主征、尾征、贴边血管征”：前者指病灶周围，近肺门端的肺动脉管径增粗，且与病灶分界欠清，尾征指从病灶周围发出偏向肺门的尾状结构，其机制可能因该类富血供肿瘤在生长过程中需要更多的肺动脉供血及对邻近血管的生长趋向性闭。肿瘤压迫、推挤周围血管结构，形成聚拢、包绕时，在增强 CT 上表现为病灶表面多个结节状或弧形强化的血管断面影，即贴边血管征。

④“假包膜征”：病灶周围邻近受压的肺实质形成类似包膜的结构包绕病灶。

（2）病理学研究

对两种细胞的研究显示，表面细胞和圆形细胞具有同样的单克隆能力，证明 PSP 是一种肿瘤，而非肿瘤样病变。免疫组化和超微结构标志物的研究显示，表面立方细胞起源于Ⅱ型肺泡上皮细胞，

笔记

而圆形细胞起源于多潜能原始呼吸上皮细胞，并具备多向分化的能力。

需要注意的是，近年来有多篇文献报道 PSH 伴淋巴结转移病例，提示本病有潜在或低度恶性。Miyagawa 报道 4 例淋巴结转移病例，转移区域包括肺门、支气管旁和叶间淋巴结，其 1 例行辅助化疗，余 3 例未给予特殊治疗，随访 2.3～10.0 年，患者均生存，无复发，认为伴有区域淋巴结转移并不影响预后。

（3）鉴别诊断

发生在肺内的 PSH 常需与以下发生在肺内的孤立性结节或肿块进行鉴别：①肺结核瘤：患者常有结核病史，好发于双肺上叶尖后段、下叶背段，密度多不均匀，灶内可有低密度坏死区、斑点状、结节状或层状高密度钙化。MSCT 增强扫描一般无或仅有轻度强化表现，灶周常伴有卫星病灶，可以与 PSH 相鉴别；②肺癌：好发于中老年患者，与吸烟关系密切，病灶常呈软组织密度结节或肿块状，边缘不规则，可见毛刺征、胸膜凹陷、分叶状、血管集束征、可伴有肺内、骨转移及肺门、纵隔淋巴结肿大等肺内恶性肿瘤特征。增强 MSCT 扫描病灶轻中度强化，部分病例表现不典型时不易鉴别；③肺曲菌病：好发于免疫力低下或菌群失调的患者，其 MSCT 表现不一，较为特征性的 MSCT 表现为霉菌球的形成及“空气新月征”的出现。霉菌球往往可随体位的变化而活动，增强扫描病灶实性部分强化较霉菌球明显；④肺错构瘤：是肺内最常见的良性肿瘤，密度不均匀，灶内可见脂肪及爆米花样钙化为其特点，灶周较少出现晕征及肺气肿征；⑤肺炎性假瘤：肺炎性假瘤是肺内慢性炎性反应所形成的肉芽肿，患者多有肺部感染、发热病史，病灶形态常不规则，边界不光整并长毛刺征，少数可见较为特征的“刀切征”，增强扫描呈轻度强化。

笔记

许顺教授点评

此病例在胸部 CT 肺窗及纵隔窗位上大小几乎一致，说明肿瘤密度极大，良性可能性大，又 <2cm，若体力、年龄及个人不在必须手术条件下，可以 3 ~6 个月复查、观察变化。

参考文献

1. 叶伦，方宏洋．肺硬化性血管瘤的临床组织病理学及多层螺旋 CT 表现．中华肺部疾病杂志（电子版），2013，6（6）：71 –73.

2. 董有文．硬化性肺泡细胞瘤的影像及临床特征研究进展．天津医科大学学报，2016，22（5）：463 –464，封 3.

3. Shin SY，Kim MY，Oh SY，et al. Pulmonary sclerosing pneumocytoma of the lung：CT characteristics in a large series of a tertiary referral center. Medicine (Baltimore)，2015，94（4）：e498.

笔记

054
炎性肌纤维母细胞瘤

病例介绍

患者男，51 岁，以“检查发现右肺上叶肿物 1 个月”为主诉入院。1 个月前因淋雨出现发热、咳嗽，就诊于当地医院抗感染治疗（氧氟沙星），并行胸部 CT 检查发现右肺上叶肿物；抗感染治疗 1 周后患者上述症状消失，进一步复查胸部 CT + 增强提示右肺上叶占位性病变来诊。起病以来患者无咳痰带血，无胸痛、气促，体重变化不明显。既往无肿瘤病史；无吸烟饮酒史，无粉尘、放射线及污染物接触史。

辅助检查：血生化检查、心肺功能未见明显异常。胸部 CT 见图 54 – 1。纤维支气管镜见图 54 – 2。余全身各部检查均未见异常。肿瘤系列：无异常。术前诊断及分期：右肺上叶占位性病变，恶性

笔记

可能性大；cTNM：T2aN0M0，ⅠB 期。患者于 2010 年 8 月 19 日行右肺上叶切除，术中病理提示“低度恶性潜能肿瘤”，遂加做纵隔淋巴结清除术。术后病理见图 54 -3。术后诊断为右肺上叶炎性肌纤维母细胞瘤，遂未行进一步治疗。现患者术后 3 年，于定期复查随访中，无局部复发及远处转移。

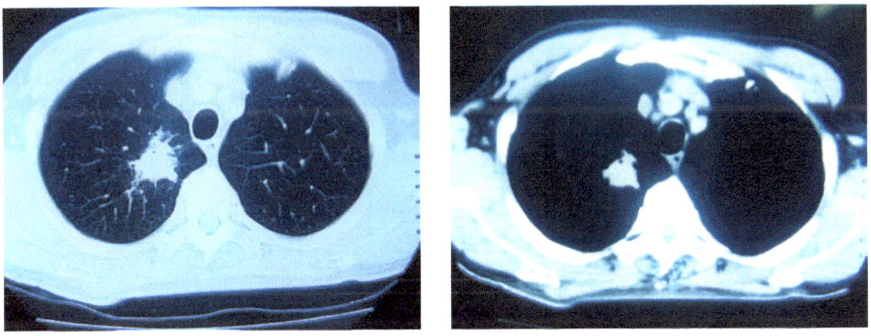

图 54 -1 胸部 CT 检查结果：右肺上叶内一团块影，大小约 3.9cm ×3.3cm，呈类圆形，周围可见毛刺，肿块内可见空洞，周围血管聚集，相邻胸膜牵拉，平扫 CT 值约 42HU，增强后病变明显强化，CT 值约 101HU；双侧肺门不大，纵隔居中，其内未见肿大淋巴结

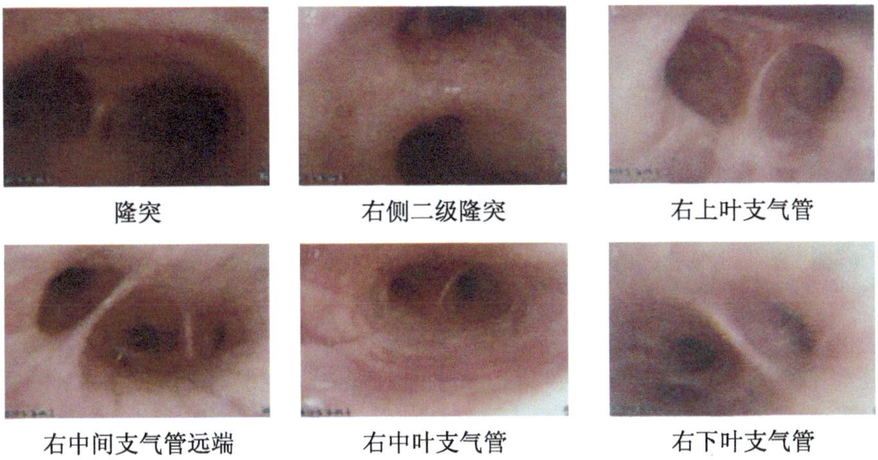

图 54 -2 纤维支气管镜检查结果：未见异常

镜下所见（肿瘤组织）：肺组织内局部区域见大量卵圆形及梭形细胞增生，弥漫分布，间质见淋巴细胞浸润或丰富的胶原纤维组

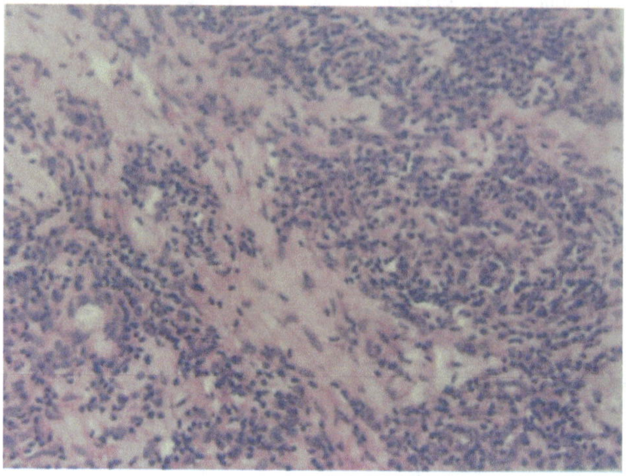

图 54－3　术后病理检查结果

织，部分区域见肺泡上皮与纤维组织增生。

免疫组化（肿瘤组织）： CK(L)(－)、TTF－1(＋)、Vimentin(＋)、Actin(sm) 血管壁(＋)、ALK(－)、S－100(－)、CD68 散在(＋)、Ki－67(＋)＜5%。

诊断意见： 右肺上叶炎性肌纤维母细胞瘤伴肺泡上皮异型增生（属低度恶性）；（支气管切缘）支气管壁组织；淋巴结反应性增生（L2 0/3；L3 0/1；L4 0/1；L7 0/1；L9 0/1；L10 0/1；L11 0/2；L12 0/1）。

临床讨论

炎性肌纤维母细胞瘤（inflammatory myofibroblastic tumor，IMT），2002 年被 WHO 定义为“由分化的肌纤维母细胞性梭形细胞组成，常伴大量浆细胞和（或）淋巴细胞的一种间叶性肿瘤”。包括浆细胞肉芽肿、组织细胞瘤、纤维黄色瘤、炎性肌纤维组织细胞增生、黏液样错构瘤、假性淋巴瘤、炎性纤维肉瘤和炎性假瘤等，尤以炎

笔记

性假瘤常见。然而有人认为 IMT 也叫炎性假瘤这是错误的。IMT 是以炎症为背景、肌纤维母细胞增生为主的一种少见的交界性（偶有转移型）肿瘤，少数具有复发倾向及恶变潜能，因此 IMT 与炎性假瘤不是同一疾病。炎症性肌纤维母细胞瘤的临床症状多由肿块本身及其压迫周围脏器引起，另可有发热、体重下降、疼痛、贫血、血小板增多、血沉加快等，临床症状与恶性肿瘤相似，但均缺乏特异性，症状和体征往往在肿瘤切除后消失。发生于肺内的 IMT 为单发病灶，多位于肺外周胸膜下。中央型病变边界较清楚，可伴肺不张，内部可见形态多样的钙化，尤以儿童患者更常见，周围型病变表现为不规则肿物。瘤 – 肺界面模糊，可见粗长毛刺或棘状突起，与肺癌的短毛刺不同；病变某一层面可见一侧边缘平直呈刀切样改变即“平直征”。可能是病灶边缘纤维化牵拉所致，也可能与病灶沿肺叶或肺段的边缘形成有关；病变边缘还可成尖角状改变，可能是病灶周围胸膜粘连及纤维组织增生所致；这些征象可作为鉴别肺良恶性肿瘤的依据。CT 上 IMT 瘤内的囊性水样低密度灶多呈不均匀延迟强化，实质上为病灶的黏液胶原化组织成分。有作者认为这是由于对比剂通过 IMT 瘤体内不成熟的新生肿瘤血管渗入间质，被血管外的大量纤维间隔阻挡、蓄积，从而使病灶整体呈延迟强化持续上升型。IMT 多为惰性生长肿瘤，发生营养不良性坏死的概率更低，其延迟强化模式及低坏死率的特征可与以大片坏死囊变为主、进展迅速的恶性肿瘤相鉴别。瘤内各组织学成分的多少影响着 MRI 信号强度的表达。病灶在 T_1WI 上为不均匀，低信号，在 T_2WI 上则为等、稍高及高信号，瘤内间质水肿及黏液胶原变性所占比例越多信号越高，梭形细胞所占比例越多信号越低。有研究指出 IMT 多见血管穿行或漂浮征，表现为增强扫描时瘤灶内可见少量明显强化的迂曲血管样影。

笔记

许顺教授点评

（1）IMT 是一种临床少见而独特的间叶性肿瘤。1939 年 Brunn 最早报道了 2 例肺部梭形细胞肿瘤，当时认为肿瘤是良性。以往对该病的命名较混乱，如浆细胞肉芽肿、浆细胞假瘤、炎性假瘤、炎性肌纤维组织细胞增生和大网膜肠系膜黏液样错构瘤等。近年来认识到该病可出现浸润、复发、恶变和转移，证实其确实是一种真性肿瘤，而非炎性疾病。IMT 主要发生于肺，但身体其他部位，如肠系膜、腹膜后、脾、鼻腔、鼻窦、阴囊和肾等也均有发病的报道。

（2）手术切除肿瘤是治疗肺 IMT 的有效方法，是否施行扩大切除现仍存在争议。Cerfolio 将肺 IMT 分为侵袭性和非侵袭性两类。无症状或者肿块 <3cm（非侵袭性）者，可施行局部切除；有症状或者肿块 >3cm（侵袭性）者，应采取肺叶切除，甚至切除全肺及其他侵犯组织以实现完整切除，肿瘤复发可再次行外科切除。Cerfolio 报道复发肿瘤的切除，即使行楔形切除，长期随访仍可取得无瘤生存，激素治疗、化疗、放疗均可见于复发肿瘤治疗的报道，但治疗反应不一。

（3）IMT 从影像学上很难与肺癌相鉴别，在未认识以前常怀疑是经皮活检组织材料不足，IMT 术后局部或在胸壁、胸膜腔内复发，故原发灶局部根治应该重视！局部放疗、化疗仍然在探索中！

笔记

055
多原发癌

病例介绍

患者男，56 岁，半个月前无明确诱因出现进食哽噎感，起初进干食明显，后逐渐加重，目前进流食亦困难，就诊于我院，行胃镜检查，病理提示食管下段鳞状细胞癌，故至我院拟行系统治疗，患者起病以来无发热，无咳嗽、咳痰，无前胸、后背痛，饮食差，睡眠尚可，二便可，体重近半月减轻约 10kg。

个人史：饮白酒 15 年，每天 500g，无粉尘及污染物接触史。

辅助检查：血生化检查、心肺功能未见明显异常。

胃肠双重造影：食道胸下段管腔不规则狭窄，可见龛影及周围环堤形成，上方造影剂通过受阻，食道管腔略扩张，贲门未见明显异常，胃及十二指肠结构未见异常（图 55－1）。

笔记

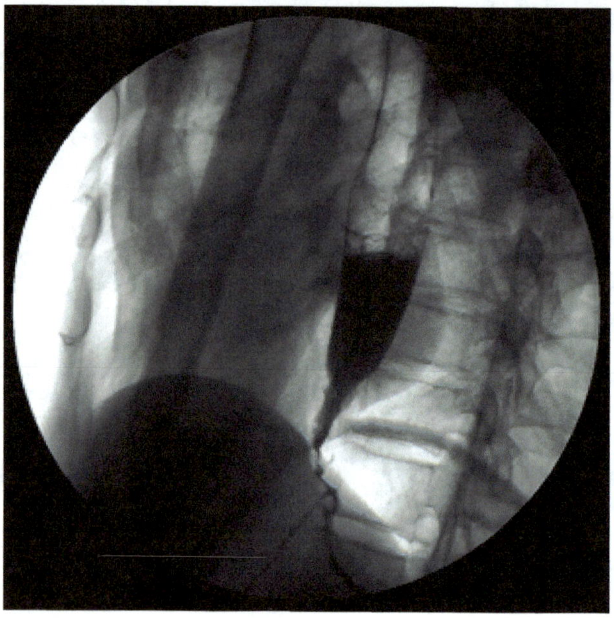

图 55-1 胃肠双重造影检查结果

余全身各部检查均未见异常。

术前诊断：我院胃镜结果食管下段鳞状细胞癌。

手术情况：2014 年 1 月 3 日全麻下行食管下段癌切除，食管胃主动脉弓下吻合，淋巴结廓清术。

病理：肉眼所见：下段食管癌，切除食管一段（长 8cm）与少量胃组织，距食管侧断端 3cm 处可见直径 4cm 溃疡型肿物，底部凹凸不平，灰白。镜下所见：肿瘤细胞巢状分布，浸润性生长，细胞核大深染，部分细胞可见角化，胃及食管壁组织 L1、L2、L3、L4、L7、L8、L9、L108、L109、L110：淋巴结组织增生。

免疫组化：A1：CK(+)，CK5/6(+)，p63(+)，CEA(-)，Ki-67(约 50% +)，p53(++)。

诊断意见：下段食管鳞状细胞癌（高-中分化），侵及浆膜、胃组织、食道断端，未见癌；L1(0/1)，L2(0/2)，L3(0/1)，L4(0/1)，L7(0/1)，L8(0/1)，L9(0/1)，L108(0/1)，L109(0/1)，

笔记

L110(0/4)，淋巴结组织，未见癌。

术后诊断及分期：食管下段鳞状细胞癌，T2N0M0，Ⅰ期。

预后：患者术后应用辅助化疗，5年后颈部淋巴结出现肿大，取材证实为“鳞状细胞癌”(图55－2，图55－3)，怀疑食管癌转移，计划行放射治疗。

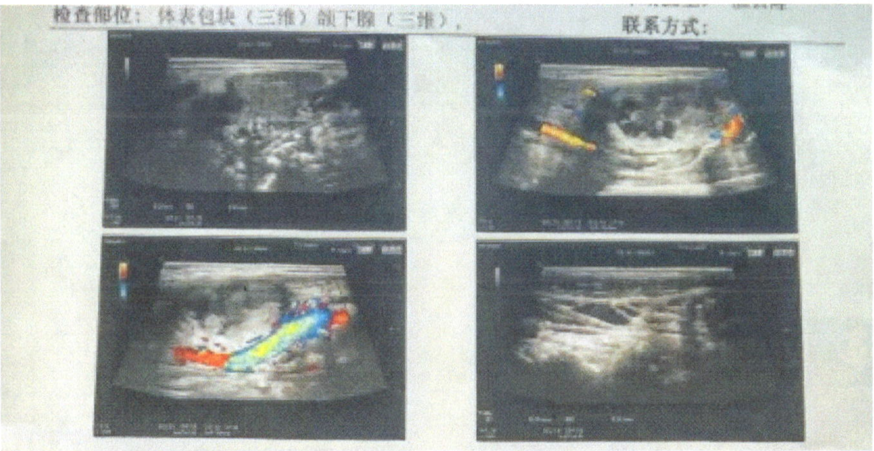

图55－2　超声提示右侧颈部淋巴结肿大

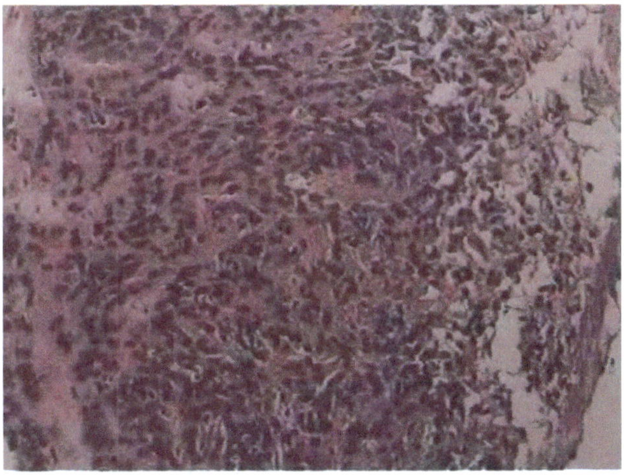

图55－3　颈部淋巴结病理提示鳞状细胞癌

放疗前行PET－CT检查，提示会厌靠右侧声门上区考虑恶性肿瘤，建议喉镜检查。喉镜提示右侧会厌谷肿瘤（图55－4），目前在当地医院化疗。

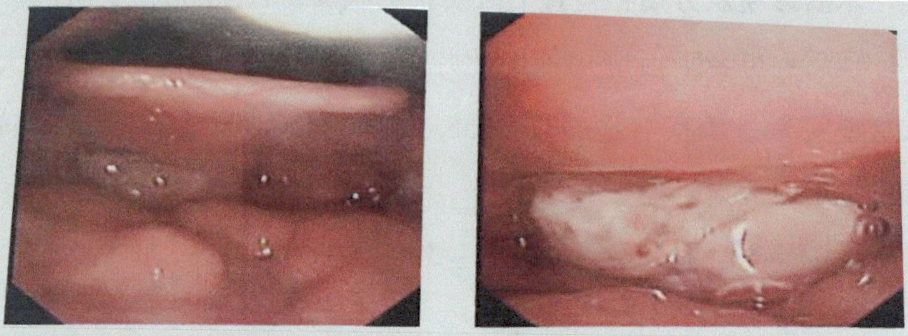

内镜所见：

右侧会厌谷见菜花样肿物，表面见伪膜。

图 55－4　喉镜显示会厌谷肿瘤

临床讨论

颈部转移癌，其原发灶的诊断是一个复杂的问题，各种检查都有其局限性。原发灶不明的颈部淋巴结转移癌的临床表现为颈部无痛性肿块，进行性增大，抗生素治疗无效；少部分患者肿块伴有疼痛及体重减轻，其中男性占 75% 左右，大部分为中老年，部分患者伴有抽烟或饮酒史。原发灶不明的颈部淋巴结转移癌应该有一套全面而系统的诊断方法，包括病史的询问和体征的检查；辅助检查包括 B 超、电子内镜、CT、MRI、PET－CT、针吸细胞学检查或切除活检等。

恶性肿瘤患者罹患多种原发性恶性肿瘤的风险较普通人高，若同一个体的不同部位和组织器官同时或先后发生两种或两种以上的原发性恶性肿瘤为 MPC。MPC 发病机制较复杂，无明确定论，目前认为可能因素为：①宿主自身因素，如个体易感性及免疫失衡状态等，肿瘤患者免疫力低下，其患癌的危险性较常人增加；②家族遗传因素，Haraguchi 等报道，伴恶性肿瘤家族史的肺癌患者再发

笔记

多原发肺癌的概率明显高于无肿瘤家族史患者。何建军研究认为MPC中直肠癌患者存在明显家族遗传的倾向；③微卫星不稳定性，是指肿瘤组织与相应正常上皮细胞的微卫星DNA有差异，MPC患者较单发肿瘤患者，更多表现出微卫星的不稳定性；④基因的缺失、突变，表现为原癌基因的激活异常表达或抑癌基因的失活异常表达，致正常细胞恶性转化形成肿瘤。研究认为，胃肠道MPC的发生与*PTEN*等原癌基因、抑癌基因的异常表达相关；⑤肿瘤起源多中心学说，研究发现主瘤边缘、相邻或远处组织常有连续或间断、不同程度镶嵌的癌前病变、早期癌变病灶或孤立性微灶性浸润癌，在正常黏膜组织之间移行。因多灶性发源非常多，或区域性发源非常广，且发源时间上又很近，成为“弥漫性发源”。Ono等分析了p53等4种蛋白在肺多原发癌和转移癌表达的差异性，此学说支持肺多原发癌发生过程中的机制；⑥医源性相关因素，如感染、放射性辐射、化学药物治疗或手术等医源性治疗使肿瘤患者免疫力下降，致原癌基因激活、抑癌基因丢失，诱发MPC形成；⑦日常生活环境影响，如吸烟、酗酒、不规律作息及卫生条件差等生活环境，均可能诱发MPC；⑧异常精神因素，焦虑、抑郁的精神心理因素，对自身免疫力产生影响，可能会导致MPC的发生。

临床上提倡早发现、早诊断、早综合治疗，以手术切除为首要手段，根据患者具体情况进行放、化疗及免疫支持等原则。由此可知，对于MPC，需进行积极的治疗，力求根治性手术，根据患者体能状况、疾病分期及经济条件等选择最佳方案。

①手术。早期采取积极的手术治疗可获得较长的生存期，预后也较好。张辉等报道，MPC手术治疗后辅以放疗、化疗，3年生存率为52.1%，5年生存率为26.7%。李营等报道，多原发肺癌患者经积极治疗，首次手术治疗后的2年生存率为87.8%。张真等研究

笔记

双原发癌切除组对照非双原发切除组临床观察，中位生存期分别123个月与82个月，且MPC发生间隔时间越短，其预后也越差。

②化学药物治疗。根据治疗目的可分根治性化疗、辅助化疗、新辅助化疗及姑息性化疗。国内文献报道，MPC根治性手术后行辅助化疗可以影响患者的3年生存率、5年生存率。蔡昌豪等发现，化疗对第一原发肿瘤、第二原发肿瘤患者的生存期无影响，但可延长第三原发肿瘤发生的间隔时间，可延长其生存期。

③放射性治疗。可分为根治性放疗、姑息性放疗及预防性放疗。研究发现手术后行辅助放疗可明显提高3年、5年生存率。MPC中的肺癌经放疗后的预后明显优于转移性肺癌，且可提高肿瘤患者生存率。

④免疫治疗。可激发机体自身的免疫抗癌功能，变被动的抗癌为主动性抗癌，在综合治疗过程中发挥重要作用，因此有学者提倡MPC治疗过程中根治性治疗与免疫治疗并行的原则。

⑤分子靶向治疗。目前研究最广泛的靶向治疗药物为表皮生长因子受体通路抑制剂、血管生成抑制剂及多靶点抑制剂等。杜洪娟等报道，首发癌进行根治性手术后，次原发癌为肺腺癌的患者进行靶向治疗存活时间明显提高。

⑥内分泌治疗。近年来，内分泌治疗机理愈发明确，其治疗适应证的选择更加准确，对于乳腺癌、卵巢癌、前列腺癌等，内分泌治疗常作为首选的治疗手段。

⑦其他治疗。如介入治疗、射频、微波、氩氦刀、超声聚焦刀等，通过局部的微创治疗，可改善缓解肿瘤患者的症状，延长其生存期，提高生存质量。

研究发现，MPC常在第一原发肿瘤治疗后的3～15年内发生，以3～5年发病率居高。治疗后密切随访，定期复查，可增加

笔记

MPC 患者的生存机会，延长生存期。近年来研究发现 PET－CT 对于 MPC 的预后评估的作用已获证实。研究认为治疗后瘤体的缩小程度并不能完全反映治疗的疗效，PET－CT 的 *SUV* 是更可靠的指标，治疗后 *SUV* 下降 20% 为治疗有效的标准。*SUV* 每升高 1，死亡风险率升高 7%。因此，PET－CT 能够较准确地评估疗效，并指导治疗方案的调整和确定。因个体的体质存在特异性，决定了个体对肿瘤的敏感性，其差异性也决定了肿瘤发展过程中的多变性。肿瘤患者存在体质的偏颇性，因此，通过中医药对肿瘤患者的易感体质进行调理纠偏，在治疗过程中，采用辨体、辨病、辨证的诊疗模式针对 MPC 患者的肿瘤进行防治，通过调节及纠正体质的偏颇，可有效降低肿瘤的复发、多发，这对 MPC 的防治有积极作用。

许顺教授点评

根据文献报道，食道癌患者淋巴结转移的概率为 50%～60%。在食道癌淋巴结转移中，发生跳跃性转移率为 42.2%，跳腔转移率为 25.9%。这就说明食道癌除发生局限性转移、连续性转移外，还常常发生跳跃性转移、跳腔性转移。出现淋巴结转移，我们首先考虑一元论，即淋巴结转移癌来源于食道癌。但食道癌患者多有大量饮酒等不良生活习惯，饮酒使咽喉部肿瘤发生的危险性较非饮酒者明显增加，而如果大量吸烟加上饮用烈性酒，尤其是形成长期习惯，将会使发生肿瘤的危险性成倍增加。考虑一元论（转移癌）的同时，也要警惕多原发癌的可能。

笔记

056
食管癌术后吻合口瘘

病例介绍

患者男，48 岁，以“胸骨后疼痛 3 个月，进食后不适感 1 个月”为主诉就诊。CT 及食管点片可见食管中下段明显狭窄（图 56－1，图 56－2），胃镜取材后病理提示鳞状细胞癌。患者既往于神经外科行脑出血相关手术，本次入院后复查颅脑增强 MRI 提示左侧颞岛叶及基底节区脑软化灶伴含铁血黄素沉积，陈旧性出血颅脑术后，请神经外科会诊后，评估无我科绝对手术禁忌。患者既往否认高血压、糖尿病、冠心病病史。查体无明显阳性体征。患者术前全身情况良好，有较好的心肺储备，且有明确的病理结果，评估可以耐受手术，无绝对手术禁忌，向患者及家属充分交代可以选择的手术方案后，患者及家属同意“经右胸、腹部二切口食管癌切除、食管胃

笔记

右胸吻合（Ivor - Lewis）、淋巴结廓清术”的手术方案。

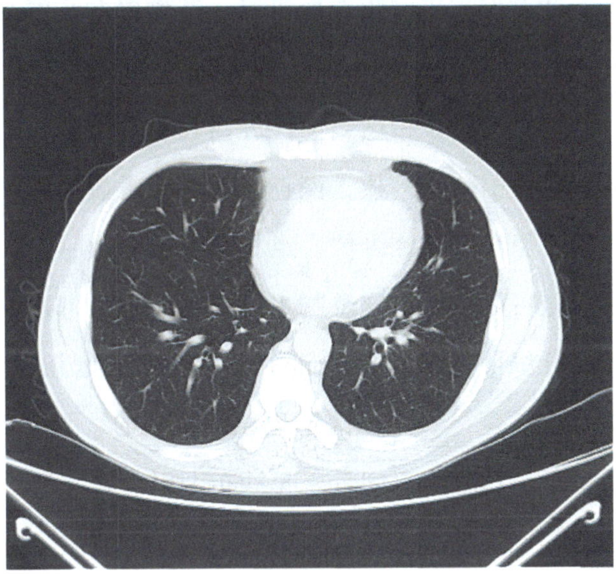

图 56 -1　胸部 CT 检查结果：食管中段左侧管壁局限性轻度增厚

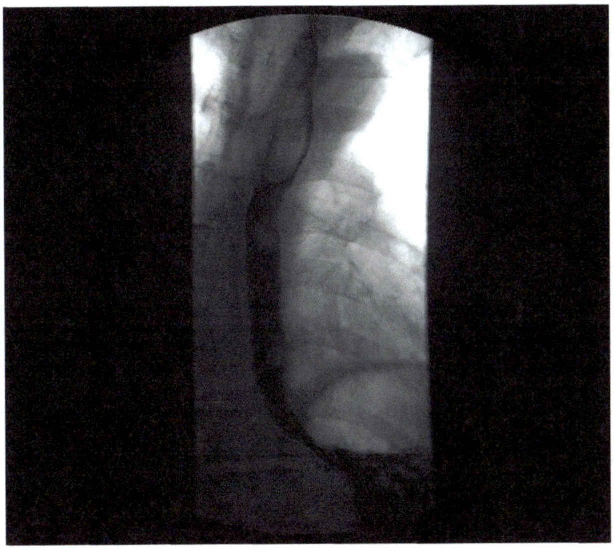

图 56 -2　食管点片检查结果：食管中段左侧局限性管壁增厚，长 2 ~3cm，管壁僵硬，黏膜破坏

全麻气管插管成功后，患者仰卧位，取上腹正中切口，逐层切开入腹，探查：肝脏及大网膜表面未见明显转移结节，使用电钩及

笔记

超声刀充分游离胃大、小弯侧，处理切断脾胃韧带、胃短血管及胃网膜左血管，注意保护胃网膜右血管弓。游离胃左及胃右血管，使用丝线结扎并用超声刀处理切断。胃左动脉加缝扎。打开腹膜反折，完成胃体的游离。手指适当钝性分离膈肌食管裂孔，充分止血后，脾窝放置乳胶引流管一枚，探查无活动性出血后逐层关腹。完成腹部操作后，患者取左侧卧位，经右胸第6上缘后外侧切口逐层切开入胸后探查可见：无粘连及胸水，肺表面未见可疑结节，肺裂分化尚可。打开纵隔胸膜，探查间中断食管局部增粗，长约3cm，与周围组织界限清楚，部分纵隔淋巴结肿大融合。游离奇静脉弓，两端结扎后切断。总解肺下韧带，套纱布牵引食管下段，使用超声刀向上游离食管至胸膜顶，向下游离至贲门，廓清纵隔淋巴结后牵引胃入胸腔。麻醉师拔出部分胃管后，于胸膜顶预计切除食管处钳夹荷包钳，缝荷包线，切断食管，置入吻合器的钉头。切断闭合器切除部分近侧胃和胃小弯侧，连同包括肿瘤的大部食管一并切除。制作胃大弯管。全层缝合胃壁及浆肌层包埋缝合。于管形胃顶端预留口处置入吻合器，在胃大弯侧后壁血运良好处穿透胃壁置入吻合器钉头端，行食管、胃端侧吻合，吻合确切。再次置入胃管后切除大弯管预留口，切缘全层及浆肌层缝合，探查胸腔无活动性出血，冲洗胸腔，膨肺满意，安置胸腔闭式引流管一枚。将：①大部切除中下段食管及近端胃；②食管切缘；③第4组、第7组、第8组、第9组、第10组、第17组淋巴结送术后病理，手术顺利结束。

患者术后恢复过程中出现多次躁动，后体温波动范围是37.5～38.5℃，胸腔闭式引流管先后引出黄绿色浑浊液体及鼻饲营养液，实验室检查提示白细胞、C反应蛋白、降钙素原持续高于正常值上限，考虑躁动后出现食管吻合口瘘。经多次留置胃肠减压管，空肠营养管和TPN支持治疗，抗感染治疗后，患者病情逐渐趋于稳定，复

笔记

查食管造影提示未再次出现明显的食管吻合口瘘的证据（图 56－3，图 56－4），并逐渐由进饮清水过渡到进食流食，且反流情况逐渐减少。患者病情平稳，活动正常，拔除引流管后出院。术后石蜡病理提示胃食管低分化鳞癌，侵及黏膜下层，未见明确脉管侵犯，淋巴结未见癌。

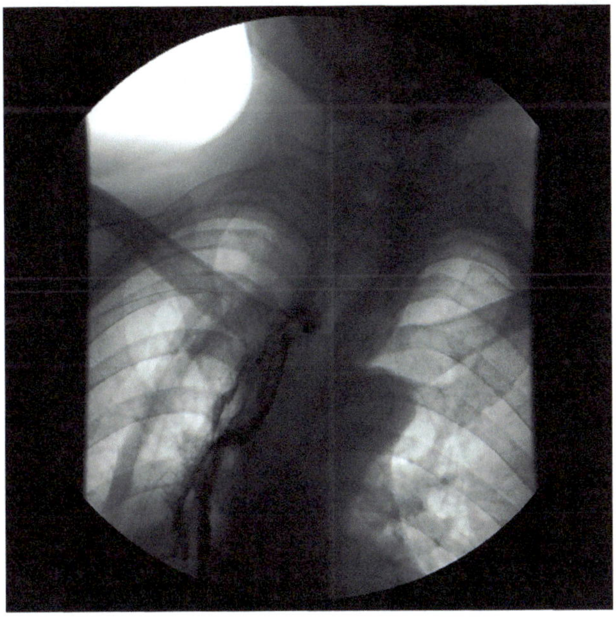

图 56－3 食道术后，余食道走行迂曲，管径扩张，造影剂通过顺畅

临床讨论

食管癌（esophageal carcinoma）是一种常见的消化道肿瘤。目前在世界上发病率排名第七，死亡率第六。每 20 名癌症患者中就有 1 名患者是死于食管癌。在各个国家和地区，食管癌的发病率和死亡率差异很大，在欧美国家发病率较低，在东亚及非洲等国家发病率较高。即使是在我国，食管癌的发病情况也有其独特的地理特

笔记

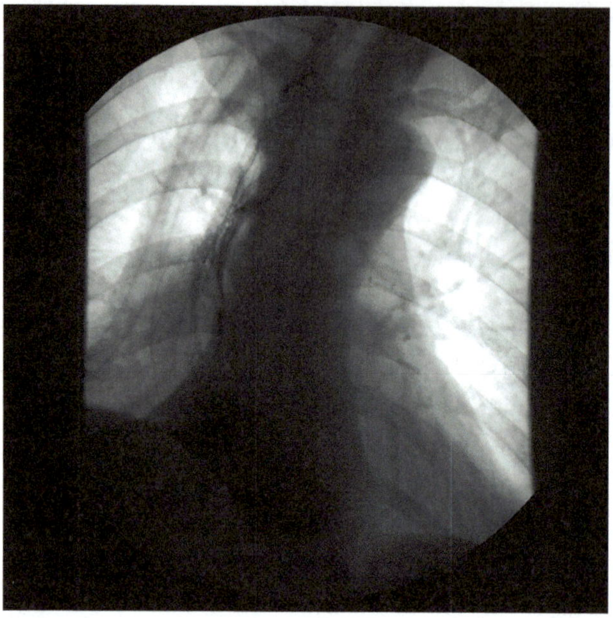

图 56-4　食道术后，余食道走行迂曲，
管径扩张，造影剂通过顺畅

点，其中河南省、河北省、山西省三省交界地区的发病率最高，在山东省、东北地区、江苏省也有相对集中的高发地区。在食管癌的患者群中，男性为女性的 2～3 倍，发病年龄多集中在 40 岁以上。

引起食管癌的原因尚不明确，也有研究表示，食管癌的发生可能是多种因素相互作用的结果。目前吸烟和重度饮酒已被证实是引发食管癌的重要原因。除此之外，在我国的食管癌的高发地区其中以河南省林州市最为严重，近年来东北等其他地区的发病率也在上升，主要的致病因素还包括亚硝胺等化学因素。

临床上根据食管分段标准将食管分为颈、胸、腹三段，而胸段又分为上、中、下三段。其中中段食管癌较为多见，上段次之，下段最少。食管癌的病理根性主要包括鳞状细胞癌和腺癌两种，在中国的高发地区以食管鳞状细胞癌为主。食管癌早期病变多局限于黏膜，镜下可表现为黏膜充血、糜烂。至中晚期肿物长大，可逐渐累

笔记

及食管全周甚至周边组织器官。

早期食管癌的症状并不明显，吞咽硬物时可能偶有不适。当患者出现进行性的吞咽困难时，往往疾病已经进入中晚期。先是难咽干的食物，继而是半流质食物，最后水和唾液也不能咽下。患者逐渐消瘦、脱水、无力。持续胸痛或背痛表示为晚期症状，癌已侵犯食管外组织。若癌肿侵犯喉返神经，可出现声音嘶哑；若压迫颈交感神经节，可产生 Horner 综合征；若侵入气管、支气管，可形成食管、气管或支气管瘘，并发生呼吸系统感染。若有肝、脑等脏器转移，可出现黄疸、腹腔积液、昏迷等状态。

对可疑食管癌患者的诊断应做食管造影，患者可以吞钡或者碘片。早期可见管腔狭窄、黏膜紊乱、充盈缺损、龛影。纤维食管镜 + 活检可以确诊。实验室检查贫血程度和癌胚抗原检测。CT 检查有无脑部、肺部等处转移。除此之外还可行食管拉网，但只可用于普查，近年来已逐渐被食管造影取代。

食管癌的治疗原则是以手术为主的综合治疗。对于早期食管癌或癌前病变可以采用内镜下黏膜切除术。对于Ⅰ、Ⅱ及部分Ⅲ期的食管癌患者，全身情况较好，有良好心肺储备的患者可以选择直接行手术切除和淋巴结清扫。学者认为食管癌术后同步放化疗相对于单纯放疗来说，患者会有更高的收益。对于某些较长鳞癌，估计切除可能性不大但身体条件较好的患者，术前行新辅助放化疗，待瘤体缩小后再行手术治疗也可视为一种良好的选择。食管癌术后的并发症主要包括吻合口瘘、吻合口狭窄、乳糜胸、反流性食管炎等，其中吻合口瘘最为严重，甚至危及生命。食管癌吻合口瘘主要发生在术后 2 ~ 7 天，死亡率可达 50% 。有文献研究表明术前进行放疗、患有呼吸系统基础疾病、术前血清蛋白水平不正常、手术时间大于或等于 4.5 小时、吻合部位、管胃上行途径（经胸骨后

笔记

或经食管床）均是食管癌术后吻合口瘘发生的独立危险因素，所以围手术期应该对上述因素进行控制，来降低食管癌术后吻合口瘘的发生率。同时对发生吻合口瘘的患者采取积极的处理：留置胃肠减压，空肠营养管及肠外营养的支持治疗等对患者的恢复有益。

许顺教授点评

在世界范围内，食管癌的发病率及死亡率虽然不靠前，但在我国对于食管癌的诊断、治疗及并发症的处理不容忽视。对于不同时期的食管癌，现有的处理手段已日趋成熟。本病例中，患者术前病理诊断为食管鳞状细胞癌，经系统的术前评估，确定无远处转移的可能，患者心肺储备尚可，遂予以手术治疗。虽然患者术后由于躁动造成了吻合口瘘，但经过多次留置胃肠减压管、空肠营养管、TPN 支持治疗、抗感染治疗后，患者恢复良好，顺利出院。早期食管癌往往无特殊的临床表现，容易被忽视，等到疾病进展至中晚期后，往往手术风险较大，术后并发症发生概率较大，会带来较大的风险。同时尽管我国在食管癌的早期诊断、外科手术及综合治疗等方面取得了令世人瞩目的成绩，但其远期疗效长期处于平台期，可切除的食管癌患者平均 5 年生存率徘徊在 30% 左右，且仍然存在地区间和医院间诊治设备、技术水平参差不齐的情况。因此，对高发区人群可采取宣教和应用食管细胞学诊断方法开展普查，同时增强不同地区及医院之间的交流，以求早期发现、早期治疗，提高治愈率。

笔记

参考文献

1. Bray F, Ferlay J, Soerjomataram I, et al. Global cancer statistics 2018: GLOBOCAN estimates of incidence and mortality worldwide for 36 cancers in 185 countries. CA Cancer J Clin, 2018, 68 (6): 394 -424.

2. 董颖. 消化道恶性肿瘤流行病学特征与发病现状分析. 医学综述, 2014, 20 (3): 429 -431.

3. Tong DK, Law S, Kwong DL, et al. Current management of cervical esophageal cancer. World J Surg, 2011, 35 (3): 600 -607.

4. 田烨, 周凌霄, 任光国. 1208 例食管癌患者术后吻合口瘘风险因素分析. 重庆医学, 2014 (15): 1924 -1927.

5. 陈宁, 何中元, 赵良柱. 肠内营养支持治疗在食管癌术后吻合口瘘患者中的应用效果. 中华胃肠外科杂志, 2016, 19 (9): 1062 -1064.

6. 郭晓彤, 赫捷. 食管癌治疗现状及精准医学时代展望. 中华肿瘤杂志, 2016, 38 (9): 641 -645.

笔记

057
纵隔巨大肿瘤

病例介绍

患者男，27 岁，以“刺激性咳嗽 20 天”为主诉入院。患者于澳大利亚行胸部 CT 检查左胸内巨大占位，进一步行 CT 引导下穿刺，病理提示为未成熟性畸胎瘤。后为求手术治疗由我科收住入院，肺增强 3D - CT 提示左肺体积缩小，左侧胸内见团块影，范围约 10. 4cm × 12. 4cm × 14. 2cm（图 57 - 1），PET - CT 提示左侧胸腔内巨大软组织肿块影，代谢不均匀增高，多考虑恶性病变可能性大，视野内余部未见转移征象。肿瘤标志物方面，AFP 为 1210ng/ml。患者心肺功能尚可，评估可以耐受手术。遂于全麻下行正中胸骨切开，前纵隔肿物切除术。术中见肿物巨大，几乎占据整个左侧胸腔，左肺上叶受压移位。肿物与左侧无名静脉，心包及左肺动脉主

笔记

干关系密切。额外取左前胸肋间切口，连接至正中切口，形成T字形切口。沿肿瘤表面自下向上游离，处理左上纵隔时，小心将左侧无名血管游离开，并以超声刀处理胸腺静脉。左肺与肿瘤关系密切，将左肺上叶与肿瘤分离后，继续游离至肺门时，发现肿瘤已严重侵袭左肺动脉主干，无法分离。为保证能完整切除肿瘤，行左全肺切除。移出肿瘤后见其形态不规则，大小约20cm×13cm×13cm，称重1.5kg（图57-2）。术后病理提示为混合性生殖细胞肿瘤，未成熟性畸胎瘤伴卵黄囊瘤成分（图57-3）。患者术后状态恢复良好，建议于肿瘤内科进一步治疗并定期复查。

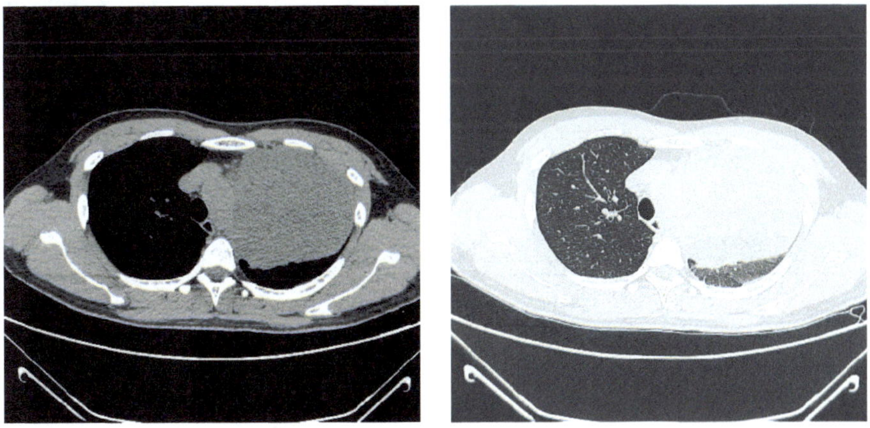

扫描显示胸廓对称，左肺体积缩小，左侧胸腔内见团块影，范围约10.4cm×12.4cm×14.2cm（左右×前后×上下），其内密度不均匀，CT值约20HU，与纵隔粘连。右侧肺野清晰，各级支气管通畅，无扩张与狭窄。右侧肺门不大，左肺门遮蔽，纵隔右移。心脏大小正常，胸壁软组织未见异常。检查结论：左侧胸腔内巨大占位性病变，胸膜来源的孤立性纤维瘤？请结合临床及其他检查。左肺膨胀不良。

图57-1 肺增强3D-CT检查所见

诊断意见：左胸内肿物：混合性生殖细胞肿瘤，未成熟性畸胎瘤伴卵黄囊瘤成分；肺：慢性炎症伴局部肺泡上皮异型增生；支气管断端：未见肿瘤细胞边缘肺：肺组织淋巴结组织：L10，0/2；L11，0/1；L12，0/1。

笔记

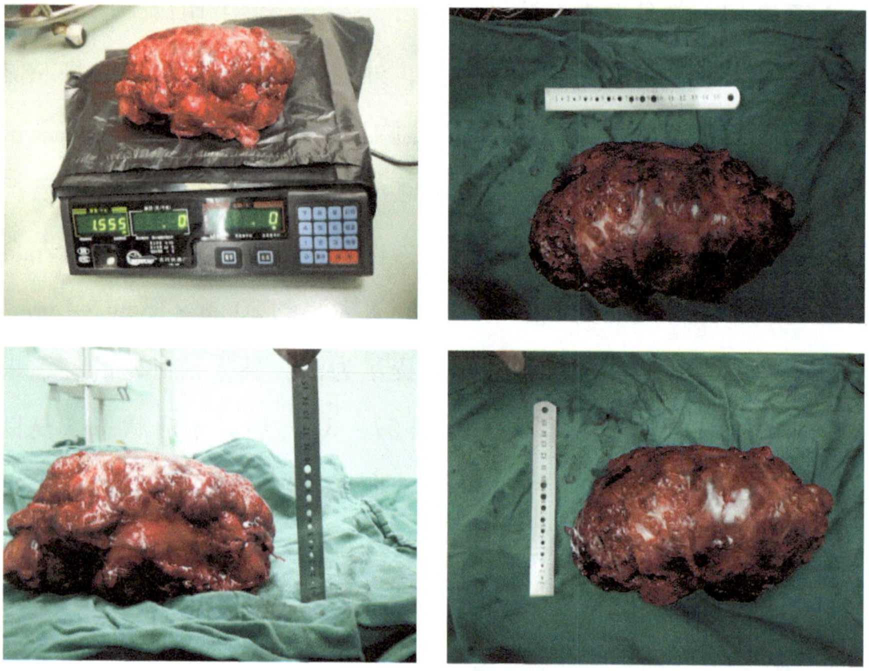

图 57－2　纵隔肿物移出后尺寸为 20cm×13cm×13cm

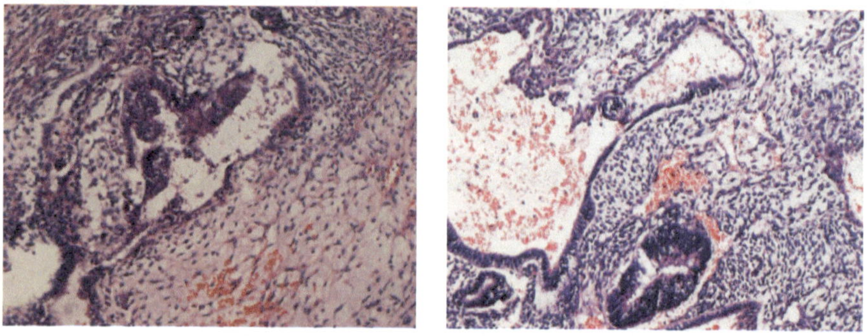

图 57－3　术后病理提示为混合性生殖细胞肿瘤，
未成熟性畸胎瘤伴卵黄囊瘤成分

临床讨论

笔记

纵隔生殖细胞肿瘤（germ cell tumor，GCT）占纵隔肿瘤的20%，其组织发生和其他部位的生殖腺外生殖细胞瘤一样，还没有确切的解释，一般认为是生殖细胞的异位，这是因为胚胎发生过程中生殖细胞迁移的范围很广泛。纵隔的生殖细胞肿瘤常发生在胸腺部位，但与胸腺瘤无关。生殖细胞瘤的不同类型与性别有一定的关系，精原细胞瘤主要见于男性，胚胎性癌、内胚窦瘤、畸胎瘤和绒癌也以男性为主。畸胎瘤是来源于性腺或胚胎剩件中的全能细胞，多含有2个以上胚层的组织成分，排列结构错乱。常发生于卵巢和睾丸，也可见于纵隔、骶尾部、腹膜、松果体等部位。根据其组织分化成熟程度不同，分为成熟性畸胎瘤（或良性畸胎瘤）和未成熟型畸胎瘤。前者完全由成熟组织构成，以囊性结构为主；后者含有数量不等的未成熟的胚胎性成分（以神经外胚层为主），常常呈实性或部分实性。未成熟畸胎瘤可为纯型，或罕见于混合性生殖细胞肿瘤的成分，其预后主要取决于胚胎性成分的性质与数量。胸腔内畸胎瘤大部分位于前纵隔，较多位于前纵隔中部，于心脏与主动脉弓交界处。X线片、CT检查显示前纵隔心底部水平有质地浓密的圆形、类圆形或结节状块影，如见到骨质或牙齿有诊断意义。肿瘤穿破至肺或支气管，患者咳出皮脂腺分泌物或毛发，具有特征性诊断价值。胸腔内恶性畸胎瘤的症状以胸痛、咳嗽和呼吸困难为主，同时出现体重下降及发热。如肿瘤生长快速，并向周围器官侵犯或转移会出现相应的症状和体征。

本例患者肿瘤体积巨大，导致左肺不张，并出现刺激性咳嗽症状。大多数患者在就诊时血清AFP升高，本例患者入院后监测AFP为1210ng/ml，而术后连续检测血清AFP也有助于发现早期复发。在治疗方面，纵隔畸胎瘤在没有转移证据的前提下应根据患者身体情况尽早手术切除。对于纵隔未成熟畸胎瘤，由于该病十分罕见，尚未在随机试验中确定化疗的获益及相对于手术的最佳化疗时机。

笔记

目前对于预后差的生殖细胞肿瘤患者（原发部位在纵隔；出现肺以外的脏器转移；AFP > 1000ng/ml 或 HCG > 5000IU/L 或 LDH > 10 倍正常值上限），根据 NCCN 指南推荐的化疗方案为 BEP 方案：博来霉素、依托泊苷、顺铂，每 21 天重复，4 周期治疗。对于需要术前化疗的患者，有研究认为依托泊苷、异环磷酰胺、顺铂（VIP）方案可使患者收益更大，因为这些患者化疗结束时需要进行大型胸部手术，而博来霉素肺毒性反应的致死率为 1%，且出现相关的术后并发症风险很高，如肺炎和肺纤维化。卵黄囊瘤也称内胚窦瘤，是由复杂多样的上皮性结构组成，可见于纵隔，常见的特征是衬覆原始细胞的腔隙形成网状结构，纵隔卵黄囊瘤可具有多种生长方式，包括实性、网状、假乳头状、多囊卵黄样、腺样、黏液瘤性样和梭形细胞样，同一肿瘤内通常可见到至少两种生长方式。免疫组化 AFP 呈阳性表达。此瘤预后不良，即使包膜完整手术切除后存活时间也不长。多发生于儿童及青年，原发于纵隔者较为罕见，且多在前纵隔。对于有 2 种或更多恶性原始生殖细胞成分的肿瘤，我们定义为混合型生殖细胞肿瘤，大约占恶性生殖细胞肿瘤的 8%。组织病理学方面，单个成分类似于纯型肿瘤，可能在肿瘤内形成相对分离的区域。胚胎样小体（代表未成熟性畸胎瘤）可能是一种成分，通常伴有过度生长的卵黄囊或胚胎性癌上皮。每种肿瘤类型的比例影响预后，卵黄囊瘤、绒癌或 3 级未成熟性畸胎瘤在肿瘤超过 1/3 时，预后较差，但是现阶段的化疗方案缩小了上述差异。我们可以将纵隔原发的卵黄囊瘤、绒癌、胚胎性癌及混合型生殖细胞肿瘤归类于纵隔非精原生殖细胞肿瘤。纵隔非精原生殖细胞肿瘤的预后要比精原细胞肿瘤和畸胎瘤更差。

笔记

许顺教授点评

本例患者术后病理为未成熟性畸胎瘤伴卵黄囊瘤成分，其中并未说明卵黄囊瘤的大致比例，这种恶性混合生殖细胞肿瘤（至少由2种生殖细胞肿瘤组织学类型组合而成）的组织学分类应划分为非精原细胞GCT，常见的组合包括未成熟畸胎瘤伴绒癌、卵黄囊瘤或胚胎性癌。预后取决于肿瘤的组织学成分。男性的发病率远高于女性，通常在20～40岁被诊断。除了AFP显著升高外，有部分患者血清HCG也会升高，一些医疗机构会将AFP和HCG的升高作为前纵隔肿物为非精原细胞生殖细胞肿瘤的临床证据，目前尚存在争议。对于纵隔内未成熟畸胎瘤或非精原细胞生殖细胞肿瘤的化疗时机，目前研究数据偏向于在术前行4个周期的VIP方案（依托泊苷、异环磷酰胺、顺铂），化疗后手术切除残余病变。值得注意的是，在纵隔非精原细胞生殖细胞肿瘤患者中，一些血液系统疾病的发病率相对较高，如急性巨核细胞白血病和髓系白血病及恶性肥大细胞增多症。总而言之，针对累及纵隔的性腺外生殖细胞肿瘤的基础及临床研究相对较少，最佳治疗方案也尚不确定，但手术的根治性切除配合化疗依然是现阶段使患者受益最多的治疗方案。

笔记

058 胸壁软骨肉瘤

病例介绍

患者男，66 岁，以“左侧胸疼痛 5 年余”为主诉入院。患者自觉左侧胸壁疼痛 5 年余，3 年前因车辆追尾行肺 3D－CT 检查提示为陈旧性骨折。1 年前自觉左胸壁肿物，前往我院行胸部 CT 检查：左侧胸壁可见大小约为 10.7cm×9.0cm 低密度影，CT 值约为 22HU，其内可见沙砾样高密度影，部分肋骨破坏——左侧胸壁占位。请结合临床进一步检查。左侧胸腔内可见弧形液性密度影、左肺下叶体积缩小——左侧胸腔积液伴肺不张。纵隔淋巴结肿大，大者直径约为 1.5cm。现患者为求进一步治疗来我院，患者起病以来饮食尚可，睡眠差，二便如常，体重无明显变化。

笔记

入院后完善肋骨平扫 3D－CT 和肺增强 3D－CT（2018 年6 月7

日）：扫描显示胸廓对称，左侧胸壁可见团块状软组织密度影，范围约 12.2cm × 11.2cm，CT 值为 16 ~ 28HU，增强后不均匀强化，CT 值为 37 ~ 63HU，其内可见多发点状高密度影及不强化区，左侧第 6 ~ 第 8 肋骨受侵；左肺下叶体积减小，局部实变，左肺上叶可见条片影，左侧胸腔内可见大量液性密度影，右肺可见多发索条影，右肺中叶可见钙化影，各级支气管通畅，无扩张与狭窄。双侧肺门不大，纵隔居中，其内可见增大淋巴结。心脏大小正常，胸壁软组织未见异常。检查结论：左侧胸壁占位，部分肋骨破坏，请结合临床及其他检查。左肺炎症病变可能大（图 58 – 1，图 58 – 2）。

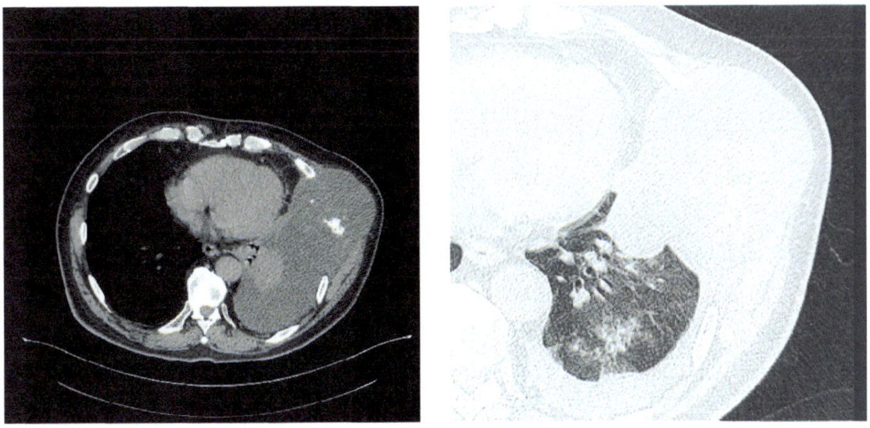

图 58 – 1　纵隔淋巴结增大，左侧第 6 ~ 第 8 肋骨骨质破坏，左肺下叶部分实变

患者于外院行经皮穿刺术，组织病理学明确诊断：软骨肉瘤。

2018 年 6 月 20 日于全麻下行：左侧胸壁肿物及部分左侧第 6 ~ 第 8 肋整块切除，壁层胸膜涤纶补片修补，胸壁骨性结构钛板重建术。全麻成功后取右侧卧位，左侧术区常规消毒，铺无菌手术巾（图 58 – 3）。取肿瘤中心沿肋骨走行方向（相当于第 7 前肋水平）外侧切口，逐层切开肿瘤上方的皮肤、皮下组织及部分肌层（该部分软组织未受累）后，沿肿瘤边缘向切口两侧游离皮下组织及肌肉，

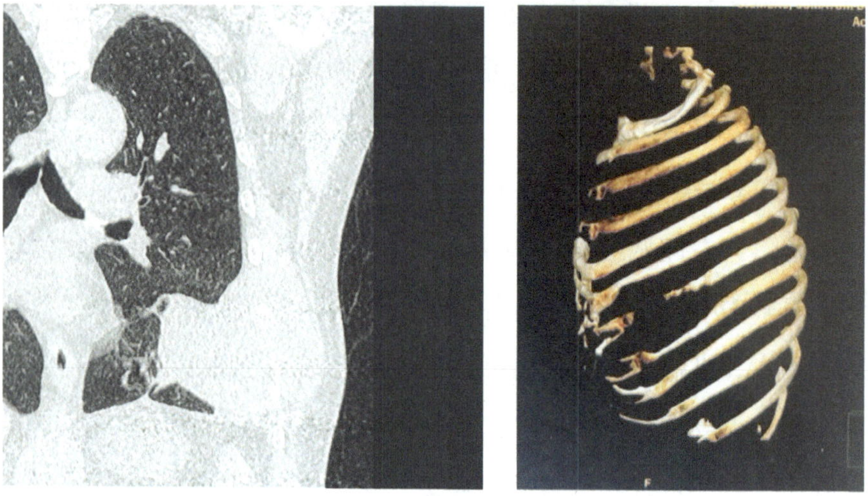

图 58－2　左胸壁团块状软组织密度影，左侧胸腔内液性密度影，左侧肋骨骨质破坏

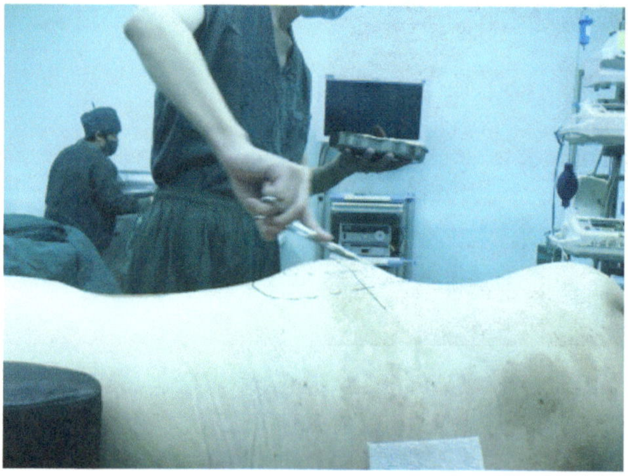

图 58－3　患者肿物突出胸壁

直至将肿瘤的胸腔外部分完全暴露。探查肿瘤已侵及左侧第 6～第 8 前肋，遂按术前预核，拟行胸壁肿物连同部分肋骨的整块切除。在距离肿瘤两侧边缘至少 3cm 处的正常肋骨及肋软骨处分别切断第 6～第 8 前肋，结扎肋间肌。肿瘤未累及左肺下叶，将肿物、受累的第 6～第 8 前肋及受累的壁层胸膜一并完整大块切除（图 58－4）。肿瘤形态不规则，大小 19cm×13cm×12cm，内部呈锥形向胸腔内突

笔记

出，表面有溃疡，侵透壁层胸膜，但未累及左肺下叶。骨蜡封闭肋骨断端并止血，探查胸腔内存在大量淡血性胸腔积液，量约2000ml，予以彻底吸净。胸腔内未见转移结节，给予患者激素后嘱麻醉师胀肺，见左肺下叶复张可。留置胸腔闭式引流管一枚。使用涤纶补片修补缺损的壁层胸膜，重建左侧胸膜腔。使用三根钛板重建胸壁骨性结构，上方借螺钉固定于第5肋，下方借螺钉固定于第9肋，效果确实（图58－5）。留置胸壁负压引流球一枚，逐层缝合肌肉、皮下组织及皮肤，切口加压包扎以消除残腔。术毕，过程顺利，出血不多。由于患者高龄，术前基础疾病较多，且手术创伤较大，遂按术前预核，术后带气管插管转入ICU病房继续治疗。术后次日复查胸片，示左侧胸壁术后改变，可见3根钛板（图58－6）。

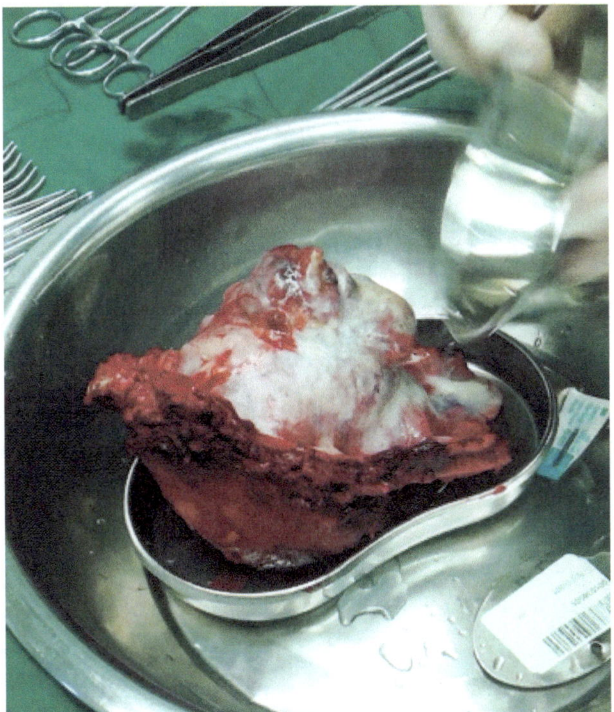

图58－4　手术完整切除肿瘤

笔记

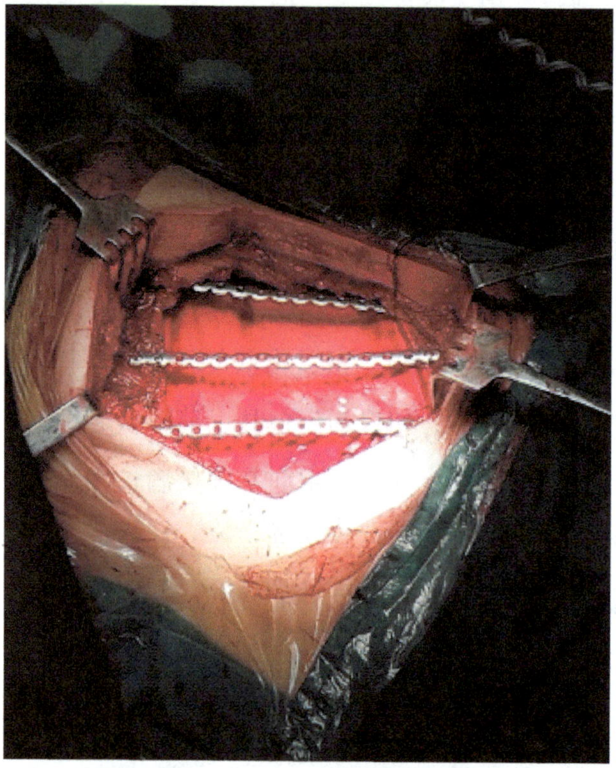

图 58－5　钛板重建胸壁骨性结构

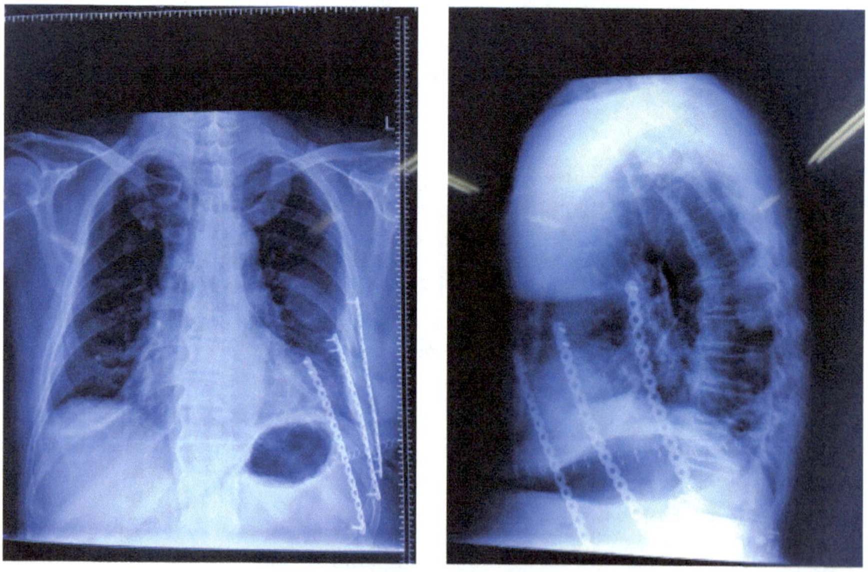

图 58－6　术后首日复查胸片，显示钛板固定效果良好

笔记

术后石蜡病理（图 58 -7）：免疫组化：SATB2（+），S-100（+++），p53（-），Ki-67（10% +）。诊断意见：软骨肉瘤Ⅰ~Ⅱ级。

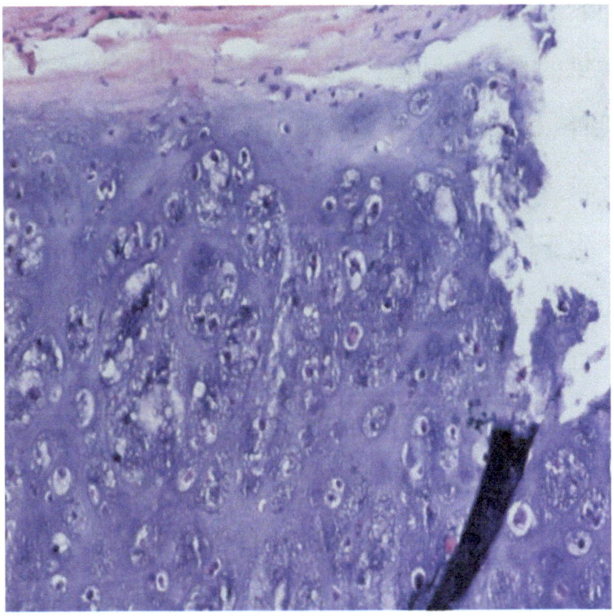

图 58 -7 镜下所见：局部可见软骨细胞样瘤细胞密集排列，陷窝居中，异型性可见，细胞间可见软骨基质

临床讨论

胸壁肿瘤（tumor of the chest wall）是指起源于胸壁深部软组织、肌肉、骨骼的肿瘤，可分为原发性和转移性。原发性胸壁肿瘤又可分为良性和恶性。原发于骨组织者，20% 起源于胸骨，80% 起源于肋骨。发生于前胸壁及侧胸壁者多于后胸壁。常见于骨骼良性肿瘤包括骨纤维瘤、骨瘤、软骨瘤、骨软骨瘤；恶性肿瘤则多为各种肉瘤，其中软骨肉瘤占 30%~40%。起源于深部软组织者包括神经类肿瘤、脂肪瘤、纤维瘤、血管瘤及各类肉瘤

笔记

等。转移性胸壁肿瘤是自他处恶性肿瘤转移而来，以转移至肋骨最为多见，常造成肋骨局部骨质破坏或病理性骨折，引起疼痛，但肿块多不明显。

软骨肉瘤（chondrosarcoma）是起源于软骨或成软骨结缔组织的一种较常见的骨恶性肿瘤，多见于男性，发病年龄范围较广。发病部位以股骨、胫骨最为多见，其次是骨盆，指（趾）骨少见，发生在肋骨者较少见报道。根据肿瘤发生部位，可分为中心型和骨膜型，前者发生于髓腔，呈中心性生长，原发性居多，少数为内生性软骨瘤恶变；后者发生于骨表面，常继发于多发性骨软骨瘤。临床表现：患者早期感觉患处不适，几天或几周后出现肿胀及肿块，晚期可出现静脉曲张，局部皮肤温度升高及充血发红。患者会感觉关节周围疼痛，最初是间歇性疼痛，以后逐渐加重，转为持续性疼痛，夜间更为明显，止痛药无效。患者的关节活动受限，部分患者可发生关节积液，甚至会发生病理性骨折。原发性软骨肉瘤以钝性疼痛为主，由间歇性逐渐转为持续性，邻近关节者可引起关节活动受限。局部可扪及肿块，无明显压痛，周围皮肤伴有红热现象。继发性软骨肉瘤多见于30岁以上成年男性。好发于骨盆，其次为肩胛骨、股骨及肱骨。偶然发现肿块，病程缓慢、疼痛不明显，周围皮肤无红热现象，临近关节时可引起关节肿胀、活动受限，压迫神经则可引起放射性疼痛、麻木等。很难发现位于胸腔和骨盆的肿瘤，直至压迫内脏，产生相应症状才被发现。检查方法：①发生于髓腔的软骨肉瘤可出现斑片状、虫蚀状和囊状溶骨性破坏，发生于骨干髓腔者可呈大囊状骨破坏区，骨皮质内缘吸收，肿瘤生长较慢时，可使骨皮质变薄、膨胀，骨皮质被穿破时，可引起骨膜下新生骨，一般较轻，偶见皮质旁有针状骨；②瘤软骨钙化是最基本且具有特征性的表现。当肿瘤局限于髓腔时，瘤软骨钙化较少，突破骨

笔记

皮质向软组织内生长时，则很快出现软组织肿块，其中可见密度不等的钙化。继发于骨软骨瘤者，瘤软骨钙化多，密度不等。瘤软骨钙化呈环状、半环状、屑状以至点状。钙化是分化较好的瘤软骨细胞基质内钙盐沉积。已钙化的瘤软骨可被周围生长活跃的瘤细胞破坏，从而缩小或消失。骨软骨瘤恶变为软骨肉瘤时，常见骨旁有密度很高的分叶状钙化带，是原骨软骨瘤的钙化；恶变后的肿块中，其钙化少而分散，且模糊；③继发性软骨肉瘤可出现象牙质样瘤骨。发生于软骨瘤和骨软骨瘤恶变者，瘤骨位于原发肿瘤和恶变为软骨肉瘤的交界处；④当原发软骨肉瘤突破骨皮质后、继发于软骨瘤者、软骨肉瘤切除术后复发者均可形成巨大软组织肿块，其中可见数量不等、密度不同的瘤软骨钙化。外科分级取决于临床表现、影像学特点、组织学形态和化验检查等变化，可分为三级：G0（良性）：组织学为良性细胞学表现，分化良好，细胞与基质之比为低度到中度，肿瘤 X 线片表现为边界清楚、局限在囊内或外生隆起突向软组织，临床显示包囊完整，无卫星病灶，无跳跃转移，极少远隔转移；G1（低度恶性）：组织学显示细胞分化中等，X 线表现为肿瘤穿越瘤囊，骨皮质破坏可向囊外生长，临床表现为生长缓慢，无跳跃转移，偶有远隔转移；G2（高度恶性）：组织学显示核分裂多见，分化极差，细胞与基质之比高，X 线片表现为边缘模糊，肿瘤扩散波及软组织，临床表现肿块生长快，症状明显，有跳跃转移现象，常发生局部及远隔转移。

治疗方法：软骨肉瘤最有效的治疗是手术切除。明确诊断后，根据具体情况考虑作局部大块切除、节段截除或截肢术。多数软骨肉瘤的外科手术应力求局部彻底切除，对复发者或原发恶性程度高、发展快的病例作截肢或关节离断术。

笔记

许顺教授点评

肋骨软骨肉瘤好发于年龄较大的患者，CT 表现为肋骨局限性骨质破坏，可伴有特征性的圆形、弧形或结节状软骨钙化，软组织肿块常较小，较大者可见低密度的坏死、囊变区。无钙化灶的软骨肉瘤应与转移瘤、淋巴瘤和骨髓瘤鉴别，后三者通常为多骨、多灶性浸润，单发病灶的鉴别诊断依赖于病理活检。

该患者病程较长，又由于外伤刺激引起肿瘤变化，体积生长巨大，累及破坏三根肋骨。术前根据影像学检查已经高度怀疑是胸壁恶性肿瘤，但由于患者综合情况较差，应尽量缩短手术时间，故建议患者术前采取穿刺活检的方法明确诊断。明确诊断后，手术目的以修复受损肋骨，切除巨大肿物以解除左肺及肋骨压迫症状为主。

参考文献

1. Nazeri E，Gouran Savadkoohi M，Majidzadeh－A K，et al. Chondrosarcoma：An overview of clinical behavior，molecular mechanisms mediated drug resistance and potential therapeutic targets. Crit Rev Oncol Hematol，2018，131：102－109.
2. 袁燕清，诸兰艳，曾慧卉，等．原发性胸膜软骨肉瘤致血性胸腔积液一例并文献复习．中华结核和呼吸杂志，2016，39（11）：866－870.
3. 蒋智铭，张惠箴．软骨肉瘤诊断难点和分级标准．中华病理学杂志，2016，45（9）：597－600.

笔记

059 气管肿瘤

病例介绍

患者男，48 岁，以“咳嗽、咳痰、气短 8 个月”为主诉入院，行胸部正侧位 DR 未见明显异常（图 59－1），然行气管平扫 3D－CT（64 排），诊断所见：环状软骨水平下气管内见一不规则状突起影，大小约 1.6cm×1.8cm×2.0cm，CT 值约 23HU，边缘光滑，相应水平气管管腔略狭窄（图 59－2）。查体无阳性专科体征。血清肿瘤标志物及肌电图检查正常。患者符合气管肿瘤切除术的手术适应证。经向患者及家属充分交代，患者及家属同意后，于 2018 年 11 月 13 日在全麻下行颈部 T 型切口，气管肿物切除，气管袖状成形，气管切开术。在充分麻醉准备后，以细纤维支气管镜指引。沿肿瘤顶部插入小儿气管插管，肿瘤无出血及脱落。插管满意后，取

笔记

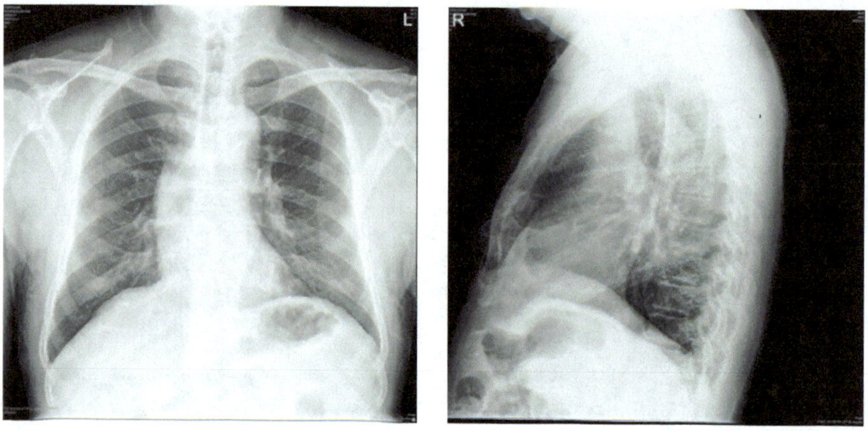

图 59－1　胸部正侧位 DR：未见明显异常

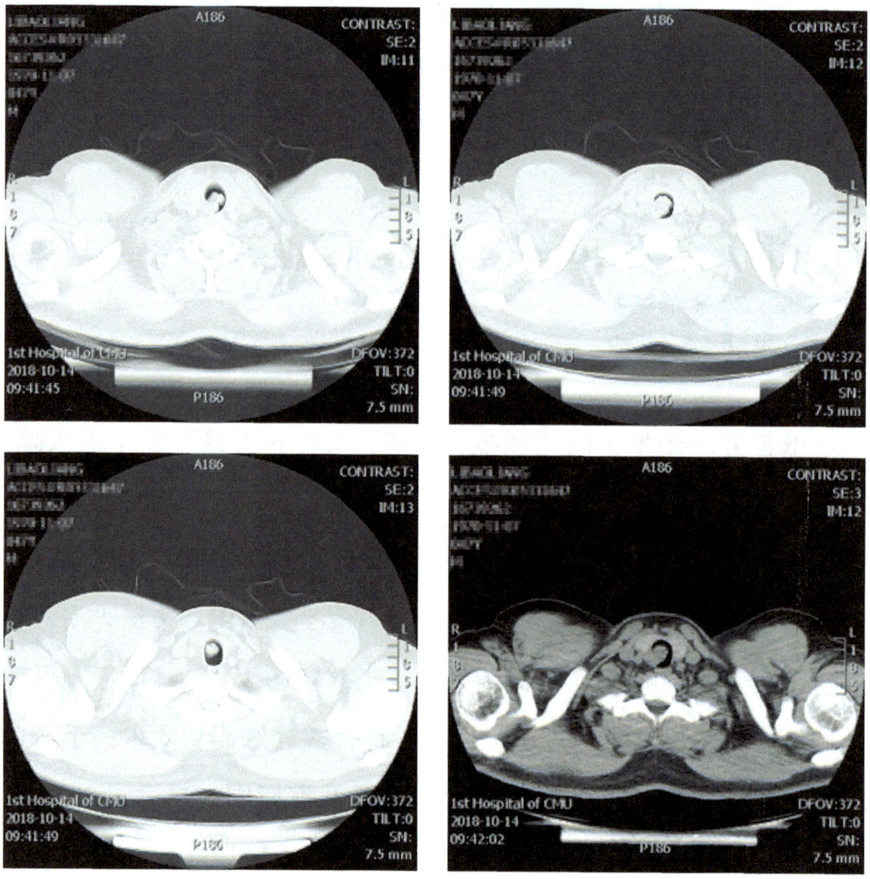

图 59－2　气管平扫 3D－CT：环状软骨水平下气管内见一不规则状突起影，大小约 1.6cm×1.8cm×2.0cm，CT 值约 23HU，边缘光滑，相应水平气管管腔略狭窄

笔记

平卧位，肩部垫高，消毒铺巾。经颈部领形切口切开皮肤、皮下、颈阔肌后沿颈白线达气管表面，探查见病变位于气管起始部，靠右侧部，略低于环状软骨水平。位置较高。仔细显露气管，缝合支持线后，在第1～第3气管软骨环状处纵行切开气管，见肿瘤占据大部气管内腔，表面较光滑，基底位于气管右侧壁，较宽，上极平环状软骨，下极达第2气管环上方，基底宽1.0cm左右，且环气管周围1/2～2/3，无法局部切除，遂决定行袖状切除。台上在病变位置下方2cm纵行切开1cm，更换气管插管后，再次确认肿瘤基底部后，先缝合气管下端支持线在病变下方邻近软骨环下环行切断气管，提起病变向上游离，病变平环状软骨，靠近喉室及声门，在环状软骨下缘5～6mm处环形切断环状软骨及气管后壁，移出病变，术中病理回报：气管多形性腺瘤，待石蜡及免疫组化除外腺样囊性癌。上、下缘分别送病理，汇报“未见癌”后，行环状软骨与气管残端口吻合术，吻合确切，吻合结束前更换气管切开套管，确认无漏气后，冲洗止血，置细引流一枚，查纱布器械无误，逐层缝合，并行颌胸固定。手术经过顺利，术后带气管切开插管返回病房，接呼吸机辅助呼吸并于术后第1天脱机。患者术后第3天恢复自主呼吸，术后第13天拔除引流管，第15天患者出院。颌胸固定于出院后2周拆除。术后病理回报结果为“气管腺样囊性癌”(图59－3)。

临床讨论

气管肿瘤为罕见病例，根据荷兰癌症登记处1989—2002年的数据，原发性气管恶性肿瘤的年发病率为每10万人0.142例；甚至308例中有15例是在尸检中偶然发现的。气管分为颈、胸两部分，依据位置不同，引发的症状也不同。颈段气管相当于气管全长

笔记

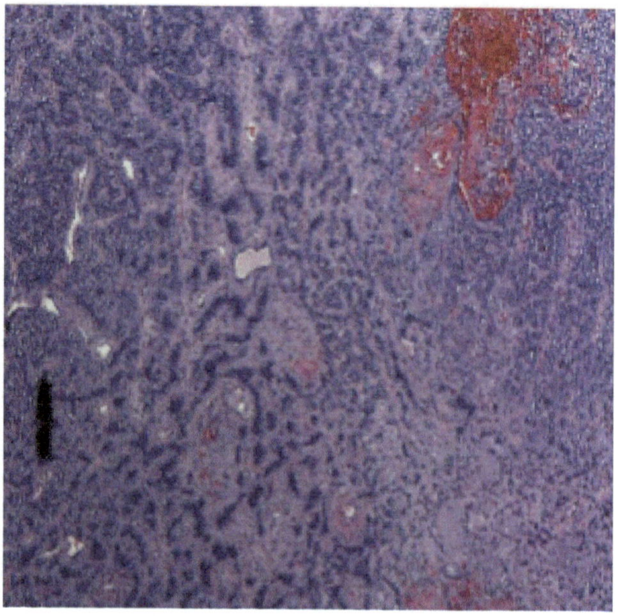

图 59－3　术后病理：气管肿物。
免疫组化结果支持为腺样囊性癌

上 1/3，胸段为气管全长下 2/3。颈部气管肿瘤通常有相似的症状，如喉咙痛、咯血、刺激性咳嗽和吸气性呼吸困难。除了咯血和咳嗽外，胸部气管肿瘤还表现为呼气困难和胸痛。因间接喉镜检查和胸片很难发现病变，如本病例行气管 CT 才发现病灶，术前行胸部 DR 未见病灶，又因症状不典型，患者常于内科和耳鼻咽喉科等多科就医，但又常不易引起医师的警觉，故很难早期诊断。纤维支气管镜检查是诊断气管隆突肿瘤最可靠、有效的方法，尤其对于有以下症状的患者：①持续 2 周以上的刺激性干咳；②不明原因的咯血，痰中带血；③原因不明与体位活动有关的呼吸困难；④平喘药、抗感染药、激素治疗无效的"哮喘""慢支"；⑤吸气性呼吸困难；⑥不明原因声音嘶哑。应考虑到本病。

笔记

据报道，对原发性气管肿瘤的最大流行病学研究是基于对

1973—2004 年 578 例原发性气管肿瘤患者流行病学和最终结果计划（SEER）数据库的监测，其中男性占 55%，鳞状细胞癌为主要组织学类型（45%），其次是腺样囊性癌（16.3%）、未特异性或未分化癌（12.8%）、小细胞癌（9.7%）、腺癌（5.9%）、大细胞癌（3.8%）和肉瘤（3.8%）。其中 1/3 的患者没有进行手术，1/4 的患者进行了从“去肿块”到“完全切除”或根治性手术等一系列手术，而大多数患者（69%）接受了放疗。所有患者的 5 年总生存率为 27.1%（95% *CI*：23.1%~33.3%）。局部疾病患者的预后优于远处疾病患者，总体 5 年生存率为 46%（95% *CI*：37.3%~55.8%）。鳞状细胞癌预后较其他任何组织学类型差，5 年总生存率为 12.6%（95% *CI*：8.4%~17.6%）。相比之下，腺样囊性癌患者 5 年总生存率为 74.3%（95% *CI*：63.1%~82.5%），较好。对于局限性疾病，鳞状细胞癌的 5 年生存率为 24.7%（95% *CI*：12.8%~38.7%），而鳞状细胞癌的 5 年生存率为 90.5%（95% *CI*）。淋巴结受累对预后也很重要，淋巴结阴性患者的 5 年总生存率为 52.7%，相比之下，淋巴结转移阳性的患者，5 年总生存率为 10.4%。而从 Urdaneta AI 等人的研究来看，气管癌患者的预后很差。与放射治疗相比，气管癌患者的手术治疗可以显著提高生存率。然而只有 10% 的患者接受了手术。这种差异在一方面也反映了医师对气管肿物的发现与诊治尚缺乏认识。

气管肿物现在尚缺明确的分期诊断，Jiaxi He 等人将 Extension1（E1）定义为局限于气管的侵袭性肿瘤；Extension2（E2）为局限性、原发性肿瘤，向气管周边脏器扩散；Extension3（E3）动脉、奇静脉、头臂静脉、颈动脉鞘、颈总动脉、颈总动脉、颈弓、膈神经、气管前筋膜、喉前神经、锁骨下动脉、迷走神经、环状软骨、食管、胸膜、主支气管（起源于气管）、胸骨、胸腺、甲状腺、脊

笔记

柱；肿瘤进一步累及邻近的 Extension4（E4）。依据 Jiaxi He 等人的研究，将肿瘤大小与侵袭程度相结合，提出 T 分期：T1. E1 <4cm；T2. E1 >4cm；E2 和 E3 <3cm；T3. E3 >3cm；T4. E4 最差。淋巴结 N 的分期，淋巴结受累分为：Nx，淋巴结受累未知；N0，无区域淋巴结受累；N1，区域淋巴结受累，包括纵隔、气管旁、气管前、气管食管淋巴结；N2，远处淋巴结受累。此外，淋巴结 NOS 也被归类为 Nx。虽然目前提出的 TNM 分期尚存争议，不过也给了医师充分的提示。

原发性气管、支气管肿瘤首选外科治疗，依据肿瘤位置、形态大小、病理良恶性、个体差异等决定具体术式。对于手术切口的选择，病变位于气管中上段可采用颈部切口或辅助半劈胸骨切口，病变位于下段气管或主支气管可采用右后外侧经第 4 或第 5 肋间切口。气管肿物窗形切除术，又称气管侧壁切除术，适用于基底部较宽的良性或低度恶性肿瘤，切除病变 <4cm 时，可直接缝合气管缺损部位。而手术禁忌证包括肿瘤浸润大于一半的气管长度、已有多个淋巴结转移或远处转移、纵隔曾进行放疗且 >60Gy 或有纵隔手术史。对于无手术适应证的患者，可选择激光、冷冻、支架和氩气刀等姑息性治疗方法。

许顺教授点评

气管肿瘤发病率较低，因其早期发病症状不典型，且发病位置位于胸颈部气管，常规检查易忽略其存在。气管肿瘤的大小、侵袭程度、淋巴结转移情况等对患者的预后有着重要意义，故气管肿物的早期诊断较为关键。随着近年的影像学发展，气管肿瘤发现越来越及时，气管肿瘤近 10 年的预后

笔记

较之前有所改观。另一方面，临床症状应因其临床医师的足够重视，关于患者的早期诊断已不再是外科医师一个人的工作。气道肿瘤的手术对麻醉要求较高，术中保持良好的通气是手术顺利完成的前提。术前仔细检查，术中外科医师与麻醉师的协同合作，将肿瘤完整切除并重建气道，术后及早实施功能锻炼，尽快离床康复运动，这样，患者的生命健康就可以得到充分保护。

参考文献

1. Honings J, van Dijck JA, Verhagen AF, et al. Incidence and treatment of tracheal cancer: a nationwide study in the Netherlands. Ann Surg Oncol, 2007, 14 (2): 968 – 976.

2. 陈力，詹成，金玉麟，等. 原发性气管及主支气管恶性肿瘤的临床诊治. 中国临床医学，2017，24（4）：591 – 594.

3. Urdaneta AI, Yu JB, Wilson LD. Population based cancer registry analysis of primary tracheal carcinoma. Am J Clin Oncol, 2011, 34 (1): 32 – 37.

4. He J, Shen J, Huang J. Prognosis of primary tracheal tumor: A population – based analysis. J Surg Oncol, 2017, 115 (8): 1004 – 1010.

5. 臧彬. 30 例气管及主支气管肿瘤的外科治疗体会. 中国医科大学，2017：1 – 29.

笔记

060
气管外伤

病例介绍

患者女，31 岁，以“颈部割伤9 小时”为主诉入院。患者9 小时前自行割伤颈部，出血量不详，予颈部加压包扎后就诊于我院急诊科，我科以颈部割伤收入院，患者伤后呼吸费力，未进食水，有排尿，无排便。

个人史：患者既往体健，无吸烟、饮酒，无其他基础疾病，患有抑郁症 3 年，未经规律治疗，无婚育史。

辅助检查：血生化检查、心肺功能未见明显异常。

气管平扫 3D – CT（图 60 – 1）：扫描可见气管上端前壁不连续，周围软组织肿胀积气，颈前软组织积气。

笔记

颈部 CT 平扫（图 60 – 2）：双侧颈部诸结构两侧对称，未见颈部其他异常病灶影，双侧颈部间隙多发气体密度影，右侧颈前区皮肤破溃，颈部诸骨骨质未见异常。

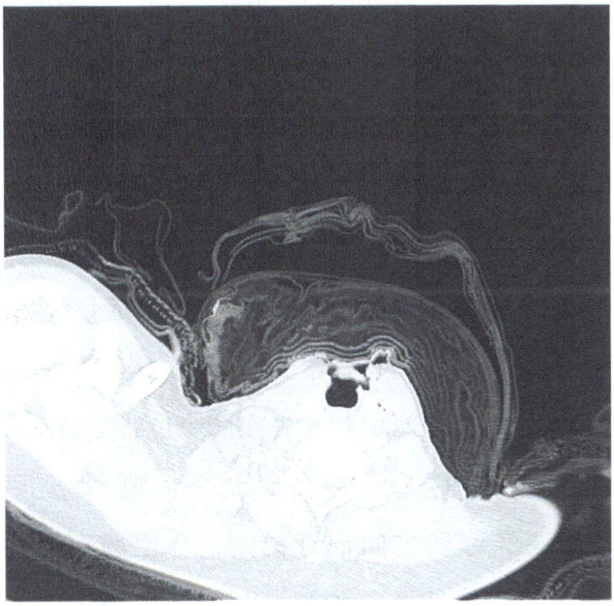

图 60 -1　气管平扫 3D - CT 检查结果

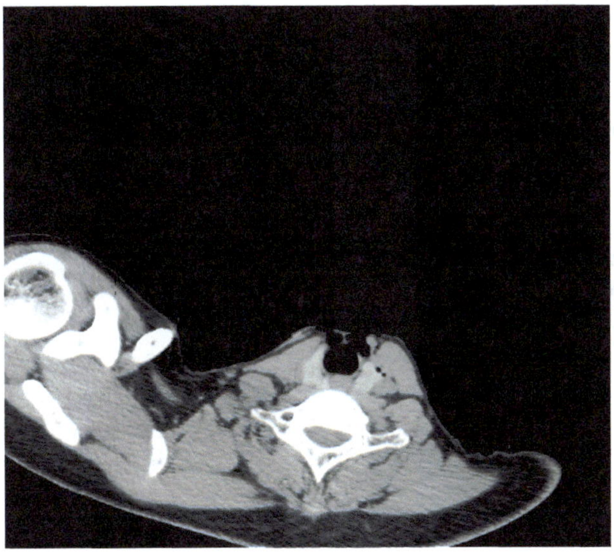

图 60 -2　颈部 CT 平扫结果

笔记

头颈部动脉 CTA：双侧颈总动脉、颈内动脉、双侧锁骨下动脉、双侧椎动脉走行正常，管腔通畅，无扩张与狭窄。

专科检查：颈前及右颈侧可见一横行切口，范围左至甲状软骨左侧缘位置，右至右侧胸锁乳突肌侧缘位置。

手术过程（图 60－3）：经颈部开放创口及环状软骨与第一气管环之间缝隙插入麻醉插管后全麻。患者仰卧位，常规垫肩消毒铺单。颈前横切口，逐层分离，上提甲状腺，气管前壁 3～4 环造瓣，插入 7 号硅胶套管。过程顺利，吸痰通畅。固定套管。生理盐水、过氧化氢、碘伏反复冲洗伤口，常规消毒术区皮肤，颈前及右颈侧可见一横行切口，范围左至甲状软骨左侧缘位置，右至右侧胸锁乳突肌侧缘位置，伤口探查约 10cm，边缘不规则，深达骨质，可见环状软骨与第一气管环之间前缘离断，环甲膜可见约 0.5cm × 0.5cm 大小缺损，颈前带状肌离断，甲状腺部分离断，局部可见组织缺损，局部筋膜及软组织可见离断。给予口腔修复膜修复环甲膜缺损，可吸收缝合线对位缝合环状软骨与第一气管环，对位缝合颈前带状肌、甲状腺及筋膜。术后套管护理，套囊定时充放气，隔天换药，常规抗感染、吸痰、雾化、化痰，术后 7 天更换金属气管套管。

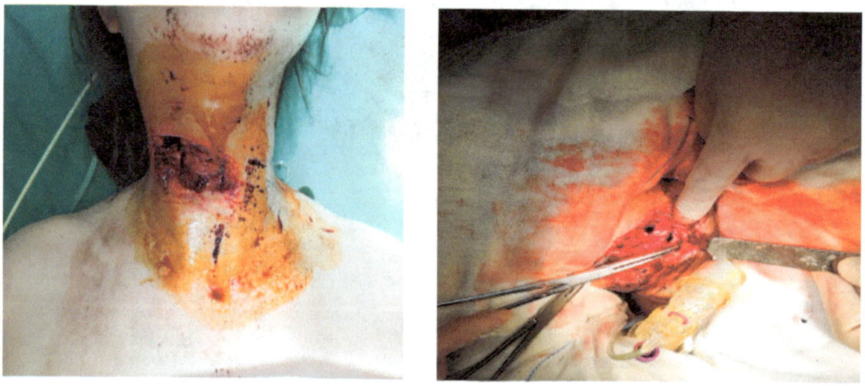

图 60－3　手术过程

笔记

临床讨论

患者因自刎导致颈部皮肤软组织裂伤，甲状软骨下与气管环第一环裂开，伴少许软骨缺失。气管割裂伤涉及胸外科、耳鼻喉科、血管甲状腺科等多种学科，患者出现切割伤后应立即联合行气管切割伤修补术、气管切开术。

对于气管开放性损伤，发现应及时处理，清创术时要吸尽气管内的凝血块及异物，防止气道阻塞，缝合气管要严密，防止漏气形成颈部皮下气肿。术后床边必备气管切开包，如发生气道阻塞，立即行气管切开。术后应用抗生素防止感染，是保证手术成功的关键。

喉气管断裂伤的诊断：喉气管断裂伤如为开放性外伤，则可见患者有呼吸困难、咯血，气体从伤口中溢出，通过开放的伤口进行探查，可以获得喉气管外伤的线索，此类患者不难诊断，而闭合性外伤者则依靠外伤史、颈部皮下气肿、呼吸困难，诊断即成立。在紧急处理喉气管断裂伤时首先要保持气道通畅，紧急气管切开或环甲膜切开等来解除气道梗阻是最安全有效的措施，有助于喉气管外伤探查；其次考虑喉气管功能修复，由于颈部气肿软组织挫伤，气管下缩，寻找气管常有难度，探查时采取仰卧头稍后仰位，这样避免了过伸仰卧时气管拉紧拉细，张力增加，从而加重患者呼吸困难，手术要更加严格，中线操作，以气管断端或环状软骨下缘为标志，自其下缘切开，寻找打开气管床，寻找此间隙，即可找到下缩的气管，切不可盲目在原气管床处剪切，以免外伤食管或误伤颈动脉。提出气管下段快速清理下呼吸道积血及潴留液，改善呼吸及全身情况，而后对邻近气管仔细检查，尽可能 1 期修复。对喉气管不完全断裂软骨无骨折缺损者，为防止裂开尽量减少张力，可向下松

笔记

解气管，使之上移或松解舌骨上下肌群使喉下移，吻合喉气管环，并用带状肌加固。对喉气管断裂单环或双环单处骨折断裂者，复位后视具体情况可直接行断端吻合，不必另行气管切开。对喉气管断裂多环多发性骨折者，可适当延长气管切开切口进行喉气管成形术，沿中线分离带状肌，切断缝扎甲状腺峡部，充分暴露喉气管环，解剖喉返神经并加以保护，斜行切除环状软骨弓，尽量保留环状软骨 2/3，保留完整的环状软骨板，切除断裂部分气管环，修整气管断端，切口呈斜面，气管软骨部形成舌形瓣，与甲状软骨及两侧环状软骨用 4 号线吻合，切面吻合，吻合口不必要置扩张子。并在其下隔 1～2 环行气管切开，对缺损严重者，可行气管节段切除端端吻合术。有学者认为气管切除长度可达总长度的 1/2。

许顺教授点评

抑郁症是一种情感性功能障碍疾病，好发于各个年龄阶段之中。随着生活节奏的不断加快及生活压力的剧增，抑郁症的发生率呈现逐年上升发展趋势。不规律的治疗可能会导致抑郁症加重，出现自杀的倾向，必要时需要使用抗抑郁药规律治疗。舍曲林可使中枢神经元突触间隙中 5－HT 水平增加，进而使交感神经兴奋性升高，从而使自主神经功能得到改善，促使抑郁状态得以改善。

外伤性气管断裂的早期诊断及正确处理非常重要，若不能及时、正确地处理，可遗留严重的难治性后遗症，如瘢痕性气管狭窄、气管食管瘘；而且常合并有颈部大血管损伤或气胸，可危及患者生命。

术中尽可能避免喉返神经外伤及对甲状腺、甲状旁腺的

笔记

处理：首先熟悉喉返神经的解剖，仔细操作，防止将喉返神经结扎缝合，造成不必要的外伤。喉气管裂伤患者由于甲状腺峡部横行于气管第2～第3环前方，故易于破裂，破裂后大出血，血液易流入气管造成患者窒息死亡，故于喉气管破裂的患者在气管切开前插管或插管后妥善对出血进行止血，对甲状腺组织不轻易舍弃。

术后按常规的气管切开术后护理：①术后鼓励患者咳痰，最好每日数次诱发咳嗽，促使下呼吸道分泌物及时排出，必要时吸痰，同时还可给予雾化吸入，每天2次，以助排痰；②鼻饲，鼻饲不但能及时补充营养，更重要的是能使喉气管上段得到充分稳定休息，有利于伤口创面的愈合；③预防感染及气管狭窄。因患者所受伤的场合地点不同，伤口都有不同程度的污染。早期用药预防感染非常重要，包括注射破伤风抗毒素及大量广谱抗生素。

颈部外伤出现呼吸困难、咯血、气体从伤口中逸出、颈胸部皮下气肿、不能发音或发音不清、休克等症状，应考虑气管断裂和颈部大血管创伤的可能。特别是颈胸部皮下气肿或闭式引流不能缓解的气胸，是气管或支气管断裂的一个主要征象，对诊断具有警示作用。若闻及颈部伤口内有呼吸音，诊断气管断裂就更明确。胸部听诊、叩诊、X线检查可以了解有无合并支气管断裂或气胸时有间接提示作用。颈段气管CT或MRI可提示气管破裂。

处理原则：颈部外伤所造成死亡原因多为窒息、重度失血性休克及严重复合伤。对此处理原则是：首先保持呼吸道

笔记

通畅，必要时紧急气管插管、气管切开，彻底止血，纠正失血性休克，并积极处理全身的复合伤，注意颅脑外伤、血气胸。

早期手术优点：一旦确诊应急诊手术。李志军等报告，气管断裂早期重建的病例 90% 以上远期效果好。早期手术有以下优点：①气管创面新鲜，解剖结构清晰，手术较容易；②对呼吸困难和呼吸道阻塞患者，可及时挽救生命；③气管断裂合并气胸者，易继发肺不张、感染，及时手术，可预防此类并发症发生；④可避免晚期因气管狭窄而窒息。术中气管断端吻合以 4－0 Prolene 线间断缝合为宜，线结打在管腔外。对吻合口支架留置时间目前尚无统一标准，实验研究表明腔内支架术后 4 周取出是可行的，有报道术后麻醉导管作为支架留置 1 周，拔管后恢复正常，未见气管狭窄发生，也有报道喉气管内放置医师手套，内填塞碘仿纱条，3 周后取出，防止喉气管狭窄。王梅英等报道喉气管内碘仿纱条橡皮指套放置 10 天 ~3 个月取出。但我们放指套水囊 10 天作为支架亦未见气管狭窄的情况，而且放指套水囊患者容易耐受，起到了吻合口支架支撑作用。闭合性气管损伤的诊断在处理闭合性钝挫伤患者，因颈部未见明显伤口，就诊时症状轻，往往会被急诊初诊医师忽视。因此，在接诊时，一定要详细了解有无咯血、声嘶、皮下气肿及呼吸困难等症状，密切观察病情变化，建议留院观察、检查。故对于颈部闭合性气管损伤患者，早期正确诊断、及时治疗至关重要，必须提高对本病的认识和警惕。术后激素的应用术后常规应用糖皮质激素减少肉芽组织和瘢痕形成。

笔记

061 胸骨骨折

病例介绍

患者男，27 岁，以“摔伤1 个半月”为主诉就诊。患者1 个半月前由高处摔落后自觉前胸疼痛，于我院急诊行 CT 提示胸骨骨折，右侧第1、第2、第4 肋骨，左侧第3 肋骨骨折，无明显移位，T4 ~ T7 椎体压缩性骨折，行胸部支具固定等保守治疗，1 个月前患者活动后上胸部可见隆起，行胸骨 3D - CT 检查可见胸骨柄下缘位于胸骨体前方，周围见碎骨片影（图 61 - 1）。患者无呼吸困难。查体可见患者前胸部胸骨角处明显隆起，受压后有活动感，无明显压痛。患者既往体健，无特殊疾病史。患者血生化检查、心肺功能检查未见明显异常。患者符合胸骨骨折切开复位内固定术的手术适应证。经向患者及家属充分交代，可以选择的手术方案及固定

笔记

物后，患者及家属同意使用钛板行胸骨骨折切开复位内固定术的治疗方案。

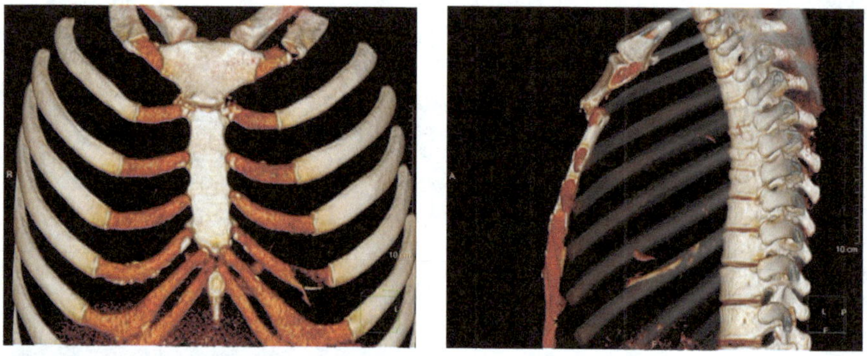

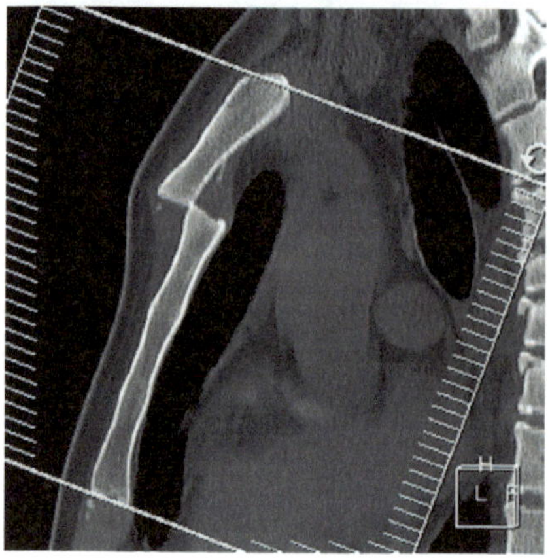

图 61－1　胸骨 3D－CT 检查结果：胸骨柄下缘位于胸骨体前方，周围见碎骨片影

患者取仰卧位，胸骨过伸，双臂上举超过头部，经丙泊酚、舒芬太尼和小剂量顺式阿曲库铵麻醉诱导后，可见患者前胸部隆起较前明显减低。全麻气管插管后，取胸骨角水平纵行切口约 5cm，逐层切开。探查：见骨折线位于胸骨角下方，呈横断骨折，清除肉芽组织后，予以复位。2 枚钛板塑形后，予以固定（图 61－2），皮下留置引流管 1 枚，术后支具固定。患者恢复良好，术后第 1 天即正常离床活动，引流液体量 50ml，复查胸片示胸骨骨折复位，固定良好（图 61－3），术后第 2 天引流液体量 25ml，予以拔除引流管并预约出院。

笔记

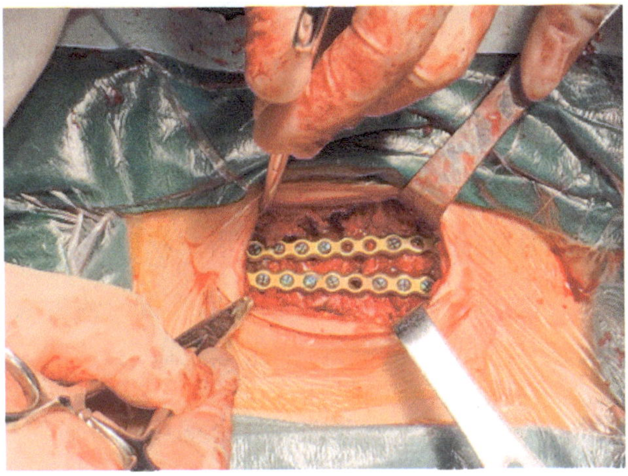

图 61－2　手术采用双根锁定钛板纵向平行固定法

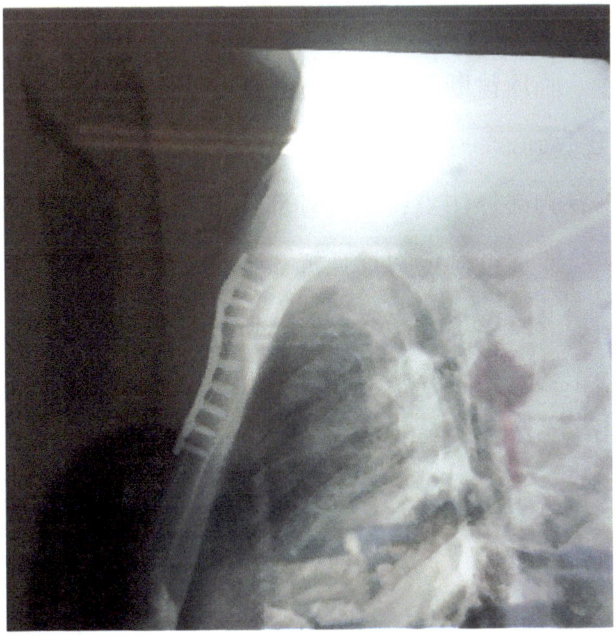

图 61－3　术后复查胸部 DR 示胸骨骨折固定良好，钛板无移位

术后随访 1 个月，患者胸骨骨折端无错位和感染、无切口感染、无纵隔感染等临床症状，未出现钛板断裂，未发现皮肤过敏和胸壁浮动等症状。

笔记

临床讨论

胸骨骨折非常罕见，一般占胸部外伤的 1.0%～5.5%，常为暴力直接作用于胸骨区或挤压所致，多数由车祸引起。骨折以胸骨体骨折最常见，约占 76.5%；其次为胸骨柄骨折，约占 9.0%；胸骨柄、体交界处骨折约占 8.5%。骨折线多为横形，如有移位，下折片向前方移位，其上端重叠在上胸骨片下端，胸骨后的骨膜常保持完整。临床表现为胸骨肿胀、疼痛，可伴有呼吸、循环功能障碍。一般经胸骨正位片、侧位片、胸部 CT 检查可见明确的骨折影像学表现，但这些常规的影像学检查中对骨折端移位不明显、重叠显示不清而漏诊。临床诊断医师要引起重视，有必要增加胸骨侧位片或 CT 三维重建，确诊一些潜在性骨折。胸骨骨折的诊断要点包含下列 6 点：①有胸部外伤史；②胸骨部位可见畸形胸骨区肿胀，明显压痛；③X 线检查可显示胸骨骨折和移位；④当骨折发生重叠移位时可触及畸形及骨摩擦音；⑤胸骨区肿胀、疼痛，咳嗽无力，呼吸道分泌物增多；⑥常合并胸内脏器或其他部位的损伤。胸骨骨折并发脏器损伤中最常见的是肺挫伤，临床表现为呼吸困难、咯血痰、泡沫痰、缺氧等，胸部 X 线和 CT 检查能确诊。对于胸骨骨折的治疗要在急救时注意保持呼吸畅通，实施给氧、纠正软化胸壁和反常呼吸、观察血气分析情况，同时给予止痛、利尿、抗感染、抗休克治疗。急诊时疑似心肌损伤者还要进行心电监护，若心肌酶异常或心电图延迟出现则警惕是否心脏挫伤，积极采取措施预防心律失常。

单纯性无移位的胸骨骨折的治疗以胸带固定、卧床休息及止痛为主，有移位者待全身伤情稳定后，早期行骨折复位。骨折复位分

笔记

为闭式手法复位及手术固定。闭式手法复位：患者仰卧，胸骨过伸，双臂上举超过头部，局部麻醉后，在胸骨骨折的下折段用力加压使之复位。对于疼痛明显、错位、胸骨断端重叠或者胸壁不稳定的患者可以选择手术治疗。对于合并脏器损伤的患者采用急诊剖胸腹手术。合并支气管破裂患者采用支气管成形手术，无创线缝合。所有患者的处理原则都是先腹部后胸部，最后复位胸骨骨折。胸骨骨折手术固定方法较多。1943 年，Mckim 报道了第一例使用钢丝固定胸骨骨折。传统的环形钢丝固定手术，临床发现其胸骨稳定性差，不利于胸骨愈合甚至会造成胸骨畸形愈合，而且还易引发纵隔炎，手术操作复杂，一旦钢丝松动或发生断裂还会引起其他并发症，但相较于其他固定方式，其手术费用小是一大优势。近年来出现的镍钛合金环抱器 NiTi 形状记忆合金胸骨接骨器是新型固定器，将记忆合金胸骨固定器置于骨折部位，使固定器环抱在骨折上下端的肋凹处，利用记忆合金在恢复形状过程中持续自加压力，能够在骨折处产生持续的动态立体加压力，从而起到固定骨断端的作用，对胸骨横断骨折有很好的复位和环抱固定的作用。也有报道使用 Orion 锁定钢板，Orion 钢板（颈椎前路锁定加压钢板）内固定治疗锁钉固定稳定，不易松动或折断，有利于骨折愈合，避免或减少发生畸形愈合或延期愈合的可能性。Orion 钢板内固定比传统钢丝固定效果明显，安全可靠。还有研究报道采用 T 型锁定加压钢板固定胸骨，将 T 型钢板干骺部置于骨折上端，骨干部置于骨折下端，将钢板置于胸骨适当位置后螺钉固定。此种方法固定牢靠，损伤小，与胸骨解剖相适应，是一种不错的方法。此外，也有关于在胸骨骨折中使用可吸收固定材料的报道。但是上述方法也存在一些不足，如患者行心脏手术需纵形劈开胸骨，会造成很大的不便。双根锁定钛板纵向平行固定法，方法较为简单、可靠，手术时间短，对麻醉

笔记

的要求低，降低了麻醉和手术对呼吸和其他损伤的影响。钛型钢板组织相容性好，排异反应小，有利于康复，无磁性，不影响 MRI 检查，对合并脊椎损伤的患者尤为重要。纵向固定也不会对胸骨劈开手术造成影响，可作为临床上选用的一种方法。总而言之，各种固定方法都有其优势及不足，临床上还需综合考虑患者的病情、经济条件等进行选择。

许顺教授点评

不同于常见的车祸伤所致胸骨骨折，本病例为摔伤后所致的胸骨骨折合并肋骨骨折和胸椎骨折，初治时胸骨骨折、肋骨骨折并无移位，无呼吸、循环障碍，故行胸部支具固定等保守治疗，由于患者活动等原因，导致支具固定效果不理想造成二次损伤，胸骨骨折发生移位，情况罕见。这也提示我们，对于初治无移位的胸骨骨折，要注意保守治疗后患者剧烈活动导致骨折端移位的可能。虽麻醉后患者骨折复位，但考虑患者骨折支具固定效果不确切，且合并肋骨骨折，胸骨骨折复位后再发移位可能性大，遂予患者行胸骨骨折切开复位内固定术。患者合并胸椎骨折，考虑患者需定期行 MRI 检查胸椎骨折情况，手术采用双根锁定钛板纵向平行固定法，相较于传统的钢丝固定法，固定胸骨稳定性更好，不影响骨折端愈合，感染风险小，是胸骨骨折固定的良好选择。近年来出现的镍钛合金环抱器也是一种不错的选择。近年来发展成形的 CT 多平面重建技术在胸骨骨折的诊断和治疗上发挥了重要作用。CT 多平面重建技术主要是选择矢状位、冠状位和任何角度斜位，都可以对骨折进行有效显示，还可以观察

笔记

患者骨皮质连续性的改变，结合图像进行分析可得到患者骨折在纵向和轴位上的移位状况，并在很短的时间内获得很大的数据量，可以对患者胸骨骨折位置、类型、范围、骨折移位的具体情况进行直观显示。此外，随着3D打印技术的成熟，其在胸骨骨折患者中的应用也值得期待。

参考文献

1. Klei DS，de Jong MB，Öner FC，et al. Current treatment and outcomes of traumatic sternal fractures – a systematic review. Int Orthop，2019，43（6）：1455 – 1464.
2. 郑发德，黄元鲁，韦恺，等. 外伤性胸骨骨折的临床诊断和治疗. 临床医药文献电子杂志，2016，3（41）：8184 – 8185.
3. 郑武俊. 双根锁定钛板纵向平行固定法在胸骨骨折中的应用. 中华胸部外科电子杂志，2018，5（3）：197 – 198.
4. 张强，王彦彬，宋磊，等. 锁定加压钢板在胸骨骨折手术中的应用. 中华创伤骨科杂志，2008，10（11）：1099 – 1100.

笔记

062
多发肋骨骨折

病例介绍

患者女，68 岁，以“车撞伤 1 天”为主诉入院。患者 1 天前在斑马线上被轿车撞伤，当场昏迷，急送至开发区医院行全身 CT 检查，左锁骨骨折、左臂骨折、左肋骨多发骨折、骨盆骨折、肺挫伤。于当地医院抢救，行包扎固定后转入我院急诊。患者起病以来意识模糊，无发热，小便正常，未排大便。

个人史： 青霉素过敏史；无吸烟、饮酒史，无粉尘及污染物接触史。

辅助检查： 淋巴细胞计数：$0.95\times10^9/L$；粒细胞计数：$7.21\times10^9/L$；红细胞计数：$3.08\times10^{12}/L$；血红蛋白浓度 86g/L；血小板计数：$112\times10^9/L$；活化部分凝血活酶时间测定：31.3s；血浆 D－

笔记

二聚体测定：12.37μg/ml(FEU)；纤维蛋白（原）降解产物测定：46.32ug/ml；CL⁻：111.2mmol/L；ALP：36U/L；TP：58.3g/L；ALB：31.5g/L；UREA：8.4mmol/L；P：0.70mmol/L；LDH：773U/L；CK：867U/L。

心脏彩超：室间隔上部心肌增厚，主动脉瓣退行性变，静息状态下左室整体收缩功能正常。

颅脑 CT：双侧顶枕部及左侧颞部脑沟内、镰旁、左侧侧裂池内、环池、左侧侧脑室下角内见条状高密度影，CT 值约 55HU，脑实质肿胀，脑沟回变浅，中线结构基本居中，双侧额颞部软组织明显肿胀、密度增高伴积气。双侧额窦、蝶窦、蝶窦上颌窦内可见高密度影。左侧筛窦可见结节状高密度影。

胸部 DR 正位：双侧胸廓对称，双肺纹理增多，气管居中，双侧肺门不大，纵隔无移位，心影大小正常，双侧肋膈角锐利。左侧部分肋骨形态欠连续（图 62－1）。

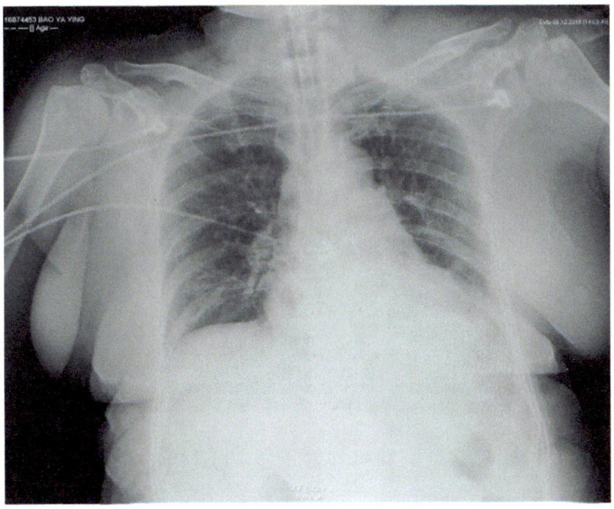

图 62－1　胸部 DR 正位检查结果

肋骨平扫 3D－CT：左侧第 2～第 9 肋骨骨皮质不连续，右侧诸肋骨骨皮质连续，骨质密度无异常所见，部分肋软骨钙化。扫描显示胸廓对称，左侧胸壁软组织肿胀。双肺背段可见斑片影（图 62－2）。

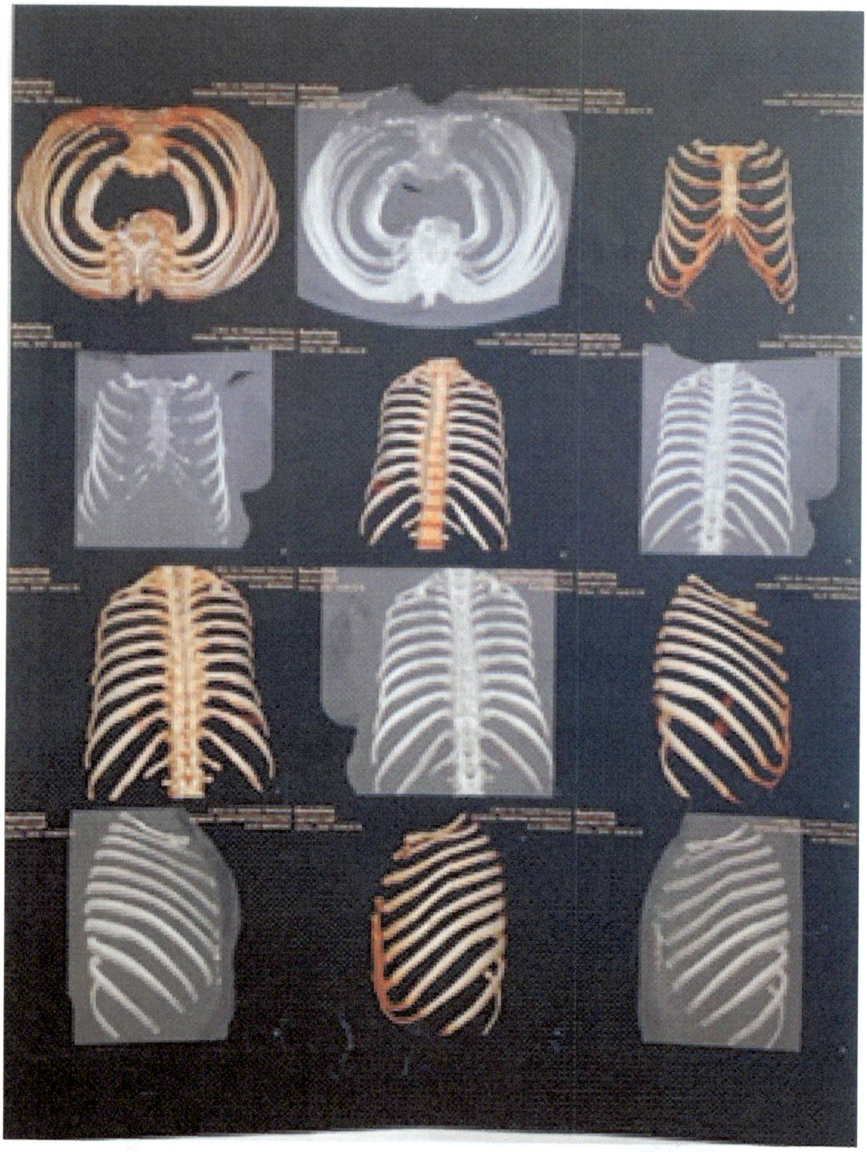

图 62－2　肋骨平扫 3D－CT 检查结果

双下肢深静脉彩超： 右侧下肢股总静脉局部血栓形成（亚急性期可能性大）。

余全身各部检查均未见异常。

笔记

术前诊断：左侧肋骨多发骨折、双肺挫伤；蛛网膜下腔出血；左侧额颞部头皮软组织挫伤；左侧骶骨、髋臼及耻骨骨折；肝右叶被膜囊肿可能大；导尿术后。

手术情况：于2018年12月14日在左第2、第3、第4、第5多根多处肋骨骨折肋骨环抱器切开复位固定术。

术后诊断：左侧肋骨多发骨折；左侧锁骨骨折；双肺挫伤；蛛网膜下腔出血；左侧额颞部头皮软组织挫伤；左侧骶骨、髋臼及耻骨骨折；肝右叶被膜囊肿可能大；双下肢静脉血栓；滤器置入术后；导尿术后。

术后复查肋骨平扫3D－CT：左侧第2～第5肋骨可见金属固定器影，左侧第2～第9肋骨骨皮质不连续，右侧诸肋骨骨皮质连续，骨质密度无异常所见，部分肋软骨钙化。扫描显示胸廓对称，左侧胸壁软组织肿胀。左侧胸腔及左侧叶间裂可见液性密度影。左侧锁骨远端骨质不连续（图62－3）。

出院医嘱：①目前患者蛛网膜下腔出血趋于好转，神经外科意见暂时观察；②目前金属气管插管堵管中，待病情稳定后拔除。长期卧床注意吸痰；③左侧胸腔积液超声暂无法定位，暂时观察。待患者可行坐位后再次尝试超声定位穿刺；④左侧锁骨骨折，骨科意见暂时观察；⑤左侧肱骨骨折复位固定术后，已拆线，病情允许择期功能锻炼；⑥骨盆骨折暂无特殊处置，注意背部抬高不高于50°。仅可行右侧轴线翻身；⑦目前双下肢深静脉血栓形成，滤器置入术后，请示我院血管外科及介入科暂时不需取出滤器。建议口服利伐沙班10mg，qd。择期再次评估双下肢血栓；⑧患者在院期间便血一次，我院肛肠科考虑痔疮可能性大，暂时观察。消化内科会诊后建议应用生长抑素、双歧杆菌四联活菌片口服。

笔记

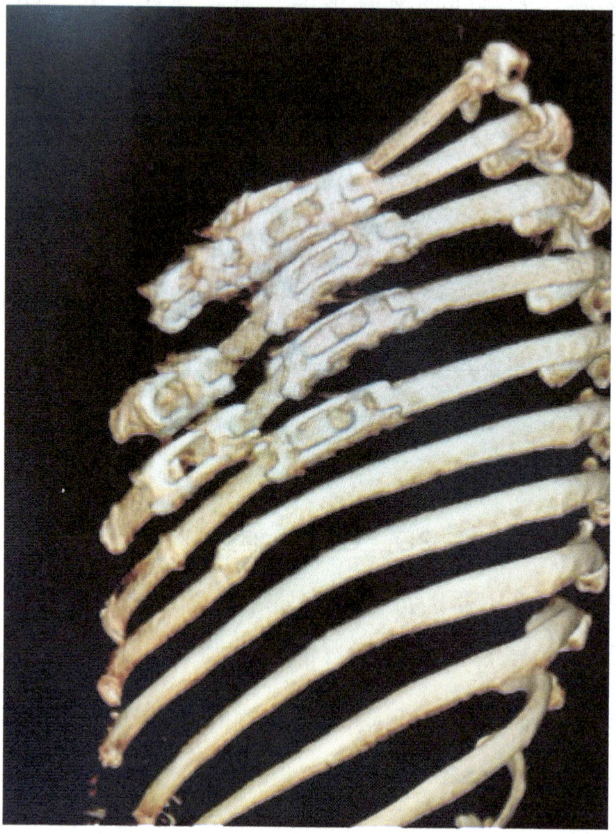

图 62－3　术后复查肋骨平扫 3D－CT 检查结果

临床讨论

肋骨共 12 对，平分在胸部两侧，前与胸骨、后与胸椎相连，构成一个完整的胸廓。胸部损伤时，无论是闭合性损伤或开放性损伤，肋骨骨折最为常见，约占胸廓骨折的 90%。在儿童，肋骨富有弹性，不易折断，而在成人，尤其是老年人，肋骨弹性减弱，容易骨折。

肋骨骨折一般为外来暴力所致，直接暴力作用于胸部时，肋骨骨折常发生于受打击部位，骨折端向内折断，同时胸内脏器造成损伤。间接暴力作用于胸部时，如胸部受挤压的暴力，肋骨骨折发生

笔记

于暴力作用点以外的部位，骨折端向外，容易损伤胸壁软组织，产生胸部血肿。开放性骨折多见于火器或锐器直接损伤。当肋骨有病理性改变如骨质疏松、骨质软化，或在原发性和转移性肋骨肿瘤的基础上，也容易发生病理性肋骨骨折。

局部疼痛是肋骨骨折最明显的症状，且随咳嗽、深呼吸或身体转动等运动而加重，有时患者可自己听到骨摩擦音，或感觉到骨摩擦感。疼痛及胸廓稳定性受破坏，可使呼吸动度受限，呼吸浅快和肺泡通气减少，患者不敢咳嗽，痰潴留，从而引起下呼吸道分泌物梗阻、肺实变或肺不张，这在老弱患者或原有肺部疾患的患者尤应予以重视。当患者出现两根以上相邻肋骨各自发生两处或以上骨折（又称“连枷胸”），吸气时，胸腔负压增加，软化部分胸壁向内凹陷；呼气时，胸腔压力增高，损伤的胸壁浮动凸出，这与其他胸壁的运动相反，称为“反常呼吸运动”，反常呼吸运动可使两侧胸腔压力不平衡，纵隔随呼吸而向左右来回移动，称为“纵隔摆动”，影响血液回流，造成循环功能紊乱，是导致和加重休克的重要因素之一。

肋骨骨折的治疗原则为镇痛、清理呼吸道分泌物、固定胸廓、恢复胸壁功能和防治并发症。单发肋骨骨折经非手术治疗多能自行愈合，而多根多处肋骨骨折由于骨折错位可刺破肋间血管、胸膜及肺组织，出现血胸、气胸；由于局部胸壁软化，出现反常呼吸、纵隔扑动，引起低氧血症，甚至出现呼吸、循环衰竭，常需要手术治疗。固定胸廓的目的主要是减少肋骨断端活动，减轻疼痛，预防并发症。以往常用弹力胸带外固定的方法来固定胸壁，虽然可以缓解疼痛，消除反常呼吸，但同时也限制了肺膨胀，造成有效通气减少，易并发肺部感染及肺不张，且由于塌陷的胸壁未予以纠正，胸廓将畸形愈合，影响美观。随着科技进步，手术器械及内固定材料

笔记

技术的发展，采用内固定器械进行手术内固定纠正多发性肋骨骨折已成为趋势。记忆合金肋骨环抱器是近年来出现的一种新型固定材料，低温时可变形展开，在热盐水的作用下升温产生回复，但骨骼限制其完全回复，这样在骨折处就产生了动态持续性的钳夹力，而达到固定骨折的作用。记忆合金肋骨环抱器治疗多发性肋骨骨折有以下优点：①由于术中不需要过多剥离骨膜，加上肋骨环抱器对肋骨持续性的钳夹力，能促进骨折的早期愈合，缩短骨折愈合周期；②内固定手术能迅速恢复胸廓解剖形态，纠正胸廓畸形，避免了咳嗽、体位改变导致的肋骨断端移位而产生的疼痛和因移位造成新的损伤，术后胸痛明显缓解，有利于咳嗽、排痰和早期下床活动，减少肋骨骨折相关并发症的发生；③对多发性肋骨骨折伴血气胸者，可在固定肋骨骨折的同时行开胸探查，处理胸内病变；④镍钛合金肋骨环抱器具有生物相容性、低磁性、耐磨损、抗腐蚀的特性，且多数学者认为镍钛合金对人体无明显不良反应，一般不需再次手术取出，从而避免了二次手术带来的痛苦和经济负担，且其低导磁特性不影响核磁共振等检查；⑤手术操作简单，省时、省力，既避免了钢丝固定损伤胸膜、肺组织的危险，又避免了钢板固定时广泛的骨膜剥离而引起的骨质不连续，影响骨折愈合。而且，有报道指出应用记忆合金环抱器内固定治疗多发肋骨骨折减少了机械通气时间，减少了住 ICU 时间，也降低了肺内感染并发症的发生率。

许顺教授点评

镍钛记忆合金环抱器具有良好的组织相容性、低分子蜕变性和较强的抗腐蚀性，符合人体对置入材料的要求。低温时环抱器可变形展开，在体温下自动恢复原状，使骨折固定

笔记

简单方便，不需要钻孔，避免钻孔引起的并发症。根据临床使用经验，形状记忆合金可骨膜下固定，不易损伤肋间神经、血管及胸膜，应用安全，手术时间短，创伤小，能保持有效的血液循环。手术时可根据骨折部位选取相应弧度的环抱器，其环形臂带锯齿的边部有良好的抗旋转作用，不易产生旋转移位，加之厚度较薄，和肋骨表面紧密贴合，不影响外观，不伤及骨髓腔，能早期下床活动，对患者拍背、咳痰有很大好处。根据动物实验与体外力学测试证实，环抱器具有良好的抗弯和抗扭作用。抗弯性与钢板相当，但明显高于髓内针，而对压缩应力的对抗作用低于钢板，有利于促进骨折愈合。使用镍钛形状记忆合金治疗的各类骨折，比较同期普通钢板固定的骨折，愈合时间明显缩短。形状记忆合金环抱器具有取材方便、组织相容性佳、弹性模量低、操作简单、固定牢固、治愈率高等特点，是治疗肋骨骨折，特别是多发肋骨骨折的一种比较理想的方法。

笔记

063

胸壁畸形——漏斗胸

病例介绍

患者男，6 岁，以“发现前胸壁凹陷畸形 3 年，加重 3 年”为主诉于 2018 年 6 月 13 日入我院就诊。患者自 3 岁起发现前胸壁凹陷，3 年来逐渐加重，今患者为求进一步诊治入我科。患者起病以来无发热，无胸闷、气短，无心前区不适症状，饮食睡眠尚可，二便如常，精神状态及体力未见明显改变。入院后行体格检查，体温：36.5℃；脉搏：88 次/分；呼吸：15 次/分；血压：102/70mmHg。神志清楚，检查合作。颈软，颈静脉不怒张。双肺呼吸音清，心律齐，心脏各瓣膜听诊区未闻及病理性杂音，胸廓凹陷明显（图 63－1）。腹平坦，腹式呼吸存在，未见肠型及蠕动波，腹无压痛，未触及肿块，肝脾肋下未触及，移动性浊音(－)，肠鸣音 4 ~6 次/分，未闻

笔记

及血管杂音。

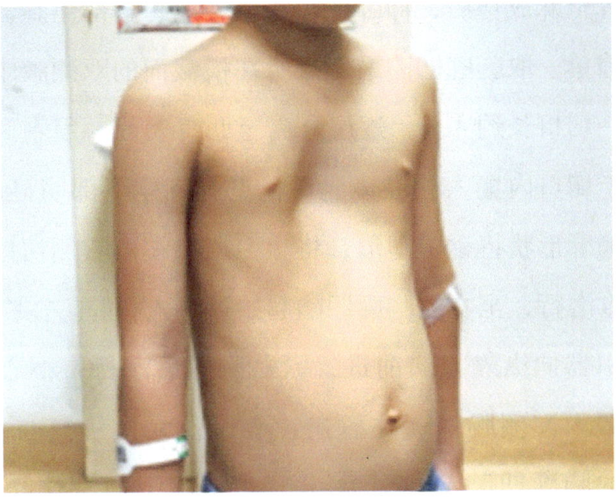

图 63 -1　体格检查

肺部 CT 平扫（64 排）扫描结果显示胸廓对称，双侧肺野清晰，各级支气管通畅，无扩张与狭窄。双侧肺门不大，纵隔居中，其内未见肿大淋巴结。心脏大小正常，胸壁软组织未见异常。下段胸骨向内凹陷（图 63 -2）。符合漏斗胸改变，初步诊断为先天性漏斗胸。

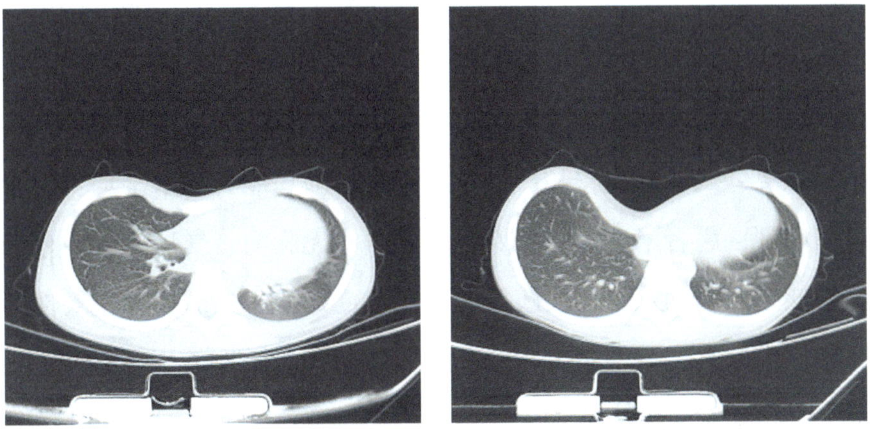

图 63 -2　肺部 CT 检查结果提示胸骨下端凹陷，心脏受压

笔记

2018 年 6 月 20 日于我院全麻下行胸腔镜下 NUSS 法漏斗胸矫形术，患者全麻成功后，仰卧位，双臂外展，背部垫高，术区常规碘伏消毒铺单。取胸廓凹陷最低点所在横截面的双侧腋中线与腋前线间各取一切口长约 4cm，逐层分离至肋骨表面，用剥离子游离对应肋骨。于切口内置入胸腔镜光源，见胸骨体下部明显向下凹陷。根据患者胸廓形状将钢板塑形，将导引器尖端由右侧切口置入，于皮下向前方潜行，至右侧胸廓凹陷起始处穿入胸腔。在胸腔镜监视下使用导引器向纵隔方向前进，紧贴胸骨后潜行，小心将导引器穿过纵隔置入左侧胸腔（注意避让心脏及大血管）。将导引器由左侧对应的胸廓凹陷起始处穿出，并于皮下向左侧切口方向潜行，由切口穿出。将导引器尖端与已塑形的钢板相连接，医用无菌石蜡油润滑后，沿原路径退出导引器，同时顺势将钢板置入。调整钢板至合适位置后，用翻转器将其翻转，使其曲度向前，矫正漏斗胸效果确切。将数根固定线套过肋骨，将钢板两端固定于肋骨之上（右侧加垫片）。查胸腔内无活动性出血，膨肺满意，留置右胸内负压引流球一枚。清点纱布器械无误，将双侧切口逐层缝合，术终。术中经过顺利，出血极少，未输血。麻醉满意，术后患者送 PACU 监护（图 63 – 3）。术后诊断为先天性漏斗胸（Haller 指数：11.7）。

该患者入院后完善相关检查，评估心肺功能无手术禁忌，手术过程顺利，患者术后恢复良好，无发热，无胸闷、气短，无明显刺激性咳嗽，活动正常，换药见切口愈合良好，出院诊断为先天性漏斗胸。术后 1 个月复查结果显示手术愈合情况良好，无术后并发症，随访期间未见病情变化。

笔记

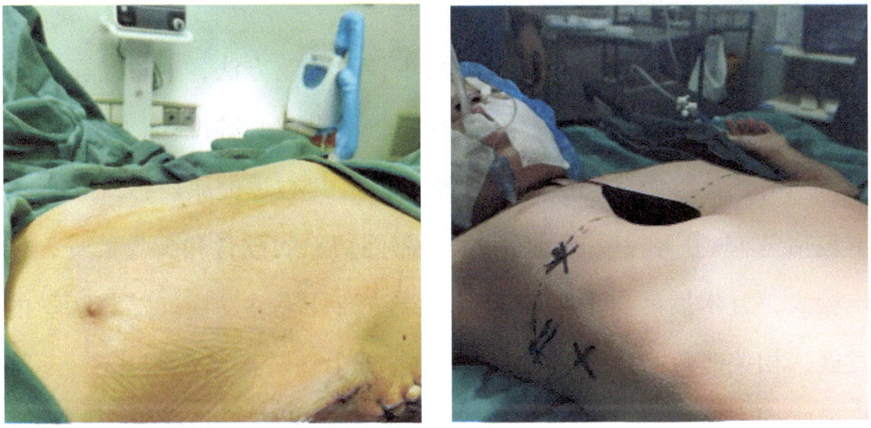

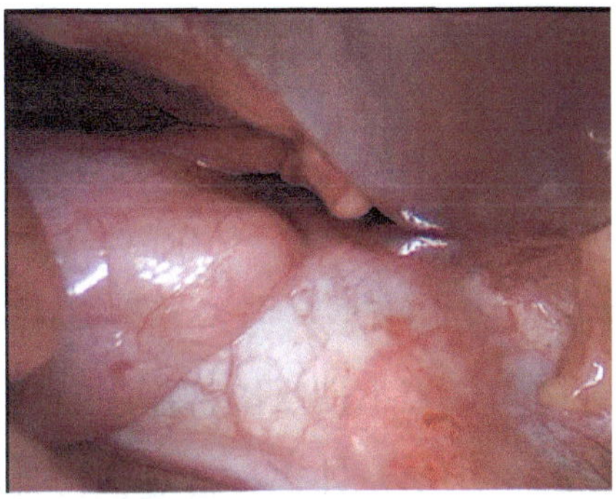

图 63－3 手术中

临床讨论

先天性漏斗胸（pectus excavatum，PE）即胸廓凹陷畸形，该病新生儿发病率为0.1%～2.5%，以男性为主。PE 的发病机制尚不明确，胸骨和肋软骨发育障碍、膈肌肌肉纤维化、呼吸道阻塞等均可致病。随着患者胸壁凹陷程度加重，可严重影响心肺功能和心理健康。轻度患者一般无明显不适症状，但凹陷程度较严重的患者会使心脏与肺部受到挤压，引起患者呼吸和肺部循环功能障碍，影响患者的活动能力。另外，先天性漏斗胸会影响胸部外观，尤其处在发育阶段的儿童，容易增加心理压力，产生自卑感、孤独感、耻辱感，甚至导致严重的心理疾病。所以，需要及早对先天性漏斗胸进

笔记

行有效的矫正治疗。

外科矫形手术是治疗先天性漏斗胸的有效方法，通过矫正患者胸壁凹陷，改善其心肺功能，可有效防止出现心脏位移、心肌损害等；同时，能够解除患者的自卑感，促进其心理健康。传统矫形手术包括 Wada 手术和 Ravitch 手术，需要切除肋软骨和胸骨截骨，创伤较大，且术后易出现胸廓狭窄、浮动胸骨等并发症。随着医学的发展，相关改良技术不断衍生。微创漏斗胸矫形术最早由 Nuss 等报道实施，通过使用矫形支架对患者胸廓进行重新塑形，因创伤小、操作简单、无需切除肋软骨或胸骨等优势，在临床上广泛应用。

对先天性漏斗胸患儿行 Nuss 矫治手术首先应考虑患者最佳手术时机，国外文献资料多数认为 6～12 岁是 Nuss 手术矫正漏斗胸的最佳时机，该年龄患儿小儿骨质软，便于矫形，对疼痛敏感性低，有利于术后镇痛，减少获得性脊柱侧弯等不良反应，需注意对患儿家属应做好宣教，出院避免前胸剧烈活动及外伤，造成钢板移位。但对严重胸廓畸形或先天性心脏病的患者，尤其是对肺发育有影响的患者，更需早期手术，可适当放宽手术年龄到 3～12 岁。

据相关临床数据统计，先天性漏斗胸患儿占胸外科就诊人数的 14%～19%，在临床围术期，对患儿采取精细化护理干预，有助于手术顺利实施，提高手术成功率及治愈率。由于漏斗胸发病年龄限制，患者绝大多数为儿童，不善于调节自身情绪，加之外形缺陷，影响体育活动，大多存在抑郁情绪和自卑感，患儿大多不了解手术方法和治疗效果，易产生恐惧、紧张情绪。对此术前临床护理人员要及时和患儿及其家长进行良好的沟通与交流，密切观察患儿心理变化，讲解手术的必要性及胸腔镜微创治疗的方法、优点和效果，给予积极心理引导，消除其自卑恐惧心理，增强患者和患者家属治愈疾病的信心，以良好的身心状态迎接手术治疗。由于胸骨压迫食

笔记

管、肺部及心脏，一些患儿身体发育较为迟缓，体质虚弱，极易出现上呼吸道感染。因此，在手术之前要对患儿营养状况给予全面评估，正确指导患儿进食高维生素、高热量及高蛋白食物，增强机体抵抗力，预防感染。此类手术由于钢板支撑凹陷的胸骨和前胸壁，所以术后疼痛剧烈，常规使用镇痛泵 24 ~ 48 小时，减轻患儿疼痛，对 Nuss 术后减轻疼痛还能有效防止脊柱侧弯或支架移位，尤须注意体位放置，避免出现切口并发症、吸入性肺炎及误吸等，加强营养支持，增加富含纤维的水果及蔬菜的摄入，密切观察患儿病情，有效预防并发症，对出现气胸的患儿可以采取胸腔穿刺或者胸腔闭式引流，定期挤压引流管，观察水柱波动情况，做好引流管护理。

许顺教授点评

胸腔镜辅助手术是胸腔疾病手术的常用方法，可有效扩大手术视野，降低手术创伤，降低术后不良反应症状发生率，同时对于术后矫形方面都发挥着积极作用，对于心脏本体长期受压变形的情况起到很好的改善作用。目前对于先天性漏斗胸的矫治，手术是有效且唯一的途径。传统的矫治术式有胸骨抬举术、肋骨成形术和骨翻转术等。上述方法虽有一定的矫治效果，但均需要截断、切除患者胸骨及部分肋软骨，由于施术所需切口较大，相对术中出血量也较多，造成患者术后恢复缓慢，增加了发生并发症的概率，同时过长的切口会留下瘢痕，影响美观，因此多数患者对此类术式满意度并不高。Nuss 术以其微创、安全、疗效显著等优点，逐渐成为先天性漏斗胸矫形首选术式，应用微创漏斗胸矫形术治疗具有较高的安全性，只需要几个 2 ~ 3cm 的切口即可操作，

笔记

减少了出血量，避免腹部组织、心脏血管受到损伤，同时缩短了患者的恢复时间，患者术后第二天就能下床活动，在一定程度上降低了并发症的发生率。胸腔镜辅助漏斗胸矫形术治疗先天性漏斗胸，可有效避免盲穿危险，具有微创、出血少、手术时间短、并发症轻微等优势，可有效提高患者预后及治疗满意度。

参考文献

1. 张盛，明腾，邹勇，等．胸腔镜辅助下先天性漏斗胸 NUSS 矫治手术 81 例分析．江西医药，2016，51（3）：224－226，270.
2. 崔亚洲，翟波，王鹏高，等．胸腔镜辅助在先天性漏斗胸患者中的矫形效果分析．安徽医学，2018，39（1）：92－94.
3. 田芬．小儿先天性漏斗胸矫形术的护理探讨．心血管病防治知识（下半月），2015（1）：109－110.
4. 吴闽华，刘文亮．应用微创漏斗胸矫形术治疗先天性漏斗胸的临床观察．世界中医药，2016，11（B03）：1081－1082.
5. 冯秀琴，王俊杰．漏斗胸 Nuss 矫形术 43 例护理体会．实用医学杂志，2011，27（11）：2077－2078.

笔记

附　录

中国医科大学附属第一医院简介

中国医科大学附属第一医院（以下简称中国医大一院）是一所大型综合性三级甲等医院，也是一所具有光荣革命传统的医院。

医院的前身可以追溯到同时创建于1908年10月的福建长汀福音医院（原亚盛顿医馆）和沈阳南满洲铁道株式会社奉天医院。医院早期成长与中国共产党领导的革命进程紧密相连。1948年沈阳解放，医院接收了原国立沈阳医学院（前身为南满洲铁道株式会社奉天医院）。

笔记

1995年初，医院首创“以病人为中心”的服务理念，提出了一系列的创新与发展举措，成果引起国内外医疗界的瞩目，得到了中央领导肯定和同行的赞誉。医院的改革经验被推向了全国，对我国的医疗改革和医院管理产生了划时代的深远影响。

如今的中国医大一院以人才实力和技术优势，发展成为国内外知名的区域性疑难急重症诊治中心。作为辽宁省疑难急重症诊治中心，同时也是国家卫生健康委员会指定的东北唯一的国家级应急医疗救援中心和初级创伤救治中心，医院在抗击非典、抗击手足口病、防治流感、抗震救灾等重大突发事件中做出了突出贡献，受到国家和世界卫生组织的肯定和表彰。

2014 年初，新一届领导班子进一步明确了医院的功能定位：以创建国家级区域医疗中心为目标，以改革为动力，围绕发展高新技术，推动学科发展，加强医院信息化建设，使门诊流程更为规范，改善病人就医体验，积极践行公立大医院的社会责任。

医院现建筑面积 33.5 万平方米，编制床位 2249 张，现有职工 4350 人，其中有中国工程院院士 1 人，教育部长江学者特聘教授 3 人，教授、副教授级专家 545 人，中华医学会专科分会主任委员（含名誉、前任、候任）9 人，副主任委员 5 人。国家重点学科 4 个，国家重点培育学科 1 个，卫健委国家临床重点专科建设项目 22 个，荣获国家科技进步奖 9 项。医院全年门急诊量约 342 万人次，出院 15 万人次，手术服务量 7 万例，平均住院日 8.19 天。

2018 年发布的复旦版《2017 年度中国医院排行榜》中，医院综合排名全国第 12 名，连续 9 年位居东北地区第 1 名。

近年来，医院荣获全国文明单位、全国精神文明建设先进单位、全国卫生系统先进集体、全国文明示范医院、全国百佳医院、全国百姓放心示范医院、全国医院文化建设先进集体、全国医院有

笔记

突出贡献先进集体等荣誉称号。

1941 年，毛泽东在延安为中国医大一院 14 期学员题词：“救死扶伤，实行革命的人道主义”。它成为一代又一代中国医大一院人为之不懈奋斗的座右铭。传承百年，心系百姓，今天的中国医大一院正承载着辉煌的历史，沿着既定的航向，为建设国内一流医院的目标而努力奋斗！

笔记

中国医科大学附属第一医院胸外科简介

中国医科大学附属第一医院胸外科历史底蕴深厚雄浑，是我国最早的独立普胸外科之一，是中国医科大学首批博士学位授权学科。在 20 世纪 90 年代率先开展肺癌纵隔淋巴结系统廓清术，为我国最早开展胸腔镜手术单位之一。

胸外科李厚文教授于 1999 年 9 月 8 日受国际肺癌研究协会（IASLC）委托，作为大会主席，举办了第一届中国国际肺癌学术会议，从此，我国肺癌研究领域及学术活动正式与国际接轨。

多年来，胸外科秉持“严于术前、精于术中、善于术后”的行为理念，致力于专业技术的探索与创新工作，近年来，在学科带头人许顺教授的规划中，胸外科在诸多方面取得了多项进步，完成全球首例保留自主呼吸无气管插管麻醉下达芬奇机器人纵隔肿瘤切除术与辽沈地区首例双肺同期肺移植手术等一系列高精尖手术操作。

目前，胸外科在中国医科大学附属第一医院和平院区与浑南院区共开设病床 160 余张，门诊年接待患者约 45000 人次，完成各类胸外科手术 2500 余例。

今天的胸外科依托于中国医科大学附属第一医院国家级区域医疗中心优越的医疗平台，承担着东北地区医疗保障服务、急危重症和疑难病症救治的重任，现为辽宁省胸外科学会主任委员单位，完成了多项国家自然科学基金任务。

今天的中国医科大学附属第一医院胸外科厚积薄发，已成为东北地区胸外科学公认的疑难重症诊疗中流砥柱。

笔记